Rosemary Gladstar

ERVAS MEDICINAIS

Um guia para iniciantes

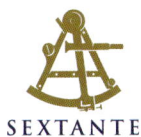

SEXTANTE

Título original: *Medicinal Herbs – A Beginner's Guide*

Copyright © 2012 por Rosemary Gladstar
Copyright da tradução © 2023 por GMT Editores Ltda.

Todos os direitos reservados. Nenhuma parte deste livro pode ser utilizada ou reproduzida sob quaisquer meios existentes sem autorização por escrito dos editores.

Este livro é uma obra de referência e não um manual médico. As informações nele contidas têm o objetivo de ajudar o leitor a tomar decisões conscientes sobre sua saúde. O propósito desta publicação não é substituir tratamentos nem orientações de profissionais da área médica. A autora e a editora não se responsabilizam por quaisquer efeitos colaterais que possam resultar do uso ou da aplicação das informações aqui apresentadas.

tradução: Carla Melibeu

preparo de originais: Beatriz Ramalho

revisão: Priscila Cerqueira e Rafaella Lemos

revisão técnica: Suzana Alcântara

índice: Jean Marcel Montassier

projeto gráfico: Jessica Armstrong

adaptação de capa e de miolo: Ana Paula Daudt Brandão

imagens de capa: Jason Houston; ko188/Dreamstime.com; Saxon Holt

impressão e acabamento: Pancrom Indústria Gráfica Ltda.

CIP-BRASIL. CATALOGAÇÃO NA PUBLICAÇÃO
SINDICATO NACIONAL DOS EDITORES DE LIVROS, RJ

G452e

    Gladstar, Rosemary
      Ervas medicinais / Rosemary Gladstar ; tradução Carla Melibeu. - 1. ed. - Rio de Janeiro : Sextante, 2023.
      224 p. ; 25 cm.

      Tradução de: Medicinal herbs : a beginner's guide
      ISBN 978-65-5564-691-7

      1. Plantas - Uso terapêutico. 2. Plantas medicinais. I. Melibeu, Carla. II. Título.

23-84344
    CDD: 615.321
    CDU: 615.01:633.88

Meri Gleice Rodrigues de Souza - Bibliotecária - CRB-7/6439

Todos os direitos reservados, no Brasil, por
GMT Editores Ltda.
Rua Voluntários da Pátria, 45 – Gr. 1.404 – Botafogo
22270-000 – Rio de Janeiro – RJ
Tel.: (21) 2538-4100 – Fax: (21) 2286-9244
E-mail: atendimento@sextante.com.br
www.sextante.com.br

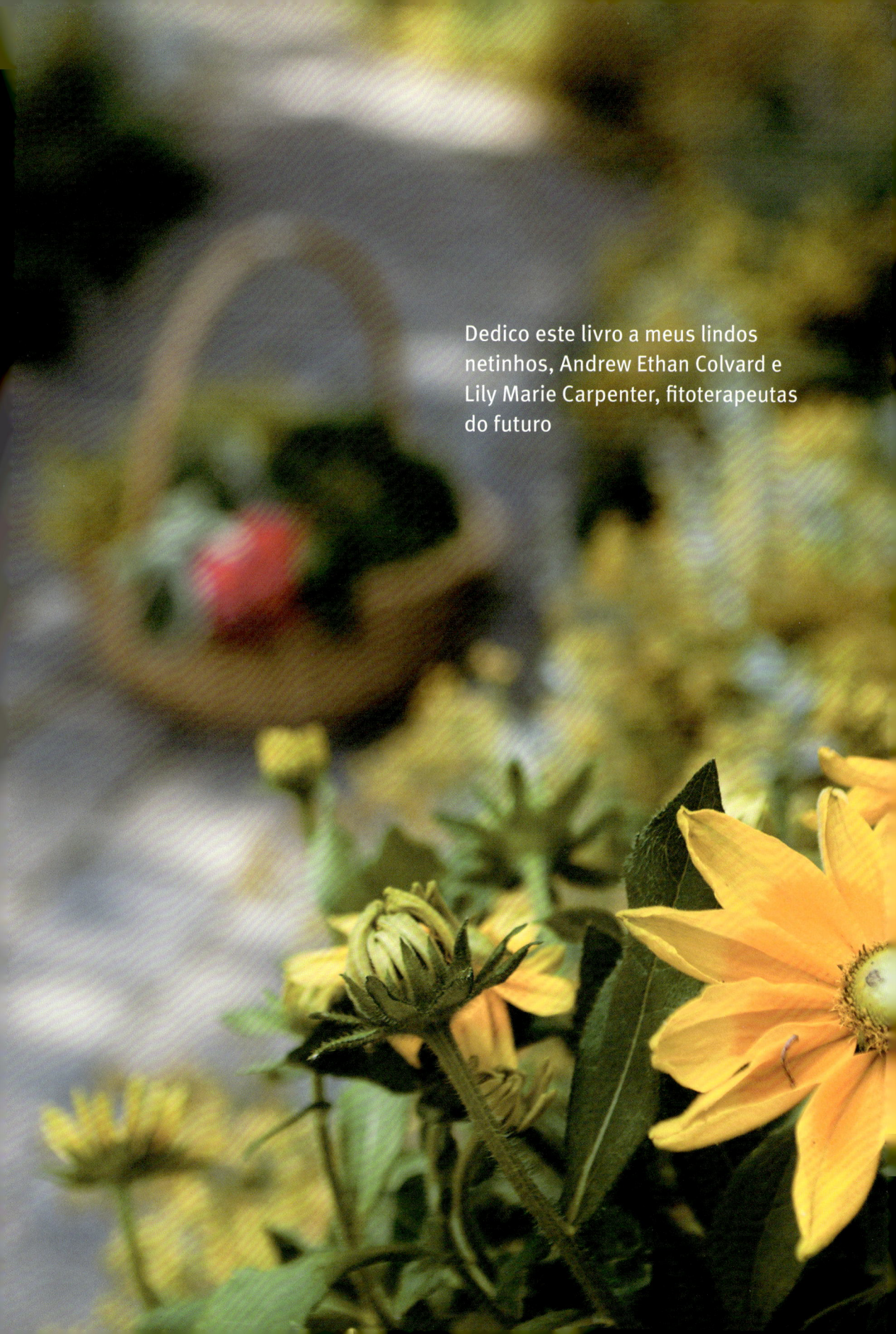

Dedico este livro a meus lindos netinhos, Andrew Ethan Colvard e Lily Marie Carpenter, fitoterapeutas do futuro

SUMÁRIO

CAPÍTULO 1
Bem-vindo ao maravilhoso mundo das ervas medicinais 6

A minha história 8
O que é uma erva medicinal? 9
Em que casos a fitoterapia é recomendada? 10
Os benefícios da fitoterapia 12
Como montar uma horta caseira de ervas medicinais 14

CAPÍTULO 2
Como fazer remédios fitoterápicos 22

Como montar uma botica na cozinha 24
Chás herbais 27
Xaropes 32
Óleos 34
Pomadas 37
Tinturas 39
Pastilhas fitoterápicas 42
Banhos, cataplasmas e compressas 44
A verdade sobre dosagem e duração dos tratamentos fitoterápicos . 46

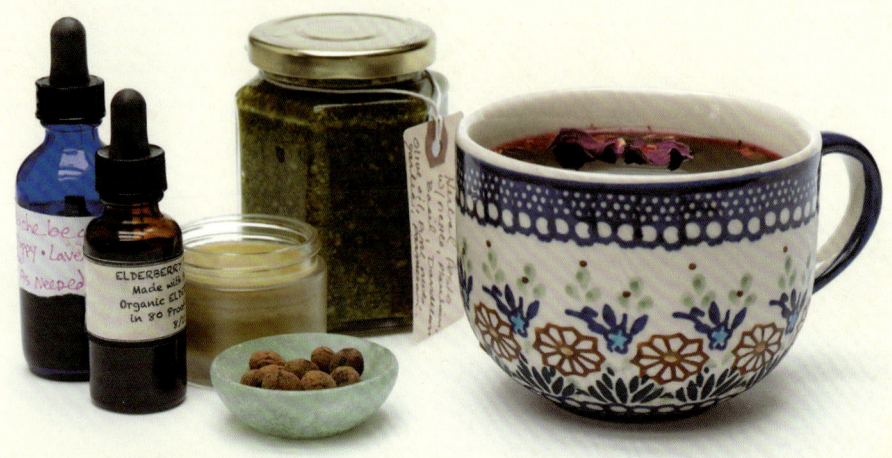

CAPÍTULO 3
Nove ervas e especiarias comuns para cultivar e usar 50

Alecrim, 53

Alho, 56

Canela, 64

Cúrcuma, 70

Gengibre, 75

Manjericão, 80

Pimenta-de-caiena, 87

Sálvia, 91

Tomilho, 95

CAPÍTULO 4
24 ervas seguras e eficazes para conhecer, cultivar e usar 100

Alcaçuz, 102

Aveia, 107

Babosa, 111

Bardana, 116

Calêndula, 121

Camomila, 126

Dente-de-leão, 130

Equinácea, 135

Erva-cidreira, 140

Erva-de-são-joão, 145

Espinheiro-branco, 151

Hidraste, 156

Hortelã, 161

Hortelã-pimenta, 166

Lavanda, 170

Malvaísco, 177

Milefólio, 181

Morugem, 186

Sabugueiro, 189

Tanchagem, 194

Trevo-vermelho, 198

Urtiga, 203

Valeriana, 208

Verbasco, 212

Recursos 217

Créditos das fotografias 218

Índice 219

CAPÍTULO 1

Bem-vindo ao maravilhoso mundo das ervas medicinais

Reconhecida como o mais antigo sistema de cura do mundo, a fitoterapia remonta às primeiras civilizações.

Apesar dos incríveis avanços tecnológicos da medicina convencional – a alopatia –, a cura por meio das plantas ainda é uma arte e uma ciência amplamente usada, cada vez mais popular e acessível.

De acordo com a Organização Mundial da Saúde, 88% da população mundial usa alguma forma de medicina tradicional, na forma de ervas, yoga, ayurveda, etc.

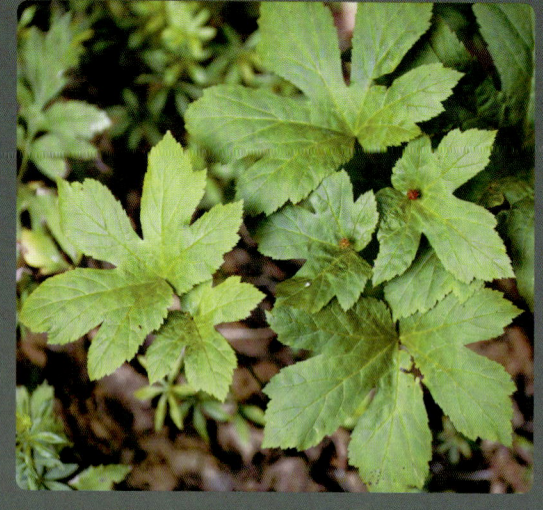

Por isso, não surpreende que você se interesse por plantas curativas e queira aprender mais a respeito delas. Este livro vai responder todas as suas perguntas sobre fitoterapia caseira. Quais são as principais ervas? Elas são seguras? Funcionam? Podem ser cultivadas em casa? É possível fazer remédios? Quando e como devem ser usados? É fácil usá-los?

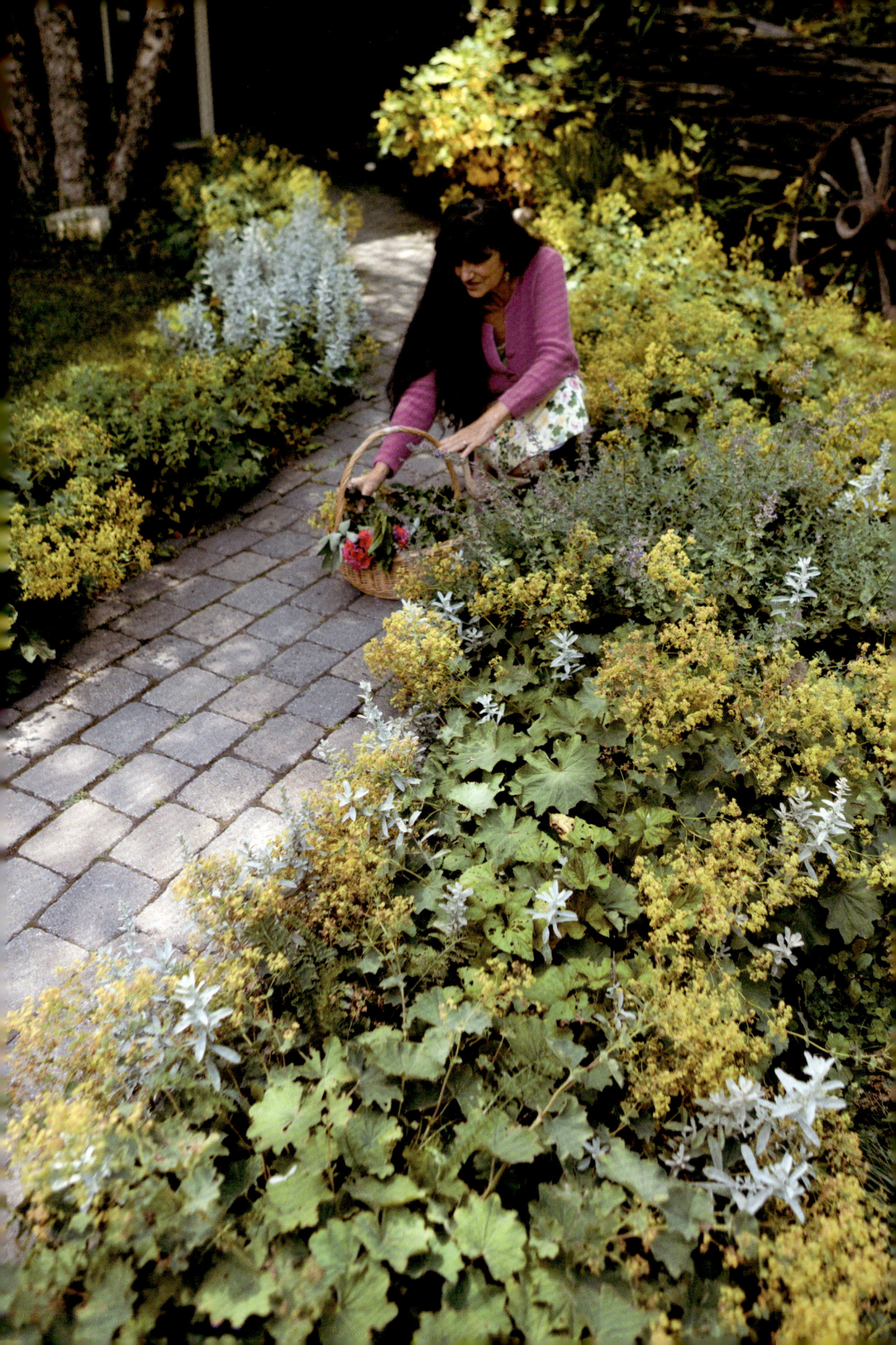

A minha história

Fui uma criança de sorte. Quando eu era pequena, minha avó me levava para os campos e me apresentava às plantas silvestres que conhecia. Tranquilamente, com voz baixa porém firme, ela me ensinava sobre os poderes curativos de cada espécie. Ajoelhada no jardim, eu lhe fazia companhia enquanto ela retirava ervas daninhas da terra e a observava selecionar as plantas cuidadosamente. Aprendi cedo quais iam para a cesta de plantas comestíveis e quais iam para a composteira. O mais importante, porém, foi aprender o motivo daquela divisão.

Éramos uma família rural vivendo no auge da Segunda Guerra Mundial: resilientes, robustos e habilidosos, aprendíamos a usar o que estivesse disponível e fosse útil e barato – e isso incluía os remédios fitoterápicos. Vovó conhecia um arsenal de remédios naturais sobre os quais aprendera na época do longo e sofrido genocídio do povo armeno, na Primeira Guerra Mundial. Vovó dizia aos netos que o conhecimento sobre ervas e a fé em Deus salvaram sua vida.

Na infância, foram poucos os ferimentos e doenças que minha família não foi capaz de tratar com fitoterápicos. Eu me lembro de apenas duas situações que exigiram atendimento médico convencional: quando minha irmã caçula ingeriu veneno de rato (a propósito, ela sobreviveu) e quando minha irmã mais velha fraturou o quadril numa queda de cavalo. Nada mau para uma família com cinco crianças cheias de energia. Isso me parece uma ótima comprovação da eficácia dos remédios caseiros fitoterápicos.

> ## O *BOOM* BOTÂNICO
>
> De acordo com o livro *The Natural Pharmacy* (A farmácia natural), de Schuyler Lininger *et al.*, um em cada três americanos adultos utiliza medicina alternativa/complementar. As vendas de remédios fitoterápicos já cresceram mais de 300% desde os anos 1990, e atualmente esse mercado movimenta 8 bilhões de dólares.

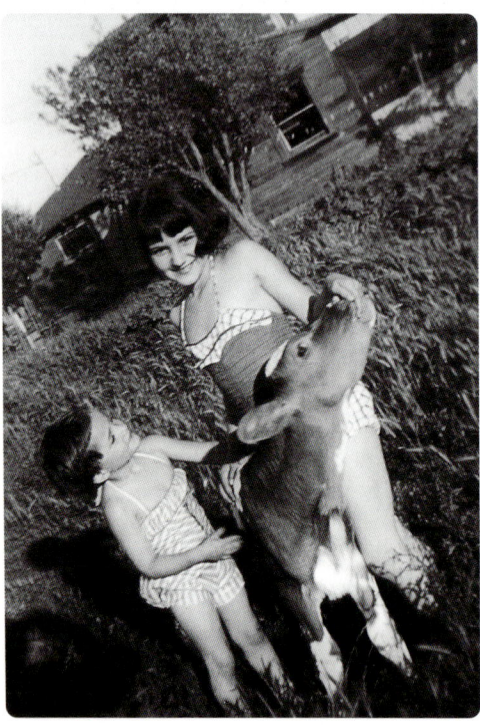

Na foto, minha irmã mais nova, eu e um dos bezerros na fazenda da família.

O que é uma erva medicinal?

Se você usa ervas na cozinha, já deu o primeiro passo na fitoterapia. Os temperos e ervas mais utilizados na culinária são considerados remédios fitoterápicos importantes. E se você é adepto de jardinagem, se poda uma plantinha aqui e outra acolá nos canteiros de flores e hortaliças para estimular o crescimento, então, sim, nesse caso você também está "praticando" fitoterapia.

Lavanda, tomilho, sálvia, manjericão, alecrim, hortelã, milefólio e hortelã-pimenta são alguns dos remédios fitoterápicos mais confiáveis. Essas ervas têm sido usadas há séculos na forma de chás, pomadas, emplastros e tinturas. Na sua própria geladeira é possível que você encontre outros remédios fitoterápicos, como raiz-forte (um dos melhores tratamentos para sinusite) e repolho (ótimo para cobreiro e urticária).

Mas você deve estar se perguntando: essas coisas são hortaliças, não ervas, certo? Em termos botânicos, erva é uma espécie vegetal herbácea, ou seja, de caule não lenhoso. No entanto, quando os fitoterapeutas falam de ervas medicinais, referem-se a basicamente qualquer planta que possa ser usada em algum tratamento. Não esqueça: a fitoterapia é uma arte que evoluiu ao longo dos séculos de acordo com as necessidades das pessoas. Por esse motivo, fazia sentido que as pessoas usassem tudo que estivesse disponível, fosse na cozinha ou no quintal de casa. Várias das plantas que utilizamos no dia a dia continuam sendo os melhores remédios caseiros para males comuns.

Portanto, mesmo sem saber, você já deve ser praticante da fitoterapia caseira.

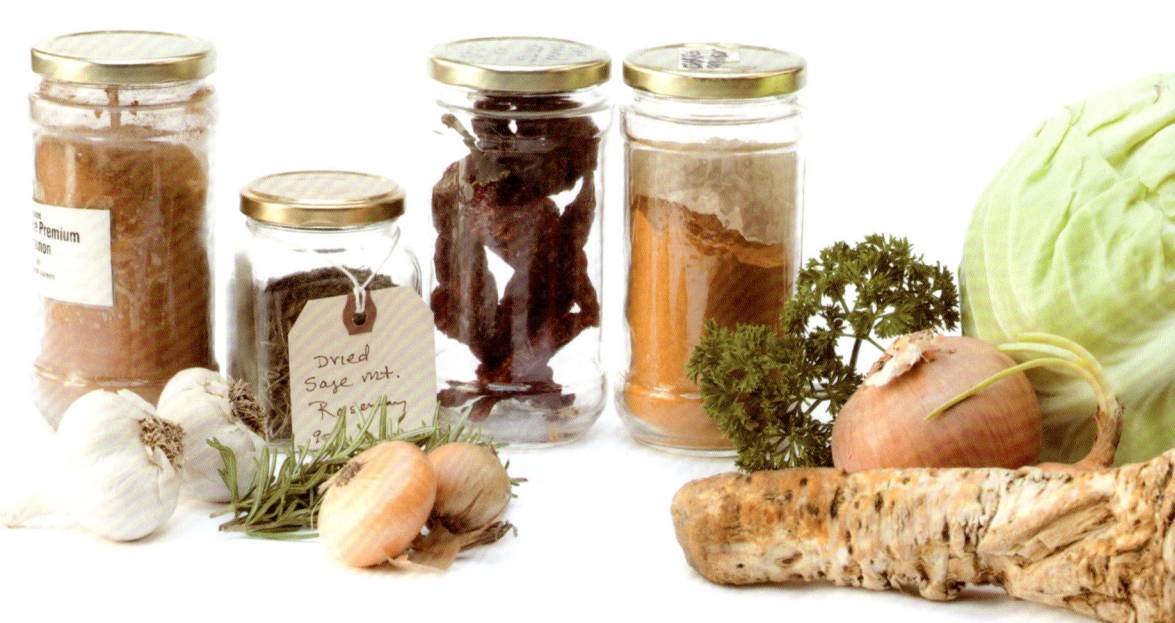

Em que casos a fitoterapia é recomendada?

Enquanto a medicina convencional (ou alopática) é útil em casos de risco de vida, a fitoterapia é a medicina do lar. Seu uso é eficaz em uma série de problemas não emergenciais: situações de primeiros socorros, pancadas e hematomas, dor de cabeça, resfriados, febres, gripes, tosse, dores e algumas doenças crônicas.

Além de curar, as plantas desempenham o importante papel de evitar doenças, pois são ricas em nutrientes e fortalecem as defesas do organismo contra agentes patogênicos. Mas como elas conseguem fazer isso?

Além da grande quantidade de nutrientes essenciais para a saúde humana, as plantas medicinais tendem a apresentar alta concentração de substâncias que auxiliam e fortalecem o sistema imunológico humano. Quando as consumimos, nosso organismo se torna mais resistente, assim como aquela pequena erva daninha que permanece viva mesmo depois de enfrentar infinitas capinas e até de ser submetida a terríveis agrotóxicos herbicidas.

Uma das principais diferenças entre a medicina convencional e a fitoterapia está na relação dessas práticas com o chamado bem-estar. A medicina convencional, como sabemos, traz alívio temporário aos sintomas de doenças agudas, como por exemplo crises de asma ou de enxaqueca. No entanto, embora seja

COMO EQUILIBRAR ALOPATIA E FITOTERAPIA

Não se engane: este livro trata de fitoterapia para a família. Seu propósito é servir de introdução ao uso de ervas para promover a saúde e o bem-estar e resgatar a tradição dos tratamentos caseiros para males comuns do cotidiano. Mesmo assim, não defendemos que ervas e remédios caseiros substituam o acompanhamento de profissionais de saúde qualificados.

Os problemas de saúde que extrapolam o escopo da fitoterapia doméstica incluem doenças letais como as cardiovasculares e renais, distúrbios neurológicos, depressão e ansiedade clínicas, fraturas de ossos, intoxicações, além de lesões que podem levar a óbito, como ferimentos por bala, ferimentos com muito sangramento, etc. Doenças ou lesões que representem risco de vida devem ser sempre tratadas com a supervisão de médicos capacitados.

Uma boa regra a seguir é observar se a doença ou lesão está respondendo ao tratamento caseiro fitoterápico. Caso não esteja, ou mesmo se estiver piorando, deve-se buscar o atendimento de um profissional de saúde. Além disso, se não se sentir seguro para tratar determinada doença e/ou lesão com remédios fitoterápicos, consulte um médico.

importante eliminar os sintomas, essas medicações raramente atuam na raiz dos problemas.

As ervas e as terapias naturais são as melhores opções para promover o bem-estar e tratar a causa de doenças crônicas. Esses males são recorrentes e têm origem no estilo de vida, nas condições ambientais e/ou na genética do indivíduo. Podem ser sanados com mudanças de hábitos, como alimentação mais saudável, uso de remédios fitoterápicos e prática de exercícios. A saúde só melhora de fato quando tratamos a raiz do problema.

Felizmente a medicina convencional e a fitoterapia não são excludentes. Ambas são sistemas de cura muito eficazes recomendados para situações específicas. Uma complementa a outra.

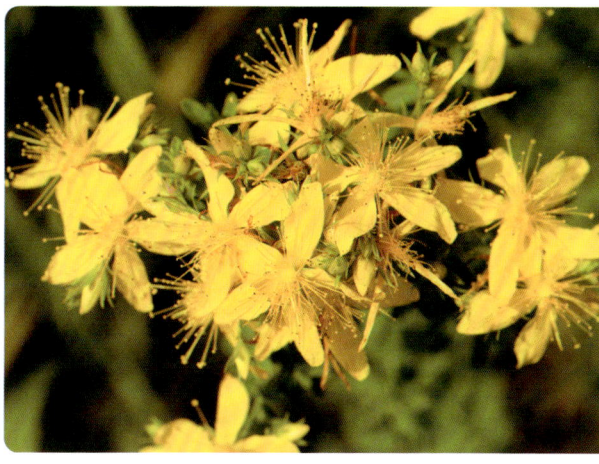

As flores da erva-de-são-joão têm propriedades medicinais úteis para o alívio do estresse e da ansiedade.

Com um canteiro de equinácea é possível produzir vários remédios que fortalecem a imunidade.

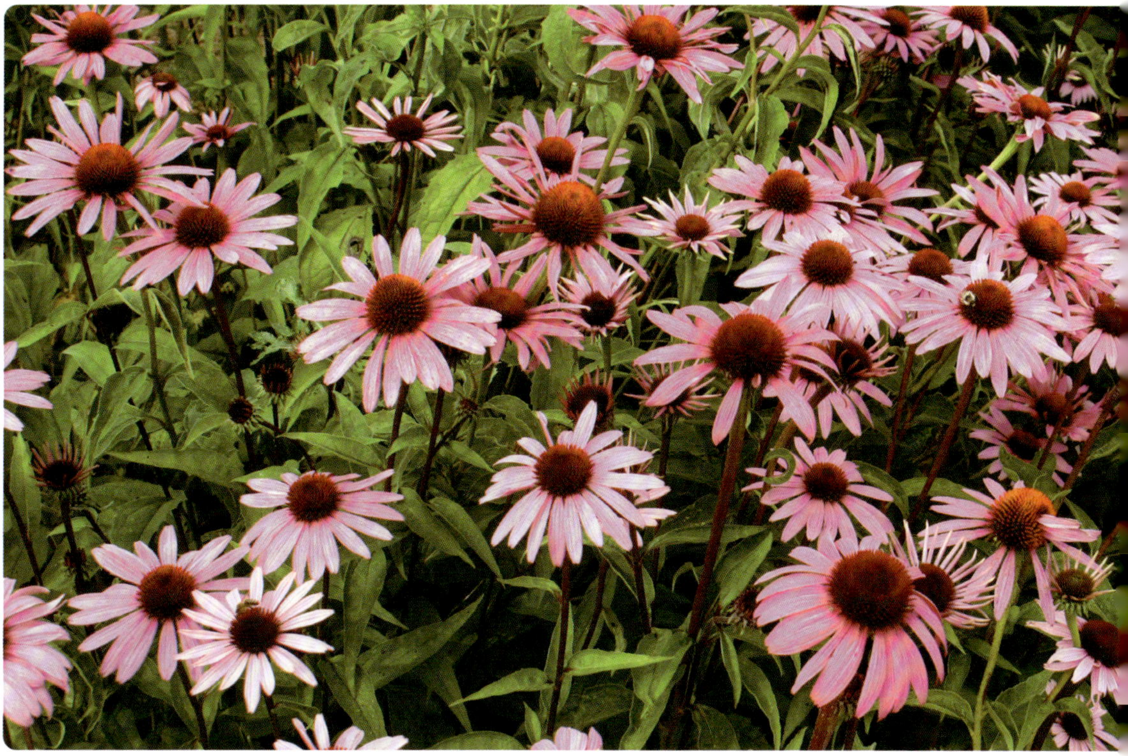

Os benefícios da fitoterapia

Um dos maiores benefícios da fitoterapia é a autoconfiança que ela nos proporciona. Sentir que temos poder de escolha ao cuidar de nós mesmos e da nossa família e que podemos ter papel central na medicina terapêutica e preventiva nos ajuda a desenvolver mais autonomia. Com um mínimo de empenho, tempo e dinheiro, é possível cultivar suas ervas e preparar seus remédios, como a humanidade faz há milênios. A fitoterapia é um sistema de cura acessível, de baixo custo, natural, leve e, o mais importante: eficaz.

As ervas estão entre os remédios mais seguros que existem. Isso não significa, no entanto, que não existam ervas com efeitos colaterais nocivos.

A maioria delas não está disponível para compra e vez ou outra pode estimular em alguém uma reação inesperada. Isso não significa que essa erva seja tóxica, mas sim que não é uma boa opção para aquela pessoa especificamente. O morango, por exemplo, pode ser um doce prazer para uns, mas um terrível veneno para outros.

Outro ponto é que as cápsulas fitoterápicas à venda em lojas de produtos naturais e farmácias costumam ser mais baratas que os medicamentos alopáticos. Além disso, é possível economizar bastante plantando as ervas e produzindo os seus próprios remédios. Você vai se surpreender ao perceber quanto é fácil, barato e divertido produzir seus xaropes, pomadas, tinturas, cápsulas e chás, ainda mais se você mesmo tiver cultivado as ervas! Comece fazendo coisas mais simples: remédios para tosse, resfriado, cortes, infecções e torções. Eles funcionam maravilhosamente bem e ainda ajudam a economizar uma boa quantia com farmácia – igualzinho a quem economiza na feira por cultivar as próprias hortaliças.

UM MANTRA DA FITOTERAPIA CASEIRA

Eu sou o meu próprio curador. Dentro de mim existe uma voz radiante, e essa voz me guia. Eu posso tomar decisões por mim. Eu posso buscar ajuda quando necessário, mas por vontade própria. Eu tenho a responsabilidade de fazer as escolhas certas para meu corpo, minha saúde e meu equilíbrio. E essas escolhas incluem procurar um profissional de saúde competente caso seja necessário, permitir que familiares e amigos ajudem se eu precisar e, acima de tudo, ser coerente com as minhas crenças, com sabedoria e disposição para mudar. Isso faz parte do caminho da cura.

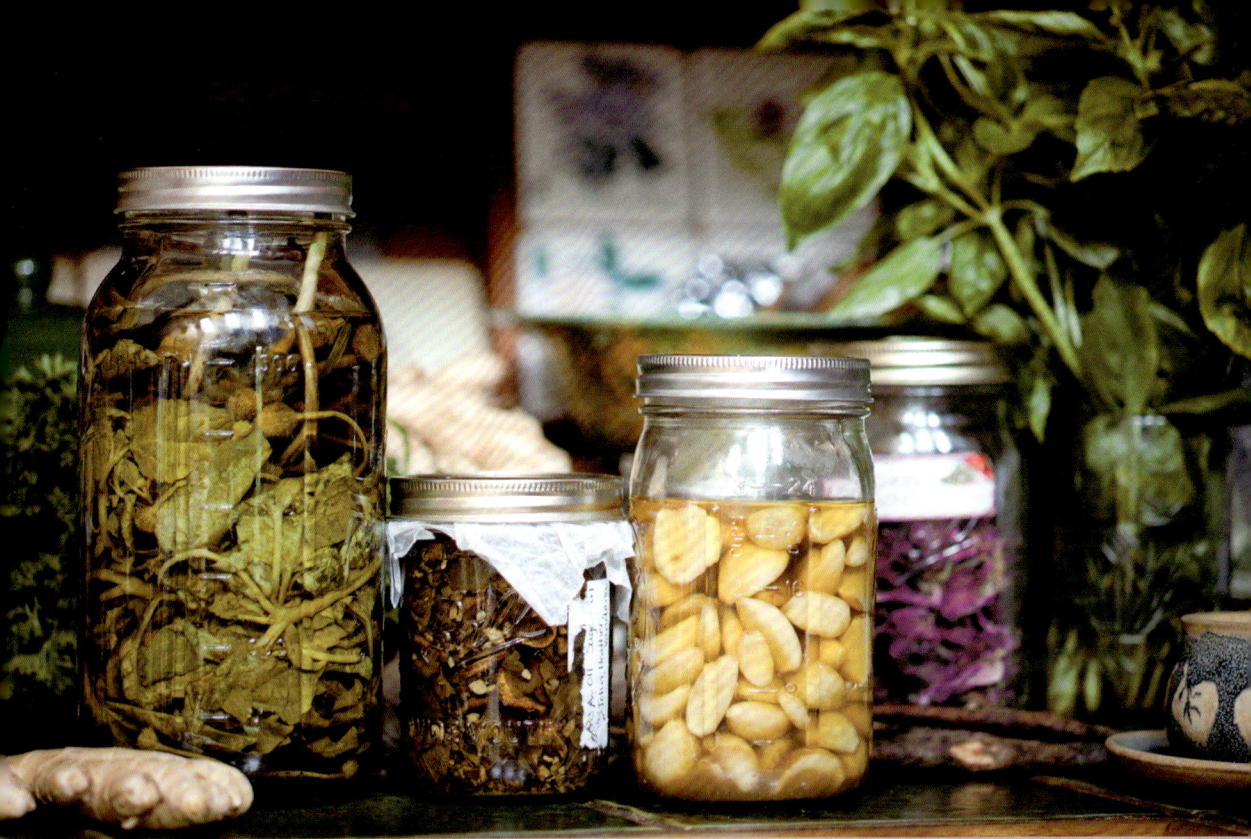

EFEITOS COLATERAIS?

Certa vez ouvi de um médico que os "efeitos colaterais" de medicamentos farmacêuticos na verdade não são efeitos colaterais, mas sim os verdadeiros efeitos dessas medicações. Esta é uma das minhas características preferidas dos remédios fitoterápicos: causam pouquíssimos efeitos colaterais. Algumas pessoas apresentam reações inesperadas a determinados alimentos e ervas, mas esses efeitos revelam mais as reações individuais do que uma possível toxicidade das plantas. E embora existam plantas tóxicas com terríveis "efeitos colaterais", a maioria dessas ervas não pode ser vendida e não faz parte da fitoterapia caseira. Neste livro, você não vai encontrar nenhuma erva com efeitos tóxicos – apenas simpáticas ervas usadas há muito tempo como alimento e remédio e que praticamente não causam efeito colateral nenhum. Quando causam, geralmente é algo como coceira nos olhos, irritação na garganta, coceira na pele, náuseas e incômodo estomacal. E esses sintomas não perduram; desaparecem assim que a pessoa para de consumir as ervas causadoras dos problemas.

Como só vamos falar sobre ervas atóxicas, não é preciso se preocupar tanto com a precisão das dosagens. Em geral, o problema é a pessoa ingerir uma quantidade pequena demais, que não faz efeito, não o contrário.

Como montar uma horta caseira de ervas medicinais

Seja cultivando hortaliças, ervas ou flores, uma das maiores alegrias da jardinagem é permitir a proximidade com a natureza. Cuidando da horta, você observa os ritmos e ciclos da natureza – acompanha a sementinha crescer, amadurecer, florescer e quem sabe até gerar outras sementes. Esse entendimento dos ritmos da natureza é parte integrante dos mais tradicionais sistemas de cura.

Talvez este seja o nosso maior ponto de desconexão com a medicina moderna: não conhecemos a origem dos medicamentos, a forma como são feitos nem quem os fabrica. Ao cultivar sua horta, você criará uma ligação direta com a terra e com as ervas curativas que ela nutre. Além disso, terá ervas de boa qualidade, cultivadas do jeito que a natureza gosta.

Se você nunca cultivou plantas, não se preocupe: é bem fácil. As plantas medicinais em sua maioria são como "matinhos"; robustas, elas gostam de crescer até mesmo em condições adversas. Com o solo correto e a quantidade ideal de luz e água, as ervas se desenvolvem muito bem.

Há cerca de 100 anos, quase todos os lares tinham uma hortinha que contava com um ervanário, ou seja, uma área destinada às plantas medicinais. Recriar essas hortinhas é muito divertido: cave um canteirinho no quintal, plante suas ervas medicinais preferidas (e seus temperos também) e faça uma viagem no tempo.

As ervas medicinais também podem ser facilmente incorporadas a uma horta que você já tenha

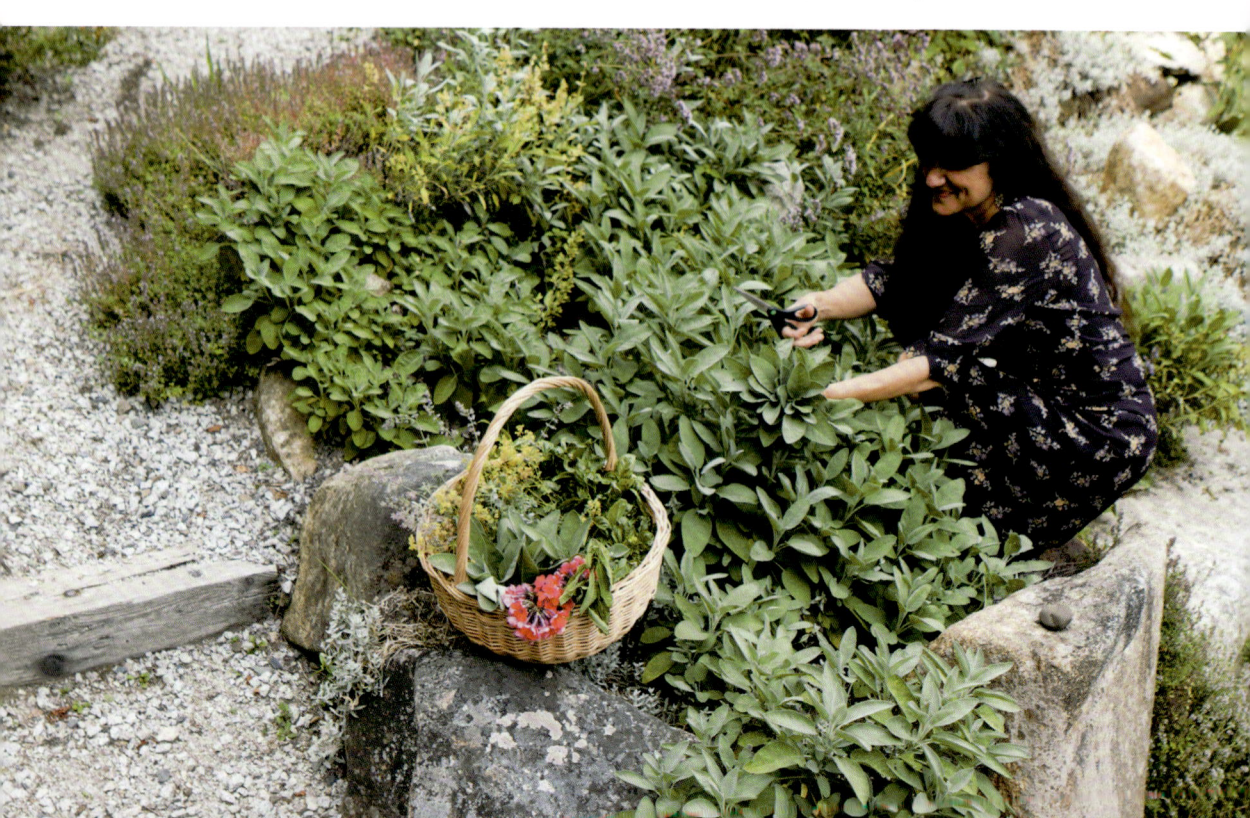

começado a cultivar. Por exemplo, equinácea, milefólio e valeriana são ótimas para plantar em jardins de flores, levando cores, aromas e beleza ao ambiente. É comum cultivar ervas como calêndula, camomila e tomilho em hortas de legumes e verduras, pois elas funcionam como plantas de companhia – acredita-se que melhorem o crescimento e a vitalidade dos vizinhos de canteiro. Além disso, outras ervas medicinais – manjericão, salsinha e endro – também são comuns na culinária e costumam ser cultivadas em jardins de horta. E há o gramado que cerca muitas das casas. Aproveite uma parte dele para criar um pequeno canteiro de ervas medicinais. É um ato revolucionário e ainda vai dar o que falar entre a vizinhança.

Saúde da terra

Para obter bons resultados em jardinagem, a saúde do solo é um fator fundamental. Para o jardineiro, uma boa terra vale ouro. Observe uma porção de terra: se houver muitas minhocas, é sinal de que deve estar em boas condições. Do contrário, é recomendável tratar essa terra antes de cultivar a horta.

Para plantar ervas, não é necessário ter à disposição uma terra riquíssima, cheia de adubos e aditivos. As ervas não são tão gulosas assim. Mas sabe aquela história de que esse tipo de planta cresce melhor em terras pobres? Não passa de um mito. As plantas medicinais, assim como qualquer outro tipo de planta, precisam de uma terra boa e saudável para um desenvolvimento completo.

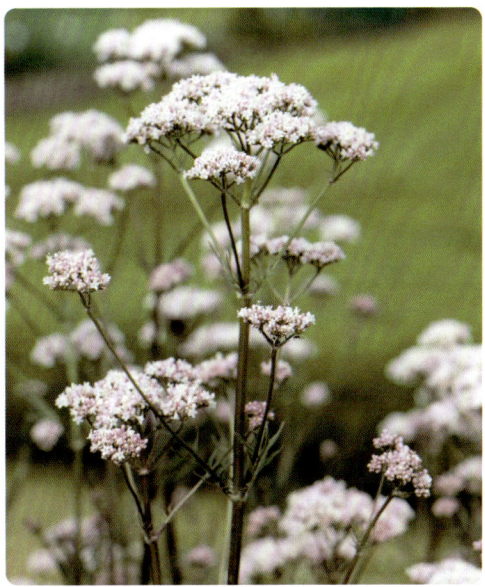

Uma descoberta surpreendente: a maioria das ervas medicinais mais valorizadas vem de plantas conhecidas que produzem flores, como é o caso da valeriana.

Se quiser garantir uma porção de terra saudável, você pode enriquecê-la com adubo orgânico de compostagem e esterco bem curtido. Se a terra estiver espessa e empedrada, e não úmida e soltinha, acrescente areia também. Viu uma horta ou um jardim bem-cuidado na casa do vizinho? Pergunte o que ele usou. Você também pode pedir recomendações em viveiros ou hortos, mas fica a dica: use apenas insumos orgânicos. Terras e aditivos inorgânicos podem gerar plantas que parecem saudáveis, mas que são prejudiciais ao solo, ao ecossistema e à nossa saúde.

Como ensina Tammi Hartung no livro *Homegrown Herbs* (Ervas de cultivo caseiro), "as plantas utilizam os nutrientes do solo para ficarem bonitas e viçosas. Por isso, produzir uma terra viva é a primeira medida para garantir uma horta de ervas útil e bonita".

Formatos de hortas e jardins

Use formatos simples. Se for sua primeira vez trabalhando com jardinagem, experimente hortas e jardins em forma de escada ou roda de carroça. Posicione uma escada velha de madeira ou uma roda de carroça deitada em cima de um canteiro que já contenha uma boa terra preparada (limpe, passe ancinho, adube e tome outras medidas necessárias). Despeje mais terra para preencher os espaços entre os degraus da escada ou as linhas radiais da roda e revolva bem. Plante um único tipo de erva em cada espaço. Esses formatos de horta, simples e muito usados, além de serem uma graça, facilitam a retirada de ervas daninhas e permitem um crescimento integral das plantas. Também é uma atividade interessante para fazer com as crianças.

Os canteiros suspensos vêm sendo muito usados, principalmente em áreas urbanas, onde as condições da terra podem ser questionáveis – culpa de fertilizantes para gramados, resíduos químicos e outros tipos de poluentes.

Muitos viveiros e lojas de artigos para jardinagem já vendem os canteiros suspensos prontos para instalação. E não tem desculpa para fugir dessa empreitada, não! Até eu consigo montar um canteiro desses. Um detalhe fantástico é a grande variedade de plantas medicinais que podem ser cultivadas em espaços pequenos graças às soluções disponíveis no mercado. Experimente o canteiro suspenso circular em camadas. Eles ficam lindos com ervas medicinais, flores e hortaliças. Além do mais, essa solução é uma ótima opção para quem quer montar uma horta grande usando pouquíssimo espaço. Se você for do tipo que coloca a mão na massa, pode montar uma horta suspensa usando apenas tábuas de madeira e alguns pregos. Ou pode usar tijolos, blocos de concreto e até mesmo terra seca que já empedrou.

A ideia é começar de forma simples: uma boa terra, algumas plantinhas e mãos à obra. Torne-se também um apaixonado por jardinagem!

A seguir, listo algumas ervas medicinais de cultivo fácil e que crescem bem em hortas no formato de escada, roda de carroça e/ou canteiros suspensos:

- » Alcaçuz
- » Alecrim
- » Alho
- » Aveia
- » Calêndula
- » Camomila
- » Dente-de-leão
- » Equinácea
- » Erva-cidreira
- » Erva-de-são-joão
- » Hortelã
- » Hortelã-pimenta
- » Lavanda
- » Manjericão
- » Milefólio
- » Morugem
- » Pimenta-de--caiena
- » Sálvia
- » Tanchagem
- » Tomilho
- » Trevo-vermelho

As ervas a seguir, embora sejam de fácil cultivo, acabam crescendo demais e muito rápido, extrapolando os limites de canteiros ou hortinhas menores. O ideal é plantá-las nas bordas da horta ou do jardim:

- » Bardana
- » Malvaísco
- » Valeriana
- » Verbasco

HORTAS EM VASOS

Para quem não tem espaço para montar uma horta ou um jardim, a boa notícia é que é possível plantar muitas ervas medicinais em vasos e obter bons resultados. Num quintal ensolarado, no canteiro da frente da casa ou numa janela que pegue sol, elas trazem aromas e beleza para o espaço, além de serem remédios de baixo custo. Você também pode mudar os vasos de lugar de acordo com a estação e ajustar a quantidade de sol que as plantas recebem. No inverno, você pode transferi-las para dentro de casa. Algumas espécies crescem felizes em ambientes fechados, mas nem todas as ervas gostam de viver em vasos, então pesquise quais se adaptam melhor a eles.

Em geral as plantas medicinais que crescem bem em vasos são:

- Alecrim
- Alho
- Calêndula
- Camomila
- Cúrcuma
- Dente-de-leão
- Equinácea
- Erva-cidreira
- Erva-de-são-joão
- Gengibre
- Hortelã
- Hortelã-pimenta
- Lavanda
- Manjericão
- Milefólio
- Morugem
- Pimenta-de-caiena
- Sálvia
- Tanchagem
- Tomilho
- Trevo-vermelho

Conheça as ervas da sua região

Uma forma de economizar *bastante* com a fitoterapia caseira é conhecendo as ervas que crescem onde você mora! Vários "matinhos" comuns são gratuitos e excelentes ervas medicinais. Os primeiros colonos europeus que chegaram às Américas trouxeram consigo uma variedade de ervas, que usavam como alimento e remédio. A maioria dessas plantas se adaptou bem aos ambientes locais, e até hoje são remédios fitoterápicos muito conhecidos.

Há também plantas nativas que já eram usadas pelos povos originários, conhecedores de sofisticados sistemas de cura. No entanto, muitas dessas plantas estão ameaçadas ou em risco de extinção. Antes de coletar plantas medicinais nativas direto da natureza, é recomendável consultar grupos ou órgãos públicos dedicados ao estudo de plantas nativas.

No Brasil, há um grupo de estudo da Fiocruz responsável pelo banco de dados mais completo sobre o assunto no país (ver Recursos, página 217).

Sim, há vários livros excelentes dedicados à identificação de plantas silvestres, mas a melhor maneira de conhecer suas "vizinhas" é sair para explorar com um especialista em identificação vegetal. Passar uma tarde "catando ervas" é sempre uma experiência agradável – eu diria até viciante!

Como colher ervas medicinais

Cada parte da planta deve ser colhida em uma determinada época. Siga estas orientações gerais:

FLORES E BOTÕES. O ideal é que sejam colhidos logo que abrem. Não espere que abram totalmente, pois já terão perdido a maior parte da potência medicinal. Por exemplo, os botões da erva-de-são-joão estão perfeitos quando já se formaram por inteiro, mas não quando se abriram totalmente.

FOLHAS. Devem ser colhidas antes que a planta atinja a plena floração. Mas essa é apenas uma orientação mais geral: para algumas plantas, como vários tipos de hortelã, as folhas costumam ter mais potência quando a planta está florida. Mas como descobrir qual o momento exato de colhê-las? Examine as folhas. Elas estão em bom estado? Têm sabor forte? Estão coloridas? Apresentam algum dano causado por insetos? Siga os mesmos critérios que usa ao comprar legumes e verduras. As folhas estão vivas e saudáveis? Então pode colher!

RAÍZES. O ideal é retirá-las no outono ou na primavera, períodos nos quais a energia da planta ainda está armazenada na raiz ou no bulbo. Com a passagem da primavera para o verão, a energia da planta é transferida para o caule para nutrir folhas, flores, sementes ou frutas, processo que acaba enfraquecendo a raiz.

Perceba que essas são apenas orientações gerais e não precisam ser seguidas tão à risca. Verifique sempre a qualidade da erva e procure escolher a melhor época de cada planta de acordo com o momento de ápice dela. Considerando a analogia da compra de legumes e verduras, é possível *perceber* quando a fruta foi colhida muito antes da hora ou armazenada por tempo demais. Desenvolva esse mesmo faro para

Colha as folhas da urtiga no início da estação, antes que a planta comece a florir ou dar sementes.

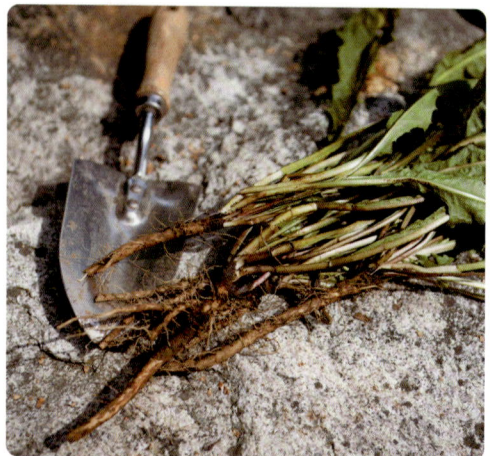

O melhor momento para retirar as raízes de dente-de-leão é na primavera ou no outono, mas elas também podem ser colhidas no período de crescimento.

as plantas medicinais. Use os seus sentidos para avaliar a qualidade.

Como obter boas ervas desidratadas

Depois de colher suas ervas medicinais, é recomendado desidratar algumas para uso futuro. Veja as melhores condições para fazer essa secagem:

» Temperatura constante na faixa de 32°C a 43°C
» O mínimo de umidade: quanto menos, melhor
» Local bem arejado
» Proteção contra exposição direta ao sol

Seguindo esses cuidados, você terá ervas desidratadas de ótima qualidade para o ano todo.

Embora a secagem de ervas seja uma atividade fácil, alguns fatores merecem atenção, como o calor e a umidade. Muitos dos componentes medicinais das plantas são sensíveis ao calor, principalmente os óleos essenciais aromáticos. Se as ervas forem desidratadas em temperaturas acima de 43°C, esses componentes podem se degradar. E se você por acaso tentar secar ervas em um ambiente muito úmido ou em época de chuva, boa sorte! Mas os resultados serão melhores se você usar um desidratador de alimentos.

O método tradicional de secagem de ervas consiste em amarrá-las em ramalhetes e pendurá-los em varais. Embora muito bonitinha, essa nem sempre é a forma mais eficaz para fazer a secagem. Geralmente, as ervas acabam passando muito tempo penduradas, bem além do tempo correto de secagem, ou então são

ERVAS FRESCAS X ERVAS SECAS

Sim, não há nada melhor que o sabor de ervas fresquinhas, colhidas na hora. Mas saiba que ervas desidratadas de alta qualidade podem ser tão eficazes quanto as frescas. Insisto aqui no aspecto da *alta qualidade*. Se a erva for embalada e guardada do jeito correto, a integridade da planta fresca é mantida, pois ela só terá perdido água.

Embora os fitoterapeutas recomendem ervas frescas, em algumas situações é preferível usar a erva seca. Para fazer pomadas e óleos, por exemplo, elas são uma opção melhor, porque a água da planta fresca pode estragar o óleo. As ervas secas em geral são mais concentradas porque o teor de água foi retirado, o que pode ser uma vantagem na produção de remédios. Mas o melhor motivo talvez seja o fato de as ervas frescas não estarem disponíveis o ano todo. Outra questão é que algumas das ervas medicinais preferidas não têm produção local.

Use ervas frescas quando possível. Caso contrário, busque ervas secas de boa qualidade. Apenas um ponto é indiscutível: prefira as ervas orgânicas, mesmo que custem um pouco mais. Afinal de contas, os fitoterápicos trazem saúde e cura, e o ideal é que estejam livres de pesticidas e herbicidas.

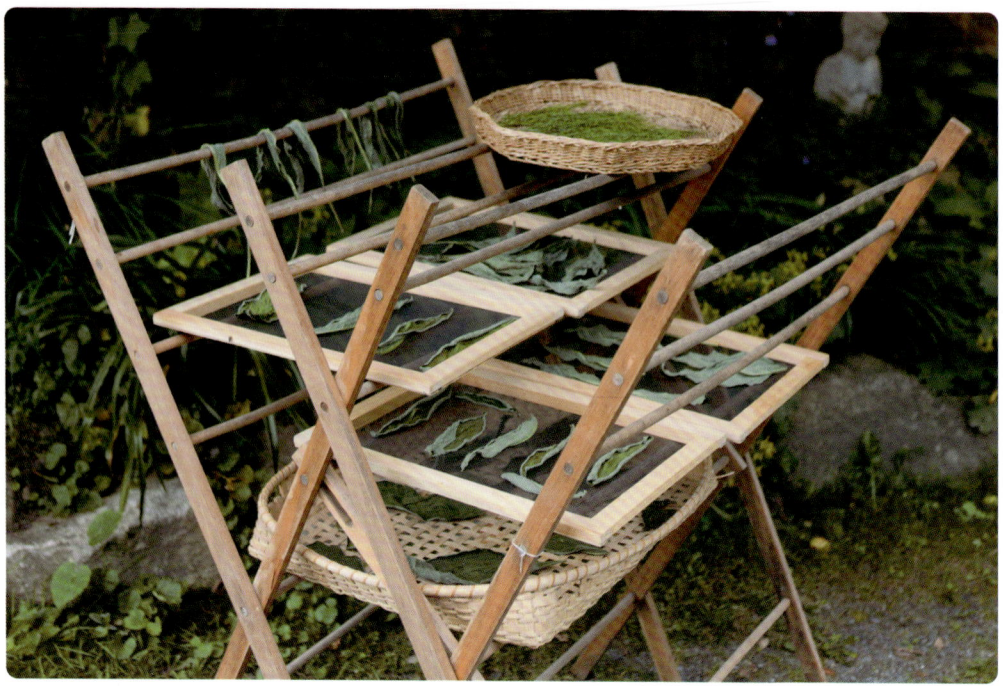

Varais de madeira, daqueles mais antigos, são ótimos para estender a roupa, mas também para secar ervas. Deixe o varal em uma área quente e sombreada, dentro de casa ou no quintal, e apoie as cestas e/ou telas com as ervas por cima.

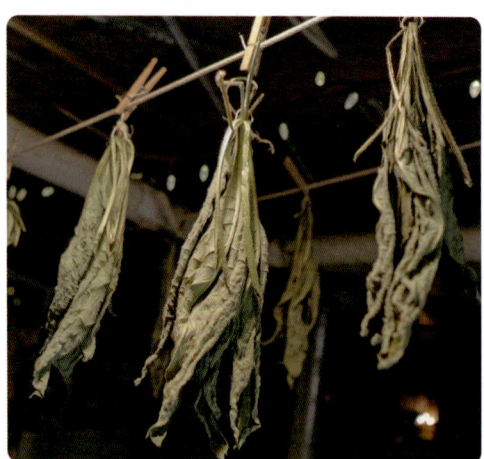

Quando for pendurar as ervas para secar, faça ramalhetes pequenos – assim elas secam de forma rápida e uniforme. Lembre-se de tirá-las do varal assim que secarem totalmente para não atraírem insetos nem acumularem poeira.

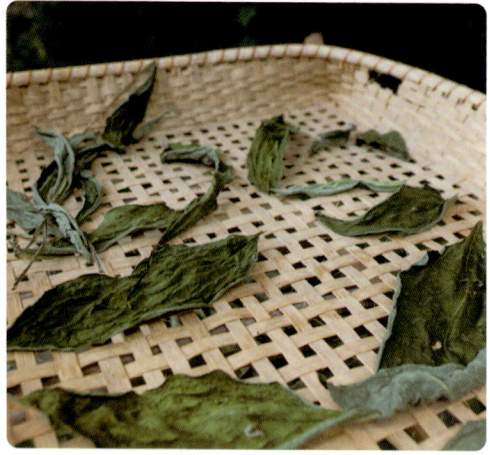

Quando secar ervas usando cestos ou telas, lembre-se de espalhá-las em camadas únicas. Dessa forma, o ar e o calor vão poder circular. Se ficarem uma em cima da outra, vão formar mofo devido à baixa circulação de ar.

esquecidas e viram elementos de decoração vintage. Além disso, elas secam além do necessário e acumulam poeira. Se optar por esse procedimento, monte ramalhetes pequenos – assim as ervas secam de forma rápida e uniforme. E lembre-se de tirá-las do varal assim que secarem totalmente.

Obter ervas secas de boa qualidade pode ser desafiador, mas qualquer pessoa pode dominar a técnica.

Cestas e telas são ótimas para secar ervas, e o ideal é escolher modelos que deixem o ar circular. Separe um cantinho quente e seco da casa e apoie-as em duas cadeiras, banquinhos, cavaletes ou o que mais você tiver para deixá-las suspensas. Outra ideia é elevá-las usando laços ou barbantes. Se o cantinho escolhido pegar muito sol, use um tecido leve e poroso para cobrir a área de secagem.

Uma solução muito usada pelos adeptos da fitoterapia são cestas trançadas específicas para secagem de ervas. Como elas podem ser empilhadas, você consegue formar vários andares de cestos, aumentando o espaço para secagem usando uma área menor.

Também é possível usar um desidratador de alimentos para fazer a secagem de ervas. O importante é configurar o aparelho para uma temperatura que fique entre 32°C e 43°C.

Mas seja qual for o método de secagem, quando as ervas já estiverem secas, guarde-as em potes de vidro herméticos e em ambientes frescos e protegidos da luz direta. O armazenamento correto conserva as propriedades medicinais das ervas por no mínimo um ano – às vezes até mais. Para saber se determinada erva ainda está boa, verifique sua cor, seu aroma e sua eficácia. Esses aspectos devem ser exatamente os mesmos de logo após a secagem.

Como congelar ervas

Outro método excelente e fácil para conservar ervas medicinais é o congelamento. A maioria das ervas preserva as propriedades medicinais, a cor e o sabor mesmo depois de congelada. Algumas perdem cor e crocância, mas ainda preservam sabor e propriedades medicinais. O manjericão, por exemplo, é extremamente sensível ao frio. Congelado, ele fica escuro, em coloração roxa ou verde; descongelado, com consistência mole. No entanto, como boa parte do sabor se preserva, é interessante usá-lo em sopas, chás medicinais e outras preparações nas quais a textura e a cor não sejam percebidas.

Há a possibilidade de congelar as ervas já picadas ou inteiras em saquinhos de fecho zip. Pode-se também fazer purês com as ervas, batendo-as no liquidificador (acrescente um pouco de água, se necessário) e as congelando armazenadas em fôrmas de gelo. Depois que o purê estiver congelado, retire os cubos e devolva-os ao freezer dentro de saquinhos próprios de fecho zip. Outra ideia é usar gelo de ervas para fazer chá. Basta despejar o gelinho de ervas na xícara de água quente e *voilà*! Chá fresco instantâneo.

CAPÍTULO 2

Como fazer remédios fitoterápicos

Vem comigo pra cozinha? Quem já sabe cozinhar vai conseguir fazer bons remédios fitoterápicos. E mesmo que você ainda esteja dando seus primeiros passos na cozinha, também pode obter ótimos resultados. Embora leve certo tempo para aperfeiçoar a arte e a ciência dos fitoterápicos, as tarefas envolvidas no processo são tão simples que você conseguirá fazer um remédio tão bom hoje quanto daqui a 20 anos. E quanto mais conhecer e entender as plantas, mais vai conseguir refinar suas técnicas de uso. Esse tipo de relação é tão importante do ponto de vista da cura quanto aspectos como a exatidão das medidas, os ingredientes e a temperatura. Produzir remédios fitoterápicos caseiros é simples, divertido e fácil; sabendo os passos básicos, você será capaz de fazer na sua própria cozinha produtos de ótima qualidade, tão bons quanto os vendidos por aí.

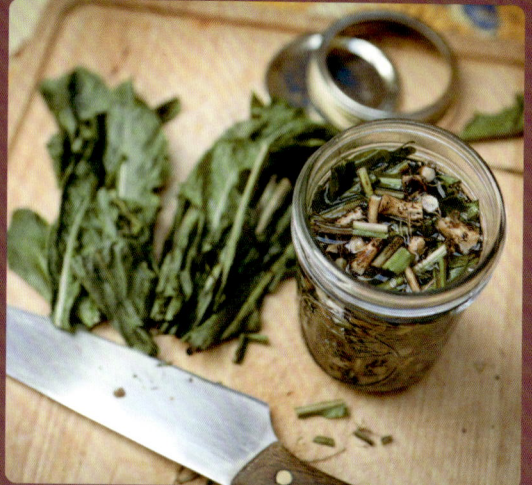

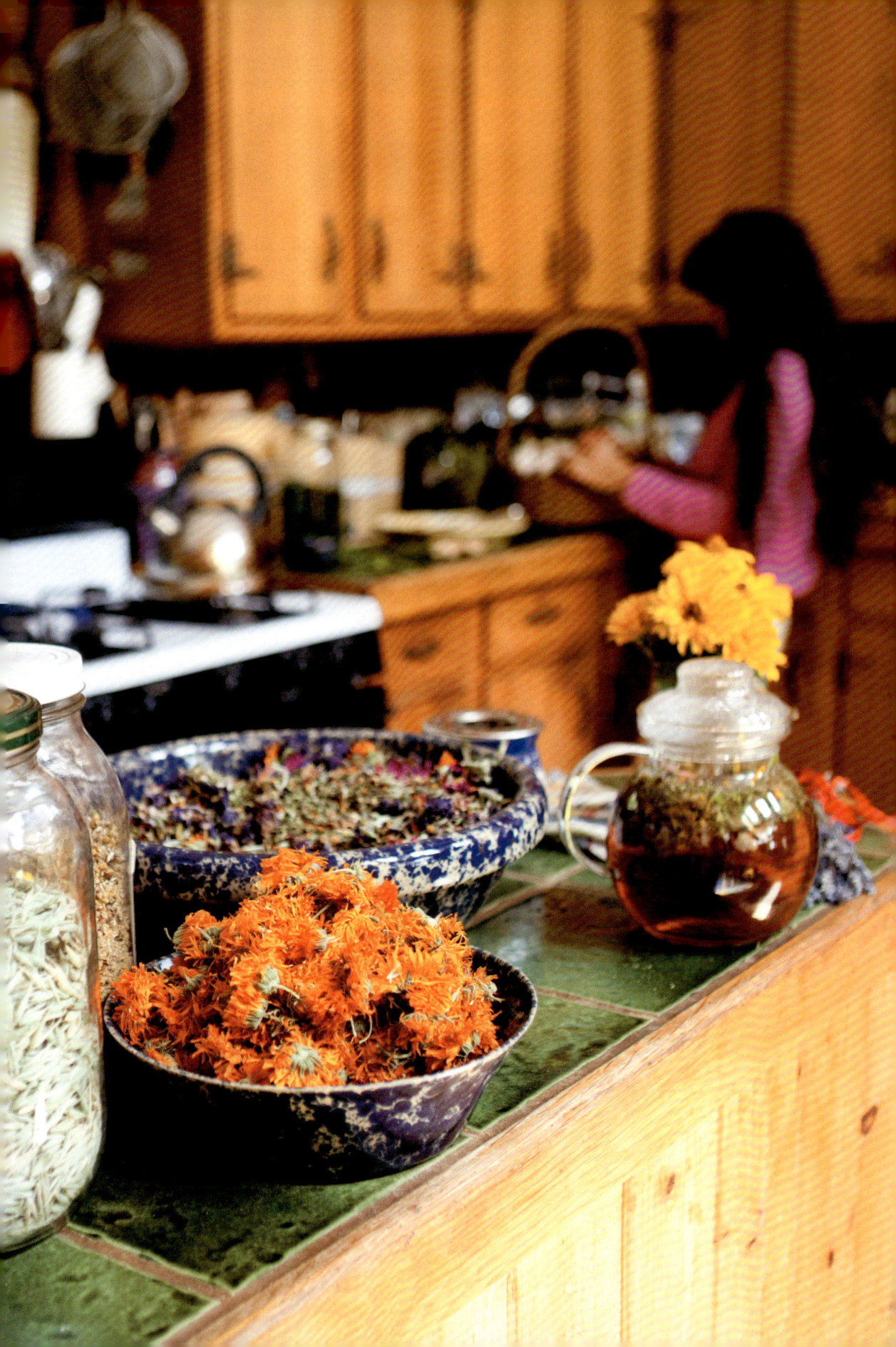

Como montar uma botica na cozinha

Neste capítulo, vou ensinar a fazer seis preparações básicas de fitoterapia: chás, xaropes, óleos, pomadas, tinturas e pílulas. Dominando esses preparos, você vai conseguir sanar quase todos – para não dizer todos – os problemas corriqueiros de saúde. E, caso se torne um entusiasta da arte da botica fitoterápica, você poderá dar continuidade a esse ofício e ainda aprender a variar as preparações aqui apresentadas. Muitos fabricantes de fitoterápicos, sejam eles pequenos ou grandes, começaram exatamente assim: vendendo remédios fitoterápicos que produziam em uma cozinha doméstica.

Equipamentos e insumos

Você não precisa de muita coisa para começar. Uma cozinha equipada com utensílios básicos já tem a maioria dos itens necessários. Veja a seguir uma lista dos que considero mais úteis:

» Gaze ou tecido de toalha-fralda para espremer as ervas
» Um escorredor grande de aço inox
» Panelas de aço inox herméticas; também recomendo ter um kit próprio para banho-maria
» Ralador (reserve um para usar apenas com cera de abelha)
» Potes de vidro com tampa para guardar ervas, tinturas e pomadas
» Copos medidores (sendo bem sincera, eu raramente uso os meus)
» Moedor de café para moer ervas (jamais use o mesmo moedor das ervas para moer café se não quiser ervas com aroma de cafezinho para sempre)

OBS.: *Embora eu recomende panelas de aço inox, existem outros materiais bons, como vidro, cerâmica, ferro fundido e ágata. Todos eles têm prós e contras, mas, em vez de apelar para o fanatismo, siga o exemplo de Carl Jung, o famoso psicólogo: converse com as panelas e escolha as que também lhe dão bom-dia. Um dos únicos pontos em que todos os fitoterapeutas concordam é: jamais use panelas e potes de alumínio no preparo de ervas, pois o calor libera quantidades microscópicas de substâncias tóxicas do alumínio.*

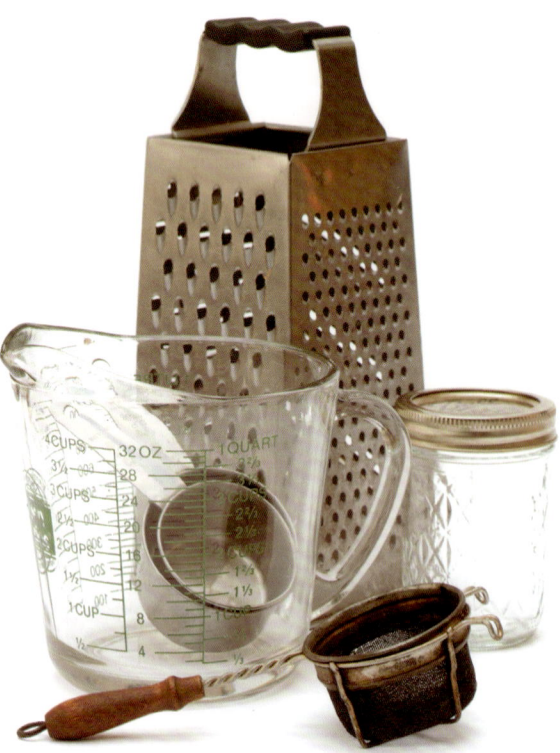

UMA MEDIDA MAIS SIMPLES

Apesar de muita gente usar o sistema métrico, eu sou adepta do método de medição simplificado. O termo "simplificado" era usado antigamente para descrever os fitoterapeutas que só trabalhavam com uma ou duas ervas por vez. Vários fitoterapeutas modernos usam esse sistema por sua praticidade e sua versatilidade.

A medida desse método é a parte: por exemplo, três partes de camomila, duas partes de aveia, uma parte de erva-cidreira. A fórmula define a relação entre os ingredientes, não a quantidade exata. Por "parte" entenda-se qualquer unidade de medida, que deve ser sempre a mesma. Por exemplo, se você quiser que as partes sejam medidas em xícaras, terá que usar três xícaras de camomila, duas xícaras de aveia e uma de erva-cidreira. Seguindo essa proporção, você vai obter seis xícaras de mistura de ervas para chá. Se quiser uma quantidade ainda menor, pode usar a colher de sopa para padronizar o que vai usar como *parte*: três colheres de sopa de camomila, duas colheres de sopa de aveia e uma colher de sopa de erva-cidreira. (Seja qual for a medida de "parte" escolhida, prefira misturar ervas frescas somente com ervas frescas e ervas secas somente com ervas secas, pois assim você mantém a proporção correta de componentes ativos.)

Apesar de nem sempre esse método simplificado ser perfeitamente exato, é o suficiente para render excelentes fitoterápicos. E lembre-se: por não estar usando nada com efeito tóxico, não é necessário seguir as medidas com extrema exatidão. Eu mesma vivo usando o método "uma pitada disso, um tiquinho daquilo" e tenho ótimos resultados.

Amostras de fórmulas segundo o método simplificado

PARTES	PARTES EM COLHERES DE SOPA	PARTES EM COLHERES DE CHÁ
3 partes de camomila	3 colheres de sopa de camomila	3 colheres de chá de camomila
2 partes de aveia	2 colheres de sopa de aveia	2 colheres de chá de aveia
1 parte de erva-cidreira	1 colher de sopa de erva-cidreira	1 colher de chá de erva-cidreira

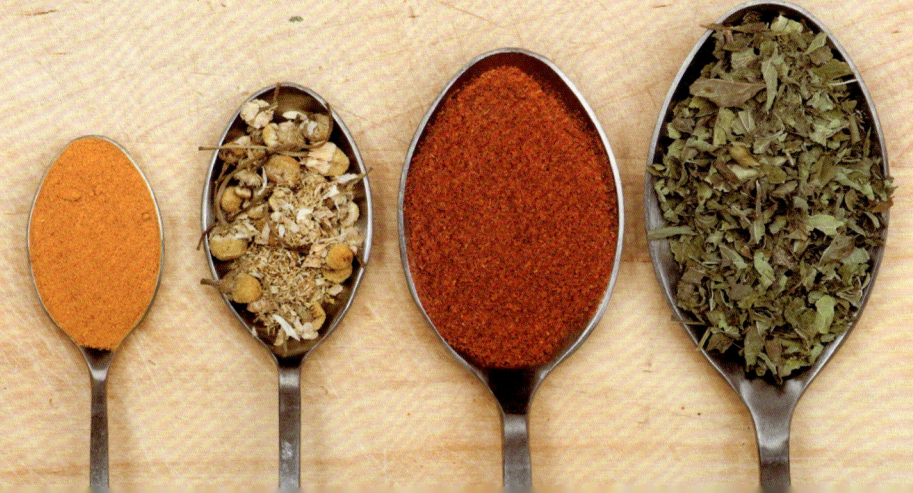

Melhores práticas para os melhores resultados

Como produzir bons fitoterápicos? Para conseguir bons resultados, podemos usar os mesmos segredos de qualquer bom cozinheiro:

ROTULE OS PRODUTOS IMEDIATAMENTE.

Nas etiquetas inclua as seguintes informações:

- Nome do produto
- Data de produção
- Lista dos ingredientes, começando pelo principal (o de maior quantidade) e terminando com o menos importante
- Instruções para o uso, informando inclusive se o remédio é para uso interno ou externo

Atualmente existem aplicativos que produzem etiquetas, então você mesmo pode fazê-las. Etiquetas personalizadas são bonitas, divertidas e ainda dão um belo acabamento ao produto.

Mas se não quiser bancar a dona de casa exemplar, tudo bem. Dá para fazer etiquetas sem gastar muito usando fita-crepe e caneta.

TENHA REGISTROS BEM ORGANIZADOS.

Infelizmente, às vezes nem eu mesma sigo as minhas próprias orientações. Já criei vários produtos excelentes, mas que só puderam ser usados uma vez porque depois eu não consegui me lembrar de todos os ingredientes. Até hoje fico atônita na despensa observando os frascos sem identificação que guardei meses antes, certa de que não esqueceria o que havia dentro. Isso leva a um tremendo desperdício – não se deve usar produtos sem identificação e sem lista de componentes. Você vai se poupar de muito aborrecimento ordenando os preparos e insumos; não siga o exemplo desta herbalista desorganizada.

Tenha um arquivo com as receitas de todas as suas preparações – use fichas, diários específicos para produção de remédios ou um banco de dados. Registre os ingredientes e os modos de preparo. Indique também a data em que começou a fazer, a data da coagem, a data da finalização e por aí vai. Inclua também observações que possam ser pertinentes, como o tipo de óleo usado, se a preparação passou por infusão solar ou cocção, a proporção de ervas e líquidos. Se

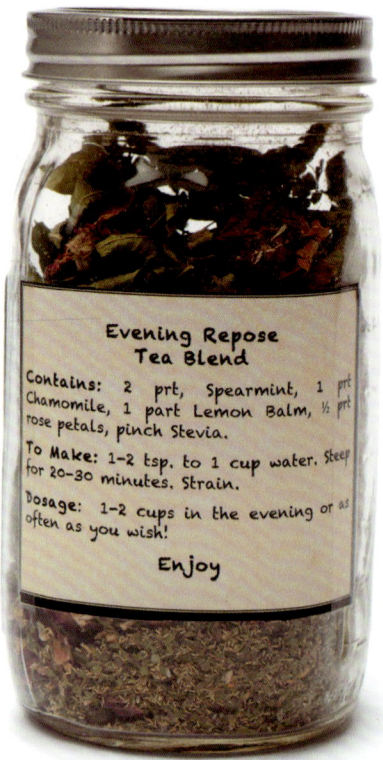

um dia você fizer um remédio muito eficaz, poderá fazê-lo novamente. Inclusive é uma delícia quando os netos e as gerações mais jovens descobrem essas anotações – é claro que o registro não serve só para isso, mas dá um calorzinho no coração saber que foi exatamente assim que os conhecimentos de fitoterapia foram passados de geração para geração e que agora você faz parte desse fio.

TESTE PEQUENAS QUANTIDADES. Quando fizer um remédio pela primeira vez, faça em uma quantidade pequena. Se a experiência não der certo, é melhor perder poucos ingredientes do que um lote inteiro.

USE ERVAS DE BOA QUALIDADE. O ideal seria usar ervas que você mesmo cultivou. Mas se você não leva jeito para jardinagem ou se as ervas não se desenvolvem bem onde você mora, compre-as de fornecedores especializados em ervas orgânicas ou de produção local. Lembrando que as ervas orgânicas melhoram não só a sua saúde, como também a do planeta. (Confira a lista de fornecedores de ervas na seção "Recursos".)

Chás herbais

Qual é a diferença entre os chás medicinais e as bebidas à base de chá?

As bebidas à base de chá até podem ser opções mais saudáveis, mas são misturas que levam em consideração o prazer sensorial, então seu preparo foca principalmente no sabor do produto, e não nas propriedades curativas das ervas. Um chá medicinal pode ser delicioso, mas é preparado especificamente para finalidades terapêuticas. É um chá com uma missão especial, digamos assim. (Óbvio, quanto melhor o sabor, melhor será a adesão do paciente.)

Raramente recomendo que se faça uma xícara de cada vez, pois essa

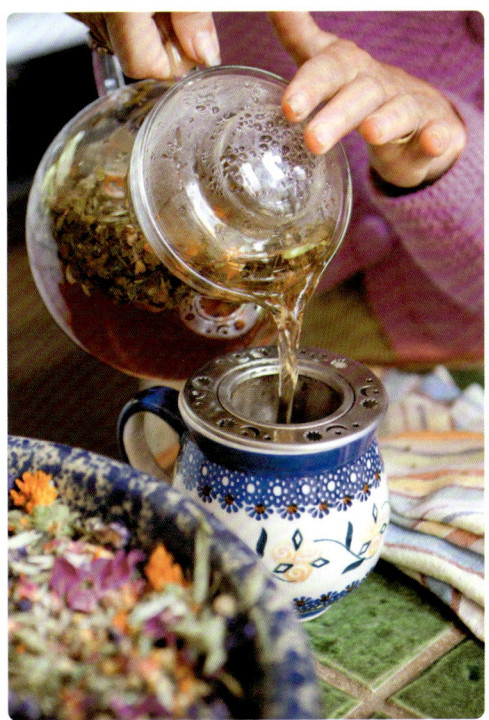

Um chá medicinal pode ser delicioso e também eficiente para afastar aquele resfriado ou acalmar os nervos.

opção acaba sendo demorada e pouco prática. Em geral, recomendo fazer 900 mL de cada vez. O chá pode ser requentado ou consumido em temperatura ambiente. Como a água não tem propriedades conservantes, os chás de ervas não têm grande durabilidade. Embora se conservem melhor sob refrigeração, podem ser deixados em temperatura ambiente por um a dois dias, podendo durar menos se o clima estiver muito quente. Quando o chá começar a apresentar gosto de passado ou formar bolhas, é hora de preparar outro bule.

Infusões e decocções

No preparo do chá, folhas e flores não são usadas da mesma forma que raízes e caule – assim como o espinafre é cozido de um jeito e a batata, de outro. Recomendo deixar folhas e flores descansando em água quente e não cozinhá-las demais, pois isso pode destruir suas enzimas, suas vitaminas e seus preciosos óleos essenciais. Raízes e caules em geral são fervidos em fogo brando para que se extraiam os componentes mais difíceis de acessar. As obras especializadas – inclusive este livro – costumam indicar quais são as exceções a essas regras, mas se você errar e ferver a raiz que deveria ter sido cozida no vapor, não se apavore! O remédio também vai funcionar.

O processo de pôr uma planta em imersão em água fervente se chama *infusão*, e o de ferver a planta em água levemente fervente se chama *decocção*. Se estiver em dúvida, faça a infusão, que é um processo bem menos agressivo para a maioria dos componentes medicinais importantes das plantas. Quanto mais tempo as ervas permanecerem na infusão, mais forte ficará o chá, o que nem sempre é o ideal, pois isso pode extrair partes menos desejáveis da planta.

E o que acontece quando o chá preto fica tempo demais na água quente? O que era para ser uma bebida perfumada e aromática se torna um chá medicinal de gosto adstringente, rico em taninos.

Os chás medicinais, sejam feitos por infusão ou por decocção, são definidos pela força e a potência. Para que tenham efeito medicinal, precisam ser razoavelmente fortes, daí a necessidade de usar uma quantidade maior de ervas no preparo.

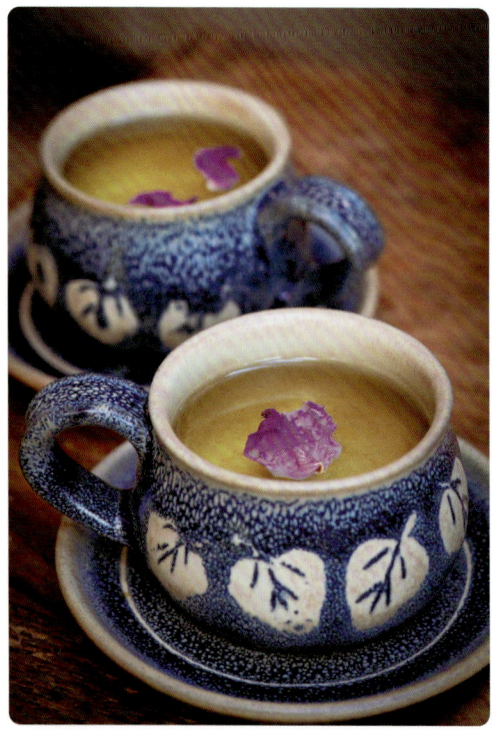

Quando feitos com propósito e um toque de magia culinária, os chás podem oferecer muito mais do que se imagina. Mais que ervas e água, uma xícara de chá tem também a terra, o céu, o sol e as estrelas.

Como fazer uma INFUSÃO medicinal

Infusões são preparadas com as partes mais delicadas da planta, como folhas, flores, brotos, algumas bagas e sementes e outras partes aromáticas. Raízes muito aromáticas, como valeriana, gengibre e hidraste, em geral ficam em infusão em vez de decocção, embora eu considere os dois métodos eficazes. Ao terminar, junte as ervas usadas à composteira. Veja a seguir o passo a passo:

1. Coloque 4 a 6 colheres de sopa de erva seca (ou 6 a 8 de erva fresca) em um pote de vidro com capacidade para 1 litro.

2. Despeje água fervente nas ervas até encher o pote. Deixe descansar por 30 a 45 minutos. (A intensidade do chá vai depender do tempo de infusão e da quantidade de ervas.)

3. Coe e beba.

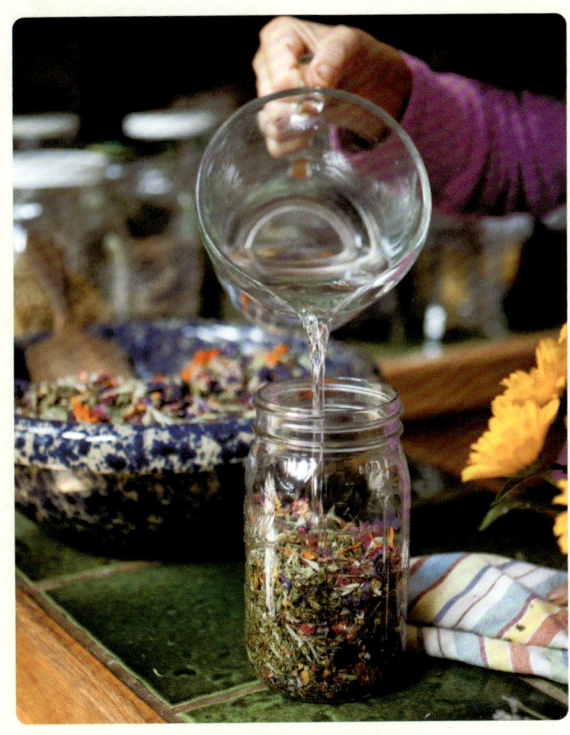

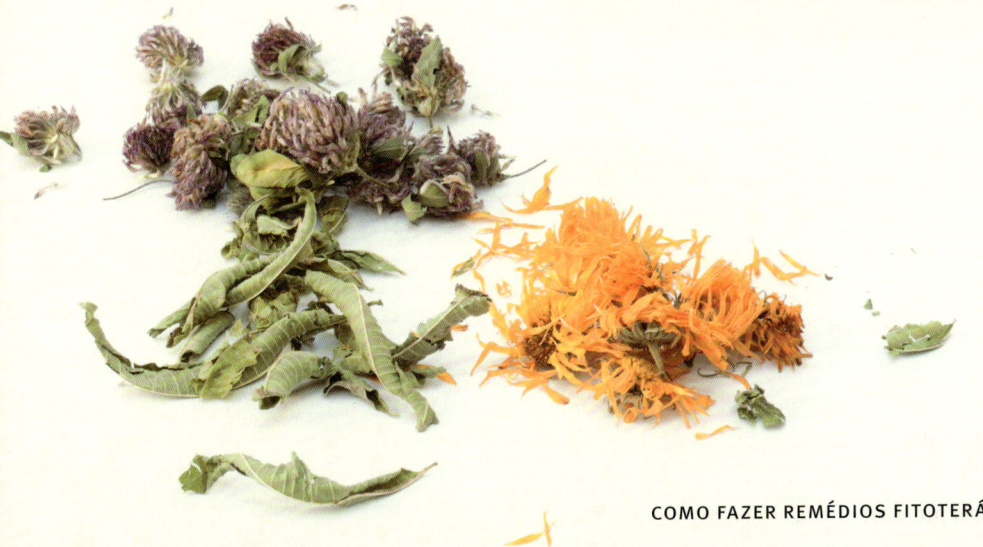

COMO FAZER REMÉDIOS FITOTERÁPICOS

Como fazer uma **DECOCÇÃO** medicinal

As decocções são feitas a partir das partes mais fibrosas ou lenhosas das plantas, como raízes e caule, e de algumas sementes e oleaginosas. Extrair substâncias dessas partes mais duras é um pouco mais difícil, então é necessário fazer uma fervura branda e mais lenta. Ao terminar, junte as ervas usadas à composteira. Veja a seguir o passo a passo:

1. Coloque 4 a 6 colheres de sopa de erva seca (ou 6 a 8 de erva fresca) em uma panelinha. Acrescente 900 mL de água fria.

2. Com o fogo baixo, deixe a mistura aquecer lentamente até ferver por 25 a 45 minutos. (A intensidade do chá vai depender do tempo de infusão e da quantidade de ervas.) Para obter uma decocção mais forte, ferva as ervas por 20 a 30 minutos, despeje a mistura em um pote de vidro com capacidade para 1 litro e deixe descansar por uma noite.

3. Coe e beba.

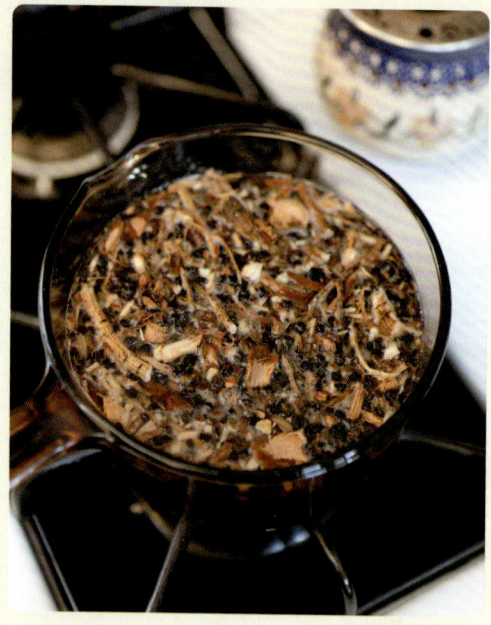

Obs.: Há quem prefira reduzir o chá em fogo baixo, o que faz suas propriedades ficarem ainda mais concentradas. Nesse caso, será necessário usar dosagens menores (veja páginas 46 e 47 para orientações de dosagem).

Como fazer infusões solares e lunares

Usar o sol ou as fases da lua para extrair as propriedades curativas das ervas é um dos meus métodos preferidos para fazer chá. Os chás medicinais feitos a partir desse método podem não apresentar a mesma quantidade de componentes químicos dos chás feitos no fogo, mas contam com um nível de energia curativa que nem a maior usina hidrelétrica poderia gerar.

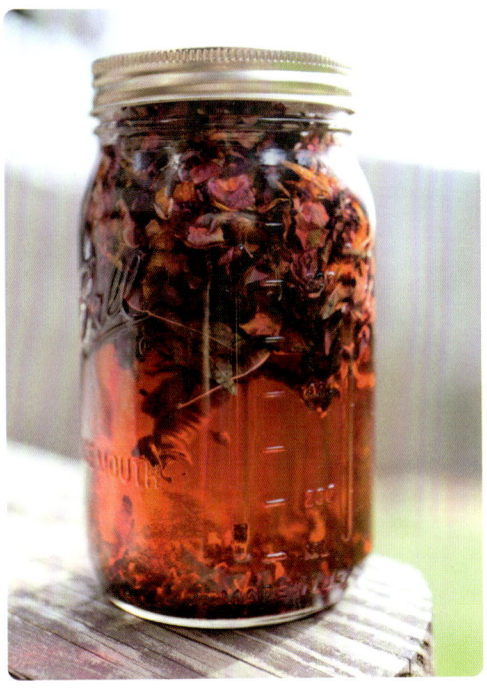 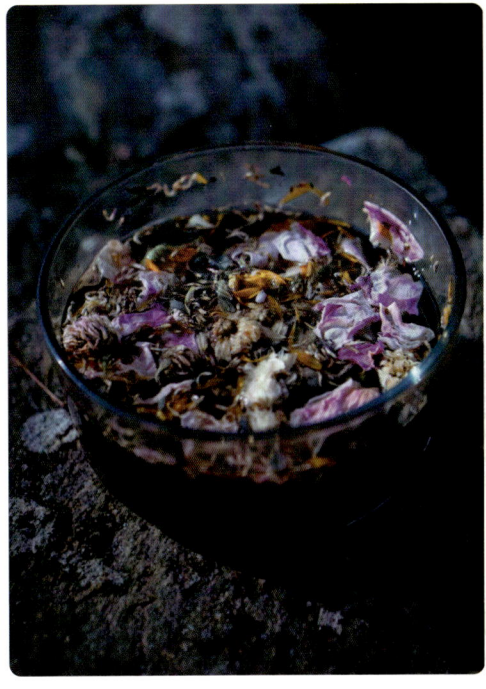

PARA FAZER A INFUSÃO SOLAR, coloque as ervas (use as mesmas proporções sugeridas nos processos de infusões e decocções) em um pote de vidro hermético com capacidade para 1 litro. Despeje água fria no pote, tampe bem e deixe muitas horas ao sol.

Para quem tem frio, o chá aquece;
Para quem tem calor, o chá refresca;
Para quem está deprimido,
o chá reanima;
Para quem está exausto, o chá relaxa.

– WILLIAM GLADSTONE

PARA FAZER A INFUSÃO LUNAR, coloque as ervas em um recipiente aberto (mas só se não houver muitos mosquitos rondando!), cubra com água e coloque diretamente sob o luar. O chá lunar é sutil e mágico – e diz-se até que as fadas adoram bebê-lo. Mas quando uma infusão lunar pode ser usada para fins terapêuticos? Sempre que um toque extra de magia for necessário.

Xaropes

Quem sabe fazer um bom chá medicinal já está a dois passos de conseguir fazer xaropes. Para isso, basta reduzir o chá por fervura e acrescentar um ingrediente adoçante – que, sim, serve para adoçar, mas também como conservante. Nossos ancestrais usavam os xaropes de ervas como remédio não só por causa do sabor agradável – uma forma de convencer os mais resistentes a tomar o remédio –, mas também porque o açúcar e outros tipos de adoçante são ótimos conservantes. Nas boticas dos museus de história natural espalhados pelo mundo pode-se ter uma boa noção da importância dos xaropes de ervas para os povos antigos.

XAROPE SIMPLES DE MEL E CEBOLA PARA RESFRIADOS

Um dos meus remédios preferidos para resfriados e dor de garganta é este xarope antigo, simples e gostoso de mel e cebola.

Eu aprendi a prepará-lo quando era bem jovem, na época em que vivia em uma zona rural no noroeste do Canadá. Morávamos numa cabaninha de madeira perto das montanhas Bugaboo, com uma criança pequena e sem vizinhos por perto, então contávamos apenas com nossas habilidades. O xarope de mel e cebola ficava fervendo no fogão. Toda vez que um de nós passava perto, tomava uma colherada. Não me recordo de ninguém resfriado naquele inverno e, mesmo que minha memória esteja falhando, aposto que a pessoa resfriada melhorou rapidinho com o xarope.

MODO DE PREPARO: corte 2 a 4 cebolas grandes em meias-luas e coloque os pedaços em uma panela funda. Despeje mel até cobrir as cebolas. Leve a panela em fogo baixo e deixe ferver lentamente até que as cebolas amoleçam e o mel pegue gosto de cebola. Se quiser, pode acrescentar alho picado para obter um xarope mais potente em termos medicinais e também de sabor.

COMO USAR: esse xarope até que é gostosinho! Tome ½ a 1 colher de chá a cada uma ou duas horas assim que sentir os primeiros sintomas de resfriado. Se já estiver doente, tome 1 colher de chá três a quatro vezes por dia para agilizar a recuperação.

Como fazer XAROPE medicinal

As crianças e os idosos preferem xaropes – nessas faixas etárias as pessoas tendem a aceitar melhor o remédio se for doce. Como se dizia antigamente, "com açúcar até remédio desce melhor", e tenho quase certeza de que quando falavam isso se referiam a xaropes medicinais!

1. Um xarope começa com uma decocção superconcentrada. Misture uma erva ou uma combinação de ervas com água em uma panela, seguindo a proporção de 60 gramas de erva para cada 900 mL de água. Leve a panela em fogo baixo até levantar fervura. Deixe-a semiaberta e ferva o líquido até reduzi-lo à metade do volume original.

2. Coe o líquido (coloque as ervas usadas na composteira). Meça o volume de líquido e o devolva para a panela.

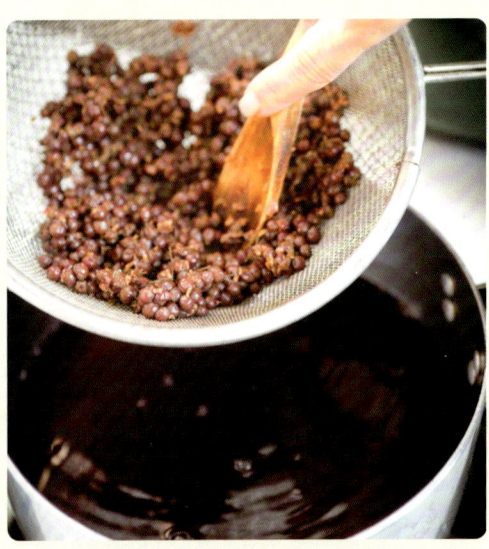

3. Para cada 500 mL de líquido, acrescente 1 xícara de mel (aproximadamente 250 mL) ou outro ingrediente adoçante, como melado, glicerina vegetal ou açúcar mascavo. A maioria das receitas pede 2 xícaras de adoçante (proporção 1:1 de adoçante para líquido), mas eu acho que fica muito doce (quando não havia a tecnologia de refrigeração, a quantidade extra de açúcar ajudava a conservar os xaropes).

4. Esquente a mistura em fogo baixo, mexendo bem. Muitas receitas pedem para ferver o chá com o ingrediente adoçante por 20 a 30 minutos em fogo alto com o objetivo de engrossar o xarope. De fato, em fogo alto obtém-se um xarope mais espesso, mas eu prefiro não matar de calor as enzimas vivas presentes no mel. O que eu faço é deixar a mistura no fogo somente até o mel se mesclar ao líquido (a temperatura não pode passar de 43°C; quanto mais baixa, melhor).

5. Retire a panela do fogo. Se quiser, acrescente um suco concentrado de frutas para saborizar o xarope. Você também pode usar duas gotinhas de óleo essencial aromático de hortelã-pimenta ou hortelã, ou uma pequena quantidade de conhaque. Ele ajuda a conservar o xarope e também funciona como relaxante nas fórmulas para tosse.

6. Distribua o xarope em frascos. Na geladeira, o xarope dura várias semanas.

Óleos

Você já temperou a salada com azeite de alho? Já fez aquela carne assada regada com azeite de ervas? Se sua resposta for sim, então você já fez um óleo de ervas, que nada mais é que uma infusão de ervas em óleo.

Existem alguns truques para produzir um excelente óleo de ervas, como usar um óleo de ótima qualidade e controlar corretamente a temperatura da extração das substâncias medicinais das ervas. Dominar essa arte é fácil, e aprender a fazer óleos de ervas é o primeiro passo para a produção de pomadas e unguentos.

Escolha dos ingredientes

Usando combinações diferentes de ervas e óleos, você pode preparar óleos medicinais potentes ou óleos perfumados para banho e massagem.

Embora você possa usar qualquer óleo vegetal de boa qualidade, para os óleos medicinais opte pelo azeite de oliva, que por si só já tem propriedades medicinais, é calmante e rico nos ácidos graxos oleico, ômega-6 e ômega-3. Além disso, o azeite de oliva é um óleo estável, ou seja, não fica rançoso rápido. Talvez não seja a melhor opção para a confecção de óleos corporais e de banho, pois o azeite de oliva tende a ficar pesado, ter toque oleoso e um leve aroma de azeitonas. Para óleos e pomadas medicinais, no entanto, não há opção melhor.

A forma mais rápida e fácil de fazer óleo medicinal é pelo método de banho-maria, mas sugiro que você também tente o antigo método solar. Quando se usa a poderosa luz do sol para a mesclagem das propriedades das ervas com o óleo, as qualidades das ervas se potencializam. Existem outros métodos para a produção de óleos fitoterápicos, mas, como a proposta deste livro é ser um manual introdutório, vamos focar nas técnicas mais simples e fáceis. A seguir, ensinaremos dois desses métodos.

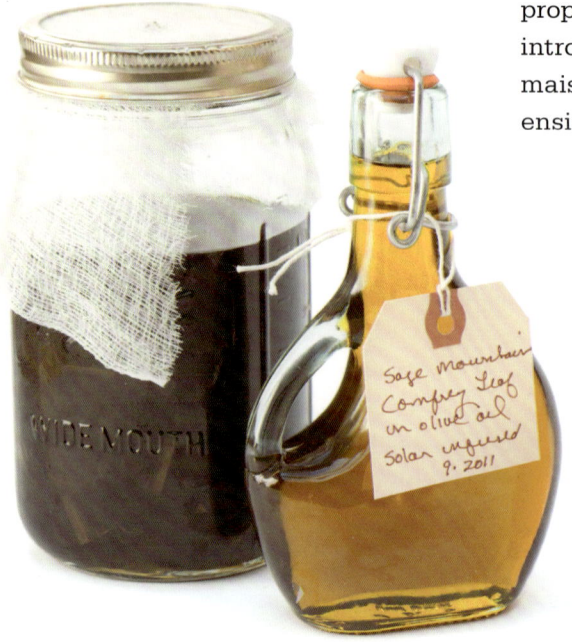
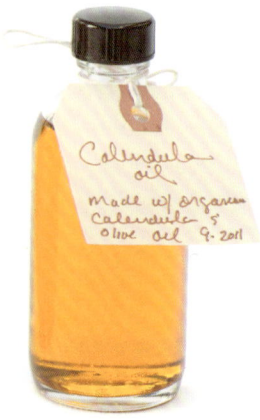

Como fazer ÓLEO medicinal
(método de banho-maria)

Este método rápido e simples rende um ótimo óleo, mas atenção: ele deve ser mantido na temperatura correta, ou seja, entre 35° e 43°C.

1. Pique as ervas e coloque-as na panela de cima do kit de banho-maria. Recomendo *enfaticamente* que você use o kit de banho-maria em vez de uma panela comum em cima de outra. Isso porque o óleo ultrapassa a temperatura certa muito rápido, o que destrói as ervas e o degrada. Não dá para usar ervas fritas nem óleo queimado – situações comuns quando não se usa o kit de banho-maria.

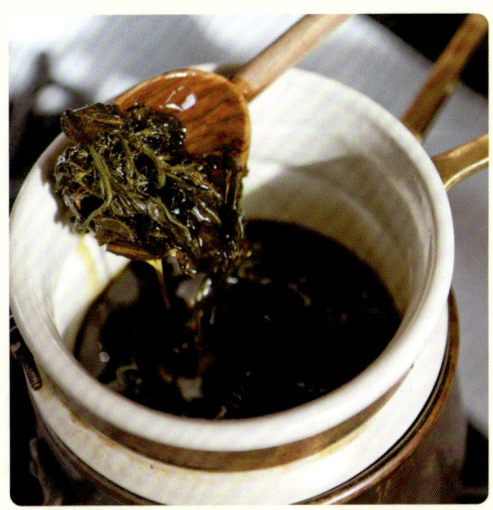

2. Cubra as ervas com 2,5 a 5 cm do melhor óleo culinário que você encontrar (dê preferência ao azeite de oliva).

3. Deixe em fogo baixo – o ponto correto é o de algumas bolhinhas subindo. Não deixe ferver rápido nem passar da temperatura. Deixe esquentar lentamente por 30 a 60 minutos, verificando várias vezes se o óleo não superaqueceu. Quando o óleo adquirir aspecto e aroma "herbáceo" – coloração verde-escura ou dourada – é sinal de que as propriedades das ervas já passaram para o óleo. Quanto mais baixa a temperatura e prolongada a infusão, melhor fica o óleo.

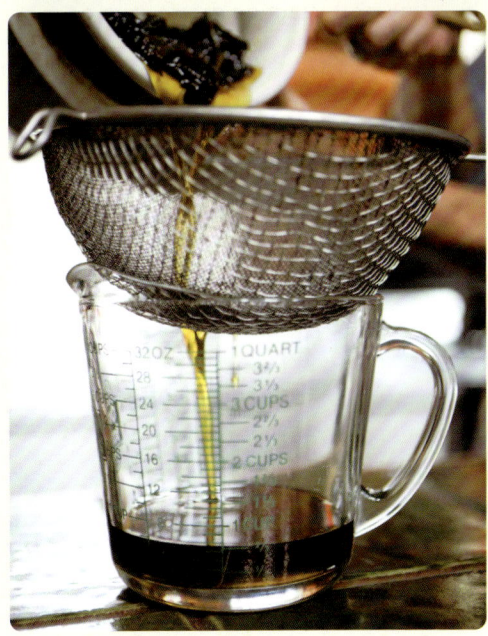

4. Coe as ervas do óleo usando um escorredor grande de aço inox forrado de gaze se for necessário. Descarte as ervas usadas. Espere o óleo esfriar, envase e rotule. Dica: não cole os rótulos *antes* de pôr o óleo nos frascos. Assim você evita manchar as etiquetas.

Como fazer ÓLEO DE INFUSÃO SOLAR

Devo admitir que este é o meu método preferido para o preparo de óleos fitoterápicos. Ele aproveita a maravilhosa energia luminosa do sol para extrair os componentes das ervas e transferi-los para o óleo. Imagine o fabuloso poder curativo que isso traz! Aprendi este método com uma das minhas primeiras professoras, Juliette de Bairacli Levy. Ela colocava os frascos de óleo de infusão solar em bancos de areia para concentrar o calor – técnica muito utilizada no Mediterrâneo.

1. Coloque as ervas em um pote de vidro de boca larga e cubra-as com 2,5 a 5 cm de um bom óleo vegetal (de preferência azeite de oliva). Tampe o pote.

2. Coloque o pote em local quentinho e ensolarado e deixe descansar por duas semanas.

3. Coe as ervas usando gaze ou tecido de toalha-fralda. (Se quiser uma infusão com o dobro de potência, adicione ervas frescas ao óleo pronto e deixe descansar ao sol por mais duas semanas. Dessa forma você vai obter um óleo medicinal muito potente.) Em seguida, envase o óleo.

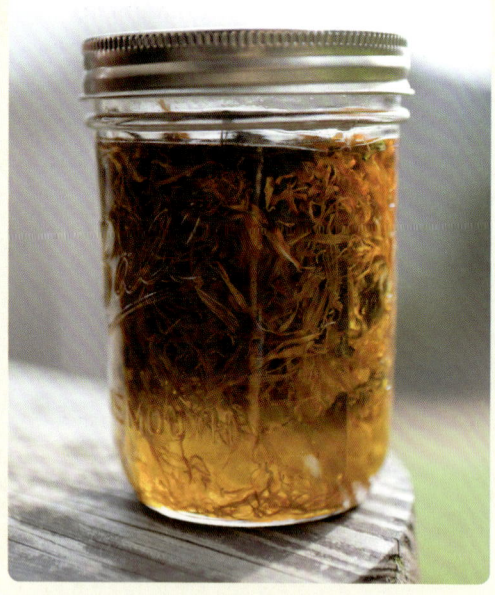

Obs.: *Você pode espremer as últimas gotinhas das ervas usadas em um recipiente à parte. Não misture esse óleo das ervas usadas com o óleo medicinal, já que provavelmente sobrarão minipartículas de ervas nessa segunda coagem. Guarde essa sobra de óleo para cozinhar e temperar saladas.*

Como os óleos ficam rançosos rapidamente quando são expostos ao calor e à luz, é de se imaginar que os óleos de infusão solar estraguem em algumas semanas. Entretanto, isso não acontece enquanto as ervas descansam no óleo. Depois de coado e envasado, porém, o óleo pode ficar rançoso como qualquer outro. Nunca conheci ninguém que soubesse me explicar o porquê disso, então suponho que tenha a ver com as propriedades antioxidantes das ervas. O que eu sei é que há séculos nossos ancestrais já seguiam esse método que funciona maravilhosamente bem.

Muitas pessoas preferem fazer suas infusões de óleo usando ervas frescas e não há qualquer impedimento para isso, mas, na minha opinião, ervas desidratadas de boa qualidade, que não têm o mesmo teor de água das ervas frescas, costumam render óleos melhores. Água e óleo não se misturam bem; no óleo, a água das ervas traz umidade e bactérias, o que provoca deterioração do produto. Quando uso ervas frescas nos meus óleos, antes de adicioná-las eu as coloco em uma cesta ou tela, formando uma única camada, e as deixo murcharem no sol durante várias horas. Quando estão bem murchinhas é sinal de que estão prontas. Essa técnica faz com que uma parte da umidade da planta evapore, reduzindo as chances de o óleo estragar.

Geralmente, os óleos vegetais – exceto azeite de oliva e óleo de coco, que são muito estáveis – tendem a estragar rápido e têm baixa durabilidade. A maioria dos óleos, quando exposta à luz e ao calor, começa a estragar em poucas semanas; infelizmente muitos estão rançosos já nas prateleiras dos supermercados. Óleos rançosos são as maiores causas de problemas de saúde e danos relacionados à ação de radicais livres. Todo óleo deve ser guardado em local escuro e fresco para ser bem conservado. O ideal é guardá-los na geladeira, mas sabemos que nem sempre sobra espaço. Ache um cantinho fresco e sem luz na sua casa para guardar seus preciosos óleos. Quando armazenados corretamente, os óleos fitoterápicos à base de azeite de oliva duram meses, às vezes até um ano. Quando o óleo começa a "cheirar mal" ou perde a cor, é hora de jogá-lo fora e fazer mais.

Preste atenção nos sinais

A água pode trazer bactérias para o óleo, então às vezes se forma uma condensação dentro dos vidros, próximo da tampa. Nesse caso, abra o pote e seque a tampa com um pano seco e limpo. Se esse problema for crônico, em vez de usar a tampa hermética, use camadas grossas de gaze para tampar os potes – o que fará a condensação evaporar.

Se o seu óleo herbal criar bolor, é sinal de que há água em excesso nas ervas ou umidade dentro do pote. Use ervas secas ou desidrate-as ao sol antes de usá-las. Use potes totalmente secos e verifique também dentro da tampa, principalmente se tiver borda de borracha, que costuma reter umidade.

Se o óleo de ervas começar a cheirar "mal", como manteiga rançosa, não use para consumo interno nem externo. A pele é nosso maior órgão de assimilação e eliminação, e merece ser bem tratada. Fica a dica: se você não pode comer, não passe na pele. Esse critério já elimina vários produtos de beleza!

Pomadas

Quem faz óleo de ervas já está a um passo de fabricar pomadas. Também conhecidas como unguentos, elas são feitas de cera de abelha, ervas e óleos vegetais. O óleo da composição funciona como solvente das propriedades medicinais das ervas, além de ser uma base emoliente e curativa. A cera de abelha também funciona como emoliente de efeito protetor e suavizante, proporcionando a firmeza necessária para uma pomada sólida.

Como fazer POMADA medicinal

Existem alguns truques para se fazer uma excelente pomada, mas seguindo estas orientações você vai acertar de primeira:

1. Faça um óleo medicinal, seguindo as instruções da página 35.

2. Para cada xícara de óleo de ervas pronto, adicione ¼ de xícara de cera de abelha. Aqueça o óleo e a cera em fogo bem baixo, mexendo de vez em quando até a cera derreter. Em seguida, faça um teste para verificar a consistência. Não pule a etapa dos testes; é simples, leva apenas alguns minutos e vai garantir que a pomada fique na consistência desejada. Ponha uma colher de sopa da mistura em um prato, leve ao congelador e deixe por 1 a 2 minutos. Passado esse tempo, retire e verifique a firmeza da pomada. Se quiser uma pomada mais durinha, adicione mais cera de abelha à mistura. Para uma pomada mais fluida, adicione mais óleo.

3. Quando a mistura estiver na consistência que você quer, retire a massa do fogo, passando-a imediatamente para potinhos de vidro ou latinhas. Tenha sempre em mente que a mistura contém óleo em altíssima temperatura, por isso tome cuidado. Não é uma tarefa para crianças!

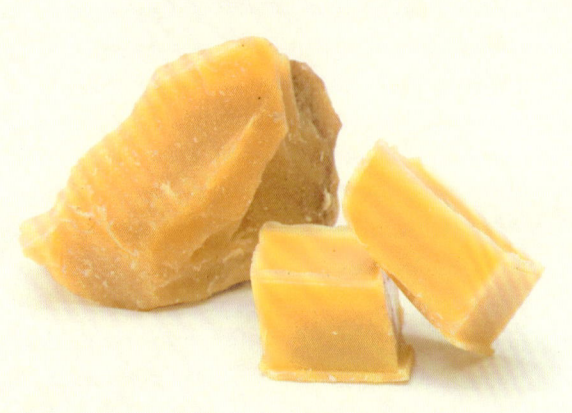

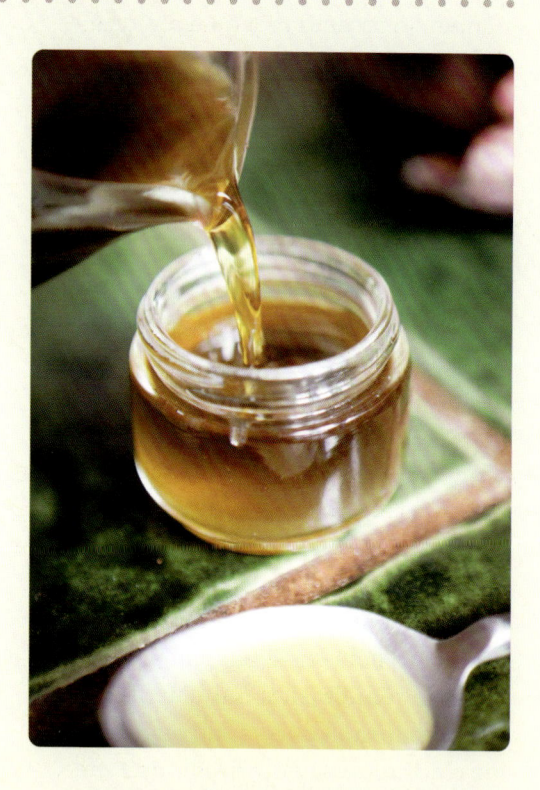

4. Guarde a pomada em um local fresco e escuro, onde ela poderá ser conservada por vários meses. Já fiz algumas que duraram anos. (Se a pomada ficar no carro ou exposta ao sol, vai estragar rápido. A cor desbota e o óleo começa a exalar um cheiro rançoso.)

Tinturas

As tinturas são extratos de ervas muito concentrados e uma das formas de remédio fitoterápico mais comuns para uso interno. São de fácil preparo e têm longa durabilidade. Embora eu seja uma defensora dos chás medicinais para problemas crônicos de saúde, gosto da facilidade das tinturas e costumo indicá-las, principalmente em crises agudas. Basta dissolver uma ou duas gotas da tintura em uma pequena quantidade de água morna, chá ou suco e beber em seguida. Também é possível tomá-las sem diluir em nada, quando ficam fortes em efeito e sabor.

A maioria das tinturas leva álcool como solvente. Apesar de ser usado em pequena quantidade (aproximadamente 1 a 2 colheres de chá por dia), há quem prefira não usar álcool, substituindo-o por glicerina vegetal ou vinagre de maçã.

As tinturas sem álcool não são tão potentes quanto as alcoólicas, mas funcionam bem, sendo ideais para crianças e adultos com sensibilidade ao álcool.

Como escolher o solvente

Se a sua ideia é usar álcool como solvente de suas tinturas, escolha um com teor alcoólico entre 40% e 50%. A faixa de proporção entre 40:60 (40% de álcool e 60% de água) e 50:50 (50% de álcool e 50% de água) é a medida ideal para extrair a maior parte das propriedades das ervas. É por isso que o álcool é usado como base para remédios fitoterápicos desde sempre. É a dupla perfeita.

A maioria das vodcas, dos gins, brandies e runs tem teor alcoólico entre 40% e 50%. São bebidas que funcionam bem para tinturas.

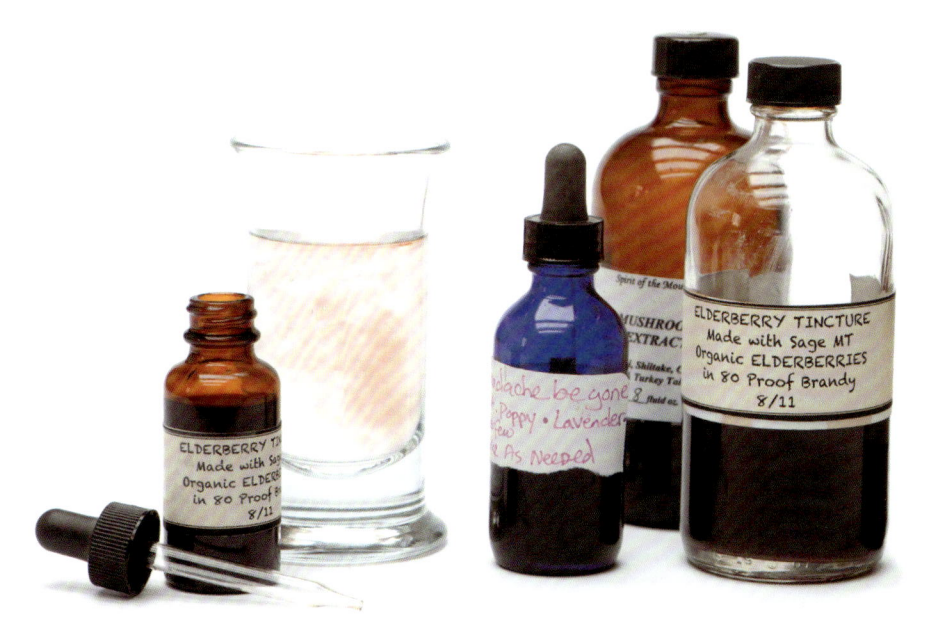

Como fazer **TINTURA** herbal

Existem vários métodos para fazer tintura. Apesar de eu já ter comandado várias empresas de fitoterapia e saber fabricar tinturas perfeitamente padronizadas, pesando e medindo cada ingrediente com equipamentos sofisticados e registros meticulosos, quando estou na minha cozinha acabo usando o tradicional método simplificado (veja o boxe da página 25). Com esse método, consigo fazer tinturas tão boas quanto as de laboratório. Além disso, é bem mais fácil e divertido. Para colocar esse método em prática, você precisará de ervas, álcool (ou glicerina ou vinagre) e um pote de vidro hermético. As ervas podem ser frescas ou secas, mas, se for usar as frescas, coloque-as para murchar ao sol antes para que parte da água evapore.

1. Pique as ervas em tiras bem finas. Coloque-as em um pote de vidro limpo e seco, de modo que ocupem 5 cm a 7 cm de sua altura.

2. Despeje álcool até cobrir as ervas totalmente e feche o pote com a tampa hermética. Pode acontecer de as ervas boiarem. Se isso acontecer, espere um dia ou dois e avalie se precisa acrescentar mais álcool para cobrir a altura de 5 a 7 cm. Às vezes eu marco no vidro a altura das ervas para saber a quantidade de álcool que devo adicionar.

3. Coloque o vidro em local quente e ao sol. Deixe as ervas descansando no álcool por quatro a seis semanas (agite o vidro todos os dias). Você pode se perguntar: Será que preciso mesmo agitar o vidro todos os dias?

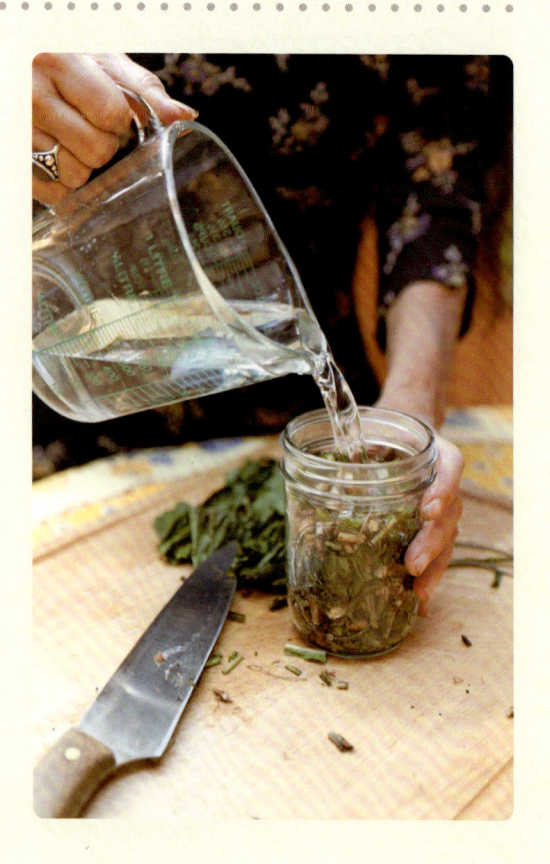

Provavelmente não, mas gosto da ideia de todos os dias infundir preces e vibrações de cura nos remédios que faço. Do ponto de vista prático, agitar o vidro faz com que o solvente se misture uniformemente às ervas e evita que elas fiquem no fundo do pote.

4. Coe as ervas do líquido (ofereça as ervas usadas à deusa da composteira). Passe o líquido coado para um pote hermético de vidro limpo. Guarde em local fresco e escuro. Tinturas alcoólicas duram muitos anos; as de glicerina, de dois a três anos, e as de vinagre, no mínimo um ano (e às vezes bem mais).

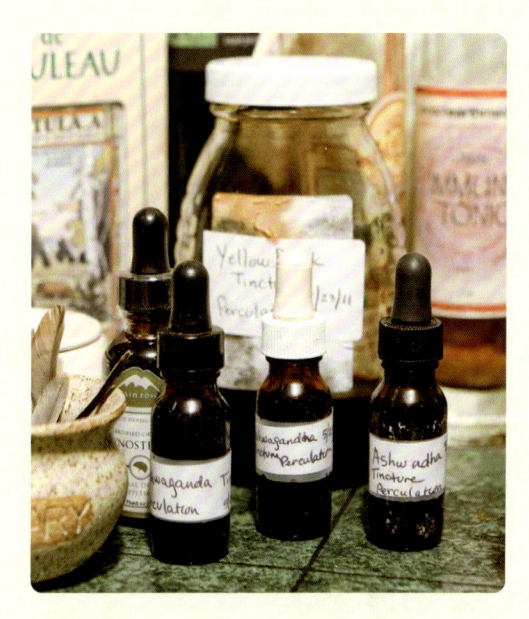

As tinturas são extratos de ervas muito concentrados. De fabricação e consumo fáceis, são uma das formas mais comuns de remédios fitoterápicos, mas funcionam melhor quando são diluídas em chás, água ou sucos.

QUANTO TEM UMA GOTA?

Em geral, as dosagens de tinturas são informadas em gotas ou conta-gotas. Veja a seguir um guia para se orientar quanto à capacidade das gotas e dos conta-gotas. (Quem será que contou as gotas? Gostaria de agradecer a essa pessoa!)

MEDIDA DE COLHER DE CHÁ	MEDIDA DE CONTA-GOTAS	MEDIDA EM MILILITROS
¼ de colher de chá	1 conta-gotas (35 gotas)	1 mL
½ colher de chá	2 ½ conta-gotas (88 gotas)	2,5 mL
1 colher de chá	5 conta-gotas (175 gotas)	5 mL

Se você estiver usando vinagre como solvente, esquente-o antes de pôr nas ervas – essa medida ajuda a liberar os componentes herbais.

Reforçando: as tinturas de vinagre não ficam tão fortes quanto as de álcool, já que o vinagre não rompe os componentes tão bem. Além disso, não têm a mesma durabilidade.

No entanto, o vinagre tem a vantagem de ser um ingrediente culinário comum, podendo ser incorporado às refeições (em molhos de salada, por exemplo).

Glicerina, que faz parte de todas as gorduras vegetais e animais, é uma substância mucilaginosa que também tem propriedades solventes. Não tem a potência do álcool nem a versatilidade do vinagre, mas tem lá suas vantagens. A primeira é o sabor adocicado, que rende tinturas agradáveis ao paladar infantil. Para produzir tinturas com glicerina, use apenas a comestível. Procure-a em lojas especializadas. Antes de adicioná-la às ervas, dilua-a com água, na proporção de duas partes de glicerina para uma parte de água (ou mais água, se a sua glicerina for mais espessa).

Linimentos de ervas

Os linimentos são feitos da mesma maneira que as tinturas. A diferença é que, enquanto as tinturas são de uso interno, os linimentos são para uso *externo*. Seu uso é próprio para desinfecção de cortes e feridas e para alívio de dores musculares. Existem centenas de receitas de linimentos – eu mesma já fiz várias.

Veja a minha receita preferida na página 139.

Pastilhas fitoterápicas

É fácil fazer pastilhas fitoterápicas. Você pode criar fórmulas próprias, ajustando o sabor para agradar até o paladar das crianças. Elas são ótimas para aliviar incômodos na garganta, e você pode incluir em sua formulação ervas que combatem infecções e chupá-las como balinhas.

Dependendo da técnica usada, podem ter aspecto bastante profissional. Em geral, as minhas começam bem redondas e perfeitinhas, mas acabo me cansando da tarefa e simplesmente ponho a maçaroca num pote de vidro na geladeira com uma etiqueta escrita à mão dizendo "CADA UM QUE FAÇA A SUA".

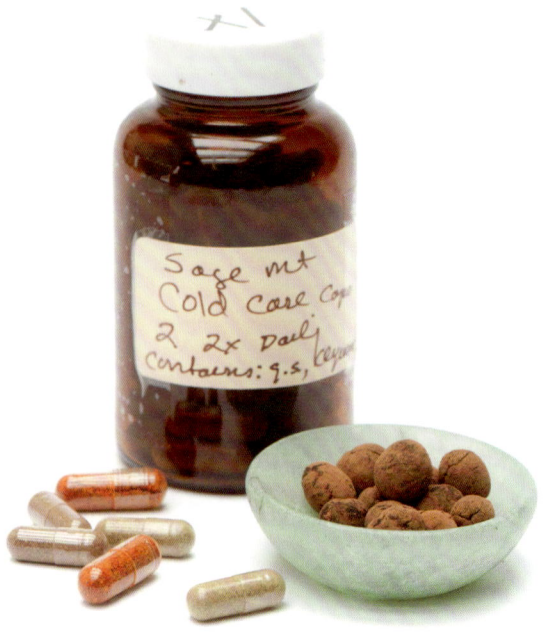

Como fazer **PASTILHAS** fitoterápicas

Esta é uma ótima atividade para incluir as crianças. Faz a maior lambança e é divertida e muito fácil – e as crianças ficam mais receptivas a tomar o remédio se tiverem ajudado a fazê-lo. Alfarroba e cacau em pó entram na formulação para deixar as pastilhas gostosas e eficazes. O alcaçuz cumpre a mesma função.

1. Em uma tigela, misture as ervas em pó com uma quantidade suficiente de água e mel (ou melado) que faça se formar uma pasta grudenta.

2. Se você gostar ou a receita pedir, acrescente uma gotinha de óleo essencial à mistura e mexa bem. Não exagere na quantidade; bastam 1 ou 2 gotas. Óleos essenciais de gualtéria e hortelã-pimenta funcionam bem como saborizantes. Você também pode usar outros óleos essenciais de acordo com os benefícios medicinais pretendidos.

3. Engrosse a mistura com alfarroba ou cacau em pó sem açúcar até formar uma pasta espessa e homogênea. Sove até deixá-la lisa, como se fosse massa de pão.

4. Retire pequenas porções da massa e enrole em bolinhas do tamanho de pastilhas. Se quiser dar um acabamento ainda melhor, passe as bolinhas em cacau em pó.

5. Desidrate as pastilhas em um desidratador ou leve-as ao forno em temperatura bem baixa para desidratarem (cerca de 65°C, ou apenas com a luz acesa). Se o tempo estiver quente e seco, você pode desidratar as pastilhas ao sol.

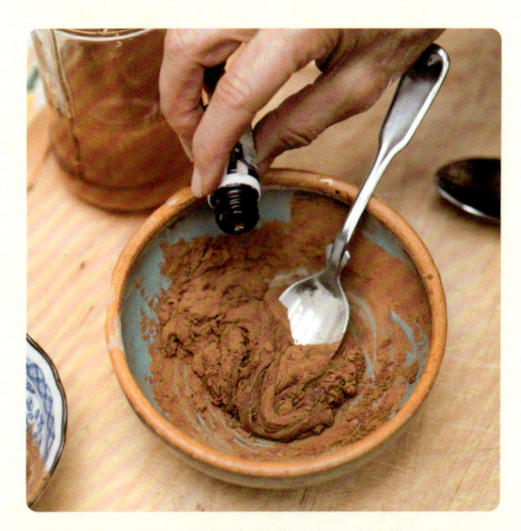

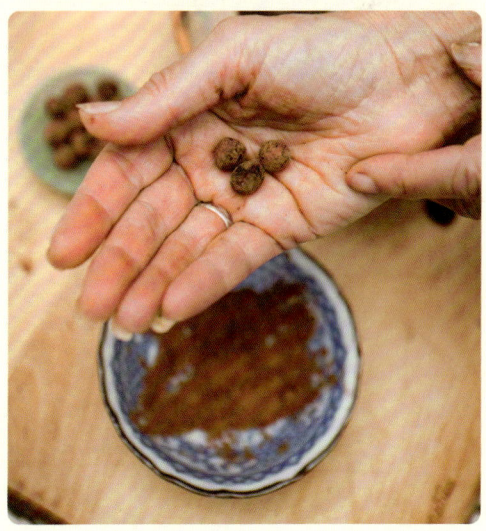

6. Depois de desidratadas, essas pastilhas têm validade indefinida. Guarde-as em potes de vidro, em local fresco e escuro.

Banhos, cataplasmas e compressas

Uma das minhas primeiras professoras foi a magnífica fitoterapeuta Juliette de Bairacli Levy.

Juliette viveu até quase os 100 anos e foi um dos maiores expoentes da fitoterapia moderna americana. Juliette se destacava por sua capacidade de cuidar, sua compaixão, seu conhecimento e sua consciência. Seguindo as receitas mais simples e usando as plantas que encontrava por perto, sempre dava aos seus remédios um toque de sabedoria e entusiasmo.

As técnicas de Juliette também eram simples. Ela gostava muito das "papas de folhas", que é como chamava os cataplasmas e compressas que usava para tratar vários problemas de saúde. Ela também fazia banhos de imersão em água fria, tratando assim todo tipo de doença. Até os 80 anos, ia nadar todos os dias, com frequência no mar e nos rios da região onde vivia. Seriam os banhos diários de Juliette o segredo para tanto bem-estar e juventude?

A seguir, você conhecerá algumas técnicas e ferramentas simples para melhorar o efeito das ervas. Não estou convencida de que a ciência moderna tenha métodos tão práticos e eficientes quanto essas técnicas antigas e gratuitas para tratamentos caseiros.

Banho de imersão com ervas

INDICAÇÃO: dependendo das ervas escolhidas e da temperatura da água, pode-se preparar um banho relaxante, estimulante ou descongestionante. Os banhos de imersão abrem os poros da pele, nosso maior órgão, para eliminação e absorção.

O banho de imersão consiste em entrar numa infusão forte de chás medicinais. Muitos terapeutas notáveis indicam esses banhos como meio de aplicar a maioria de suas formulações.

MATERIAL NECESSÁRIO: uma boa e velha banheira retrô é uma maravilha, mas qualquer banheira serve. Você vai precisar também de ervas, claro, talvez óleos essenciais e também velas e incensos. Por que não transformar esse momento numa experiência especial? Vale a pena!

MODO DE PREPARO: ponha as ervas sobre um guardanapo grande, uma meia-calça de nylon limpa ou uma peneira e posicione-as logo abaixo da torneira. Abra a água na temperatura mais quente possível e deixe correr em cima das ervas com força, até encher a banheira mais ou menos pela metade. Corrija a temperatura da água até o ponto desejado: de morna para quente tem efeito relaxante; fria, efeito estimulante; e em temperatura ambiente tem efeito neutro. Termine de encher a banheira e pingue os óleos essenciais que preferir.

Cataplasma

INDICAÇÃO: o cataplasma é uma papa medicamentosa de aplicação externa que pode ser feita de ervas umedecidas, argila, vegetais ralados ou amassados ou outro material absorvente. Tem o objetivo de acalmar a pele, eliminar impurezas ou melhorar a circulação. Também é costume usar cataplasmas para tratar picadas de inseto, vermelhidões, queimaduras, dores musculares, torções, sepse, gânglios inchados, cistos, furúnculos, espinhas, lesões internas e tumores.

MATERIAL NECESSÁRIO: basicamente, você vai precisar de ervas e dos demais ingredientes do cataplasma. Use dois a três paninhos de algodão (meu tecido preferido é a flanela) ou toalhinhas para rechear com a mistura do cataplasma.

MODO DE PREPARO: se usar ervas ou vegetais frescos, comece triturando ou ralando esses ingredientes; misture com água fervente até formar uma pasta. Se usar ervas em pó ou argila, acrescente água fervente até formar uma pasta grossa. Aplique os ingredientes do cataplasma na pele, diretamente ou com uma toalha ou um pano. Cubra com a toalha. Você pode manter a temperatura alta colocando uma bolsa de água quente por cima do cataplasma. Troque quando esfriar. Repita quantas vezes for necessário, mas sem passar de uma hora em cada aplicação.

Compressa

INDICAÇÃO: compressa é a aplicação de líquidos quentes ou frios na pele. A quente atrai o sangue para a superfície da pele, aumentando a circulação naquela área. O calor também elimina as impurezas, e em alguns casos pode ajudar a aliviar congestões.

Compressas frias reduzem inflamações e inchaços, e aliviam o calor excessivo em casos de queimaduras de sol, hematomas, torções e tensões musculares, inchaço nos gânglios e mastite.

MATERIAL NECESSÁRIO: pano macio de algodão, chá de ervas quente ou frio, ou água.

MODO DE PREPARO: faça um chá bem forte (três vezes mais forte que um chá para beber). Para fazer compressas frias, esfrie o chá na geladeira ou adicione cubos de gelo. Para fazer compressas quentes, esquente o chá no fogão e o mantenha aquecido. Para ambos os tipos de compressa, molhe um pano macio de algodão no chá e aplique sobre a área afetada. (Para fazer a compressa quente, você pode colocar uma garrafa ou bolsa d'água para deixar a área aquecida e ajudar o calor a penetrar nos tecidos.) Deixe a compressa no local por 30 a 45 minutos, molhando o pano no chá toda vez que precisar. Repita o processo ao longo do dia por vários dias.

Fomentação/fricção medicamentosa

INDICAÇÃO: é uma aplicação externa, alternando compressas quentes e frias. A variação de temperatura provoca dilatação e contração dos vasos capilares. Essa manipulação física do fluxo sanguíneo é um dos melhores e mais seguros mecanismos para eliminar congestões e obstruções do organismo.

MATERIAL NECESSÁRIO: dois discos grandes de algodão, chá quente (mantenha o chá aquecido) e água gelada (mantenha-a fria com gelo).

MODO DE PREPARO: aplique a compressa quente e deixe-a repousar por 5 minutos. Em seguida, aplique a compressa fria e deixe por 2 a 3 minutos. Repita o processo, alternando quente e frio, por no mínimo 20 minutos. Já fiquei repetindo esse processo por horas para ajudar pessoas a eliminar pedras na vesícula e nos rins.

A verdade sobre dosagem e duração dos tratamentos fitoterápicos

A dosagem de um remédio ou tratamento varia de acordo com a altura e o peso de cada pessoa. A dosagem básica para adultos considera uma pessoa com mais ou menos 75 kg (confira as dosagens para crianças na página 48). Entretanto, outros fatores determinam a dosagem correta, como a sensibilidade de cada um a alimentos e ervas, o estado de saúde e a doença ou o problema que estão sendo tratados. Um dos fatores mais importantes é saber se o problema é agudo ou crônico.

Problemas de saúde agudos

Os problemas de saúde agudos são de curta duração e súbitos, apresentam sintomas agressivos e respondem rápido a tratamentos. Entre eles estão dor de dente, dor de cabeça, febre, náuseas, dor abdominal, cólicas menstruais, cortes, arranhões e ferimentos.

Em geral os medicamentos farmacêuticos são muito eficientes para o alívio de sintomas agudos, até porque são criados justamente para ter efeito rápido – às vezes em detrimento do organismo. Os remédios fitoterápicos também funcionam bem para casos agudos, mas nem sempre com efeitos tão drásticos.

Por exemplo, ao perceber os primeiros sintomas de resfriado, você pode tentar reverter o quadro tomando ½ colher de chá de tintura de equinácea de hora em hora. Mas se tomar a quantidade de tintura de equinácea indicada nos frascos

DOSAGEM PARA CASOS AGUDOS

Como os casos agudos são imediatos e sintomáticos, é necessário que o remédio seja eficaz. O foco é a melhora rápida dos sintomas.

Em geral, tomar dosagens pequenas com maior frequência funciona melhor que doses altas em intervalos maiores. Via de regra, siga estas dosagens:

- ¼ de xícara de chá de ervas a cada 30 minutos, totalizando no máximo 4 xícaras por dia
- ½ colher de chá de xarope de ervas a cada 2 horas, totalizando no máximo 10 colheres de chá por dia
- ¼ a ½ colher de chá de tintura de ervas de hora em hora, totalizando no máximo 6 colheres de chá por dia
- 1 ou 2 cápsulas ou pastilhas a cada 2 horas, totalizando no máximo 8 cápsulas por dia

(30 gotas duas vezes ao dia), é bem provável que acabe pegando um resfriado mesmo. Seria mais eficiente tomar uma dosagem menor com frequência maior.

Outro exemplo: para baixar febre, em vez de tomar uma xícara de chá (por exemplo, um chá de milefólio, hortelã-pimenta e sabugueiro) três vezes por dia, você pode tomar ¼ de xícara de 30 em 30 minutos, até a febre ceder.

Problemas de saúde crônicos

Os problemas de saúde crônicos se desenvolvem ao longo de determinado período, surgem em decorrência de hábitos de vida e/ou fatores genéticos e normalmente são mais difíceis de tratar. Por serem de longa duração, também exigem um tratamento mais prolongado. Segundo os fitoterapeutas, um ano de um problema crônico de saúde exige um mês de tratamento. Por exemplo, se você sofre de alergia há seis anos, prepare um plano de seis meses de tratamento fitoterápico. Sim, é uma decisão arbitrária, mas não existe solução rápida para problemas crônicos. Tratamentos fitoterápicos e naturais são ideais para problemas crônicos porque tratam a causa ao mesmo tempo que modificam ou eliminam os sintomas. As medicações farmacêuticas, por outro lado, miram apenas nos sintomas e, apesar de aliviá-los, é comum que agravem o problema.

Faça intervalos no programa fitoterápico. Digo isso não porque as ervas se acumulem no organismo ou por terem efeitos colaterais tóxicos, mas porque é sempre bom dar uma folga ao organismo. Relaxe, interrompa as dosagens por um a dois dias na semana e retome o ciclo.

DOSAGEM PARA CASOS CRÔNICOS

Se um problema crônico está causando sintomas agudos, geralmente é necessário tratá-lo usando as dosagens recomendadas. No entanto, é melhor oferecer doses maiores durante períodos mais prolongados. Em geral, o segredo do sucesso para tratar doenças crônicas é a constância: siga o programa e tome os fitoterápicos durante o período indicado.

Via de regra, estas são as dosagens:

- 3 a 4 xícaras de chá de ervas todo dia
- 1 a 2 colheres de sopa de xarope de ervas duas vezes ao dia, ou de acordo com a necessidade
- ½ a 1 colher de chá de tintura duas a três vezes ao dia, totalizando no máximo 3 colheres de chá diárias
- 2 ou 3 cápsulas ou pastilhas duas a três vezes ao dia, totalizando no máximo 6 cápsulas diárias

USO DE ERVAS PARA TRATAR CRIANÇAS*

As pessoas costumam ter medo de tratar crianças com ervas, mesmo que elas mesmas usem fitoterápicos. Preferem dar medicamentos farmacêuticos aos pequenos porque "o médico mandou", o que é uma decisão estranha e contraditória: os remédios fitoterápicos em geral são muito mais seguros, e as crianças respondem bem a esses tratamentos. Sim, cabe aos pais decidir o que é melhor para os filhos, e seria bom se para tomar essa decisão eles comparassem os efeitos colaterais de ambos os tipos de medicamentos. Isso poderia convencê-los da segurança e da eficácia dos remédios fitoterápicos, principalmente para os problemas mais simples e comuns, que são os que vamos abordar neste livro.

Dosagens sugeridas para crianças

Quando a dosagem para adultos for de 1 xícara (240 g)

IDADE	DOSAGEM
Menor de 2 anos	½ a 1 colher de chá
2 a 4 anos	2 colheres de chá
4 a 7 anos	1 colher de sopa
7 a 12 anos	2 colheres de sopa

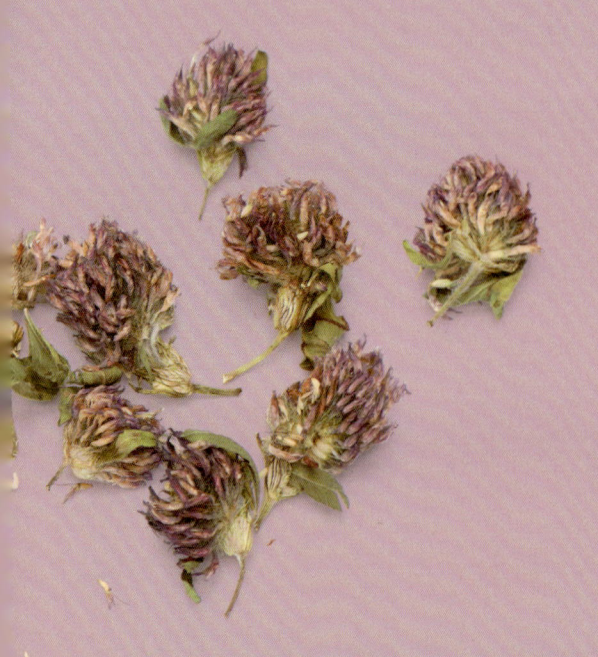

Quando a dosagem para adultos for de 1 colher de chá

IDADE	DOSAGEM
Menor de 3 meses	2 gotas
3 a 6 meses	3 gotas
6 a 9 meses	4 gotas
9 a 12 meses	5 gotas
12 a 18 meses	7 gotas
18 a 24 meses	8 gotas
2 a 3 anos	10 gotas
3 a 4 anos	12 gotas
4 a 6 anos	15 gotas
6 a 9 anos	24 gotas
9 a 12 anos	30 gotas

* Crianças menores de 1 ano não podem consumir mel (N. da E.).

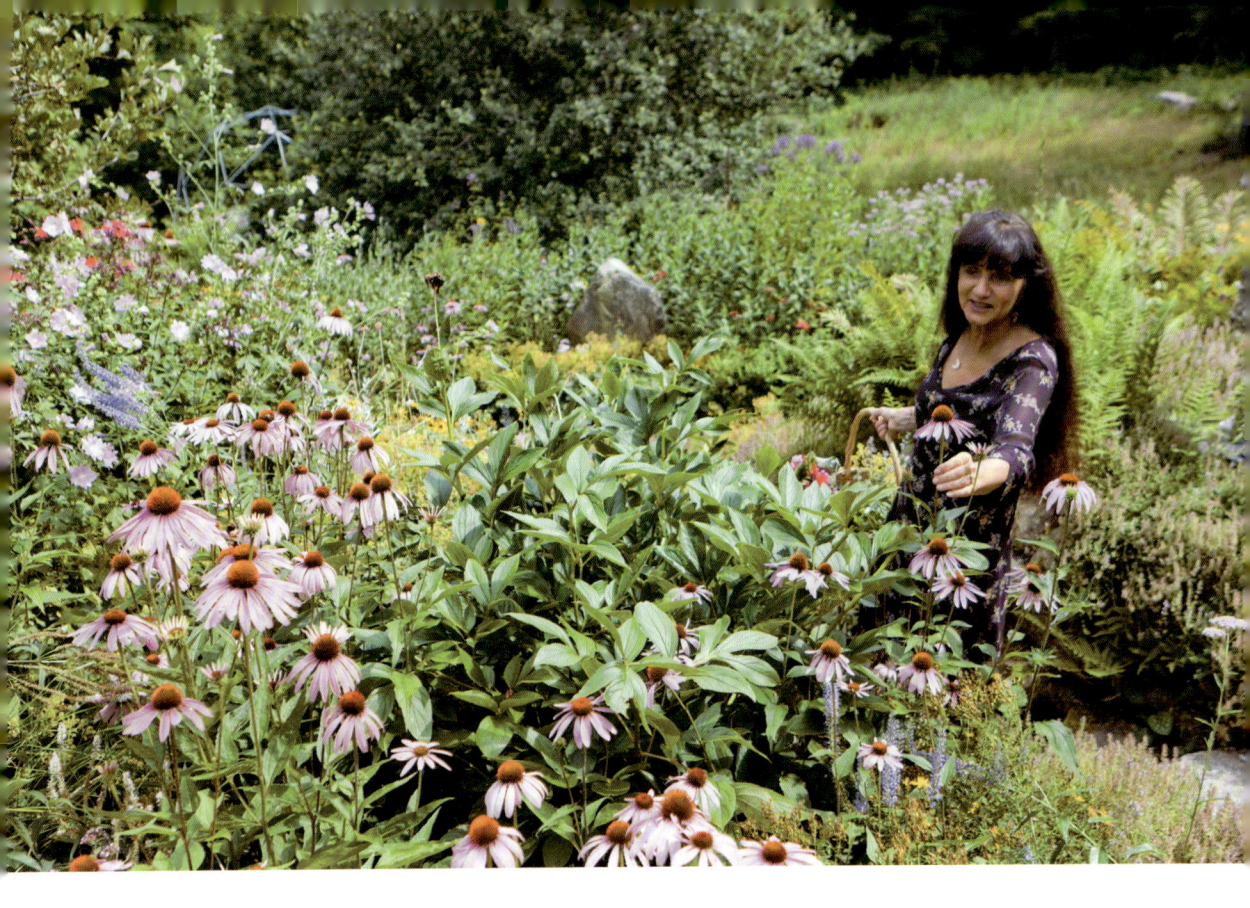

Parabéns!

Você concluiu a introdução à medicina fitoterápica. Comemore se livrando de medicamentos velhos, aqueles que todo mundo tem no armário, e os substitua por produtos de ervas frescas, que você fez com ingredientes frescos e que não fazem mal. Procure usar seus remédios caseiros quando alguém pegar um resfriado, tiver dor de garganta ou qualquer outra doença comum. Se o remédio caseiro não for tão eficaz quanto você esperava ou se você não se recuperar na velocidade que gostaria, sempre existe a drogaria mais próxima. E, claro, procure atendimento médico especializado sempre que considerar necessário.

Não existem métodos fixos a serem aplicados à condição humana; não existe uma regra onipresente que deva ser seguida. A medicina não é uma ciência; a medicina é uma arte.

– MICHAEL MOORE, *fitoterapeuta e escritor*

CAPÍTULO 3

Nove ervas e especiarias comuns para cultivar e usar

O ARMÁRIO DE ERVAS E TEMPEROS de uma casa guarda uma maravilhosa variedade de plantas medicinais. A maioria das pessoas não sabe que esses produtos são agentes medicinais respeitados há séculos em muitas culturas. Quase todos esses simples ingredientes culinários produzem remédios caseiros muito bons. Quantas vezes, ao visitar um amigo ou parente, ele se queixou com você de uma gripe, de um resfriado, de uma dor de cabeça? Mesmo sem herbanário em casa ou alguma loja aberta por perto, tenho certeza de que esse amigo encontraria no armário de temperos todo o necessário para fazer um bom remédio natural. Há quem pense que eu domino algum tipo de magia, mas eu só faço o mesmo que nossos antepassados sempre fizeram.

Costumamos associar o sabor de certos temperos e ervas a determinados alimentos – manjericão a tomate, cravo-da-índia a carne, raiz-forte a pratos pesados de carne –, sendo que a maioria dessas combinações se formou por motivos medicinais, e não culinários. O manjericão ajuda a digerir os ácidos do tomate; nos tempos em que ainda não existia refrigeração, o cravo-da-índia e outras especiarias ajudavam na conservação da carne; e a raiz-forte, além de acelerar o metabolismo, auxilia na digestão de alimentos gordurosos. E foi assim que várias plantas medicinais entraram nos lares, pela porta da cozinha, embaladas pelo sabor da paixão sob o charmoso disfarce da culinária.

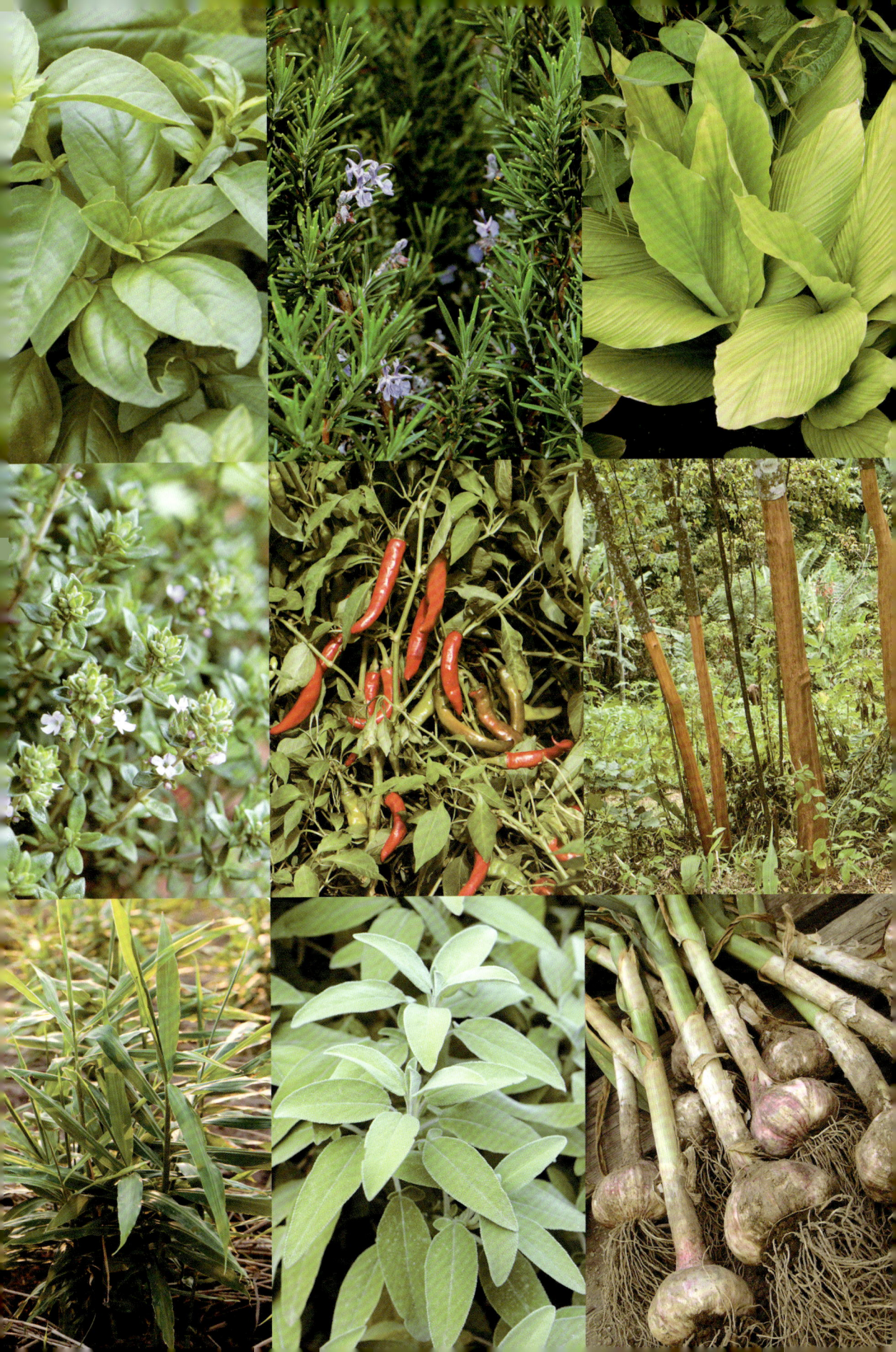

COMO SABER SE UMA ERVA É MEDICINAL, E NÃO UM ALIMENTO?

Existe sabedoria no ensinamento *Faça da comida o seu remédio, e do seu remédio, a comida*. De fato, a alimentação e os hábitos são os principais responsáveis pelo declínio da saúde e do bem-estar a longo prazo. É bizarro que a questão da *saúde* se torne um problema apenas quando não estamos saudáveis, e que o *medicamento* só seja considerado eficaz quando é tão forte que os possíveis efeitos colaterais acabam sendo tão graves quanto o diagnóstico inicial. O bem-estar faz mais sentido quando damos a ele atenção suficiente e com frequência; o uso de medicamentos faria mais sentido se eles fossem fortes o bastante para fazer efeito, mas sem agredir o organismo. Comece sempre pelo medicamento mais eficaz mas menos agressivo. *Não faça mal* não é a primeira lição na prática da cura?

Você verá neste capítulo que muitos dos alimentos, temperos e ervas que consumimos diariamente são considerados remédios. Mas então o que diferencia o remédio do alimento?

A principal diferença está na dosagem, na duração e no preparo. Por exemplo, um suco fresquinho de cenoura, beterraba, raiz de dente-de-leão e gengibre é um delicioso tônico revigorante. Esse suco é uma verdadeira usina de energia, mas para que funcione como *remédio* para tratar um problema específico, como congestão hepática, má digestão e/ou problemas recorrentes de pele, o ideal é tomar dois a três copos por dia ao longo de duas a três semanas. E veja só: além de delicioso, aquele chazinho de

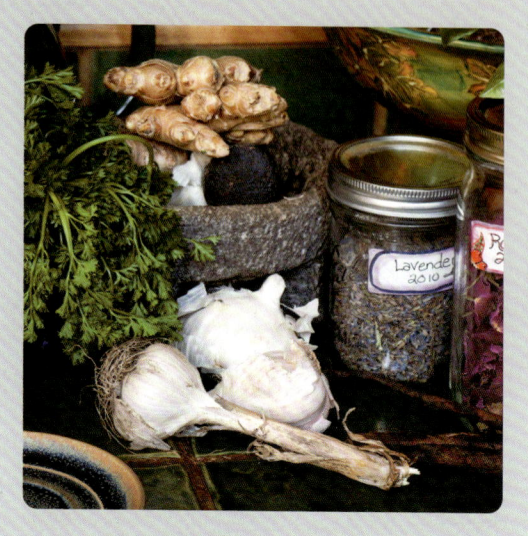

A mistura de alho, salsinha e gengibre fresco se torna remédio graças ao preparo e às dosagens utilizadas.

gengibre que você toma de vez em quando também pode ajudar a aliviar cólicas menstruais. Mas para que funcione como remédio, de forma eficaz e duradoura, uma mulher, por exemplo, precisaria consumir pequenas quantidades desse chá no decorrer de todo o ciclo menstrual. O alho usado na cozinha até pode ajudar a manter o coração saudável, mas para baixar o colesterol e tratar problemas circulatórios é necessário consumir uma quantidade específica de alho com regularidade.

Assim, fatores como dosagem, duração e preparação podem transformar simples plantas comestíveis em produtos medicinais.

Alecrim / *Rosmarinus officinalis*

Sim, eu admito: tenho uma quedinha pelo alecrim, que em inglês tem o mesmo nome que eu: *rosemary*. Meu nome é uma homenagem às minhas avós: Rose Karr pelo lado paterno e Mary Egitkanoff pelo lado materno. E o nome colou em mim e cresceu comigo. Ou será que eu que cresci com ele? Enfim, foi sob a zelosa orientação de vovó Mary que segui seus passos na fitoterapia.

O alecrim é uma erva nativa do Mediterrâneo. Cresce bem em qualquer lugar quente e não muito úmido. No Brasil, vai bem em quase todas as regiões, menos no Norte. É cultivada no mundo todo. *Rosmarinus*, gênero ao qual pertence, significa "orvalho do mar", uma referência ao hábitat natural do alecrim: colinas quentes e ensolaradas à beira-mar.

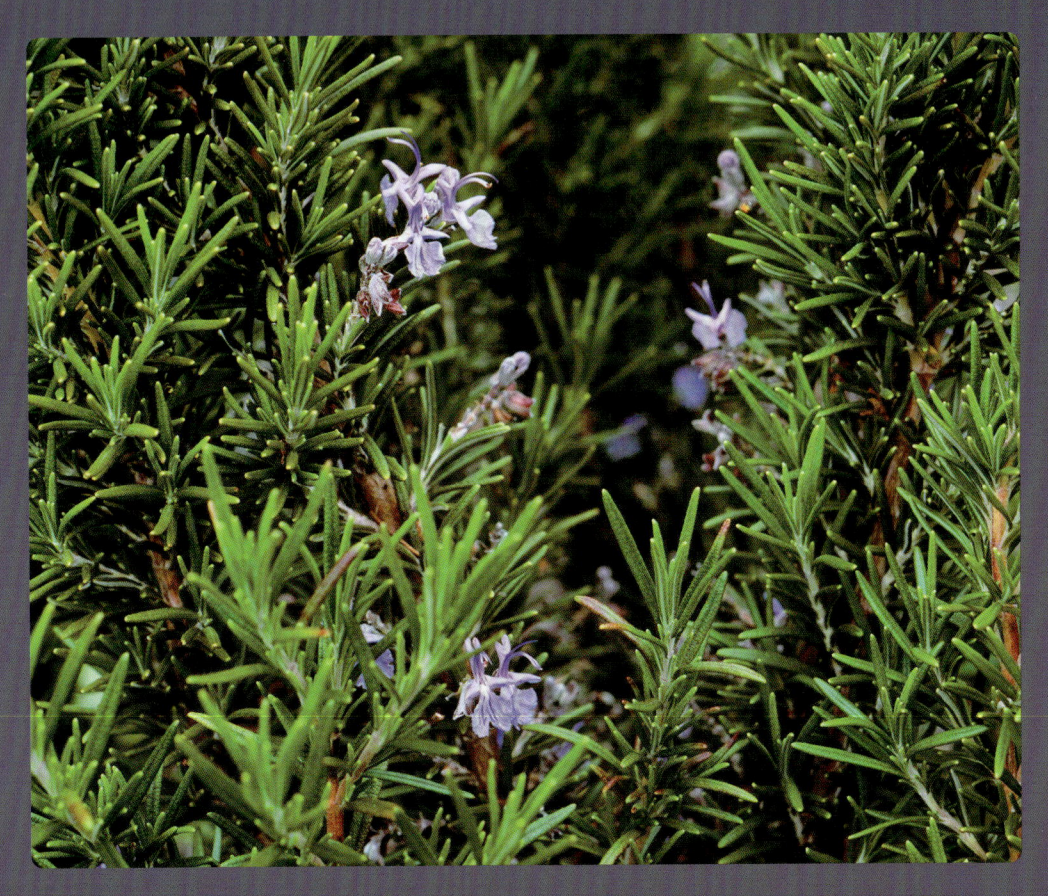

ALECRIM

CULTIVO DO ALECRIM

Na fazenda onde passei a infância, na Califórnia, vivi cercada de arbustos de alecrim, que cresciam fartos sob o clima quente e ensolarado da região. No entanto, desde que me mudei para Vermont acabei me tornando uma assassina de alecrins, já que ele não sobrevive em temperaturas muito baixas. É por isso que aqui eu preciso cultivá-lo em lugar fechado na maior parte do ano. O alecrim detesta calor seco (na região da Nova Inglaterra, usa-se bastante lenha para aquecimento), não suporta ser regado (não exagere), mas também não gosta de ficar na seca (não regue de menos). Ele precisa de exposição total ao sol (ou seja, deixe-o na janela que pega mais sol) e ama um ventinho (ligue o ventilador, senão uma praga chamada oídio pode atacar). Enfim, apesar de todos esses detalhes, confio em mim: é fácil cultivar alecrim!

Depois de matar dezenas de ótimos alecrins eu finalmente descobri como mantê-los saudáveis. O ideal é plantá-lo a partir de estaquia ou estratificação de hastes. O alecrim ama terra fértil e muito sol, mas também tolera um pouquinho de sombra. Regue tudo e não deixe a terra ressecar entre uma rega e outra, mas sem exagerar. Para que o alecrim fique feliz, você pode pulverizá-lo toda semana com spray de água misturada com algas marinhas. Quando cultivado em lugares fechados (de temperatura moderada), ele pode durar anos, então dê a ele bastante espaço para crescer bem por muito tempo. O alecrim aguenta um pouco de frio, mas se a temperatura atingir menos de 4°C é melhor cobri-lo ou colocá-lo em lugar fechado – embora algumas plantas mais resistentes aguentem temperaturas mais frias. Retire os pequenos galhos mortos. Geralmente a poda do alecrim tem que ser radical (retira-se 1/3 dos topos) no final do outono como forma de prepará-lo para o inverno.

USOS MEDICINAIS

O alecrim é um lendário tônico cerebral, capaz de melhorar a concentração e a memória. Aumenta a captação celular de oxigênio, tem leve efeito estimulante e alivia enxaqueca e depressão moderada. Também é útil para problemas associados ao sistema cardiovascular, à má circulação e à pressão arterial baixa.

Pesquisas mostram que o alecrim contém altos níveis de rosmaricina, que atua como oxidante e analgésico leve, fazendo dele uma ótima opção para tratar inflamações como artrites e artroses. Fresco ou seco, é um bom digestivo, facilitando a digestão de gorduras e amidos.

Partes usadas
Folhas e óleo essencial.

Componentes-chave
Flavonoides, ácido rosmarínico, óleo essencial, taninos, resina, amargos, cânforas, betacaroteno, vitamina C, cálcio, ferro, magnésio, triterpenos.

Toxicidade/Contraindicações
O alecrim é usado há muito tempo e são poucos os casos conhecidos de toxicidade ou efeitos colaterais.

Chá de alecrim e tomilho-limão

Deliciosamente refrescante e com leve efeito estimulante. O tomilho-limão é um dos melhores tipos de tomilho para a elaboração de chás, mas, caso você não tenha em casa, use qualquer outro tipo de tomilho. Ou tente plantar o seu!

Modo de preparo:
Faça uma infusão de alecrim e tomilho-limão, seguindo as instruções da página 29. Adicione uma colher de chá de suco de limão e adoce com um toque de mel, se quiser.

Como usar:
Beba à vontade.

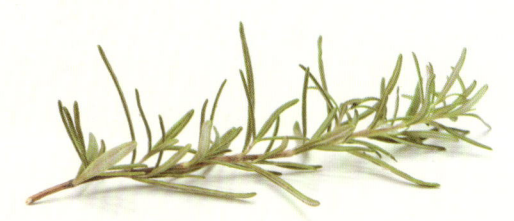

Tônico cerebral

Esta é uma das minhas tinturas fitoterápicas mais famosas. Vários alunos já me contaram que a memória deles melhorou em três a quatro semanas depois de iniciarem este tratamento.

» 1 parte de ginkgo biloba (folhas)
» 1 parte de centella asiática (folhas)
» ½ parte de alecrim (folhas)
» ¼ de parte de hortelã-pimenta (folhas)
» conhaque

Modo de preparo:
Prepare a tintura usando as ervas e o conhaque seguindo as instruções da página 40.

Como usar:
Tome ½ a 1 colher de chá três vezes por dia durante três a quatro semanas. Os resultados podem ser sutis, mas geralmente as pessoas percebem as melhoras duas ou três semanas depois de iniciar o uso – memorizam melhor nomes, onde deixaram a lista de afazeres e até mesmo o que tinha escrito nela.

Obs.: *O ginkgo biloba pode ser contraindicado para quem tem problemas de sangramento intenso, ou seja, durante a menstruação ou se a pessoa tiver cortes ou feridas. Não ingerir duas semanas antes e depois de cirurgias.*

Alho / Allium sativum

Se por algum motivo eu fosse forçada a escolher uma única erva para ter na cozinha, eu optaria pelo alho. Se existe algo que deixe a comida mais gostosa ou faça tão bem à saúde quanto ele, ainda não foi descoberto. O alho, motivo de tantas piadas e agressor de narizes, talvez seja uma das ervas culinárias mais versáteis que conheço e uma das melhores plantas medicinais. Definitivamente serve para tudo.

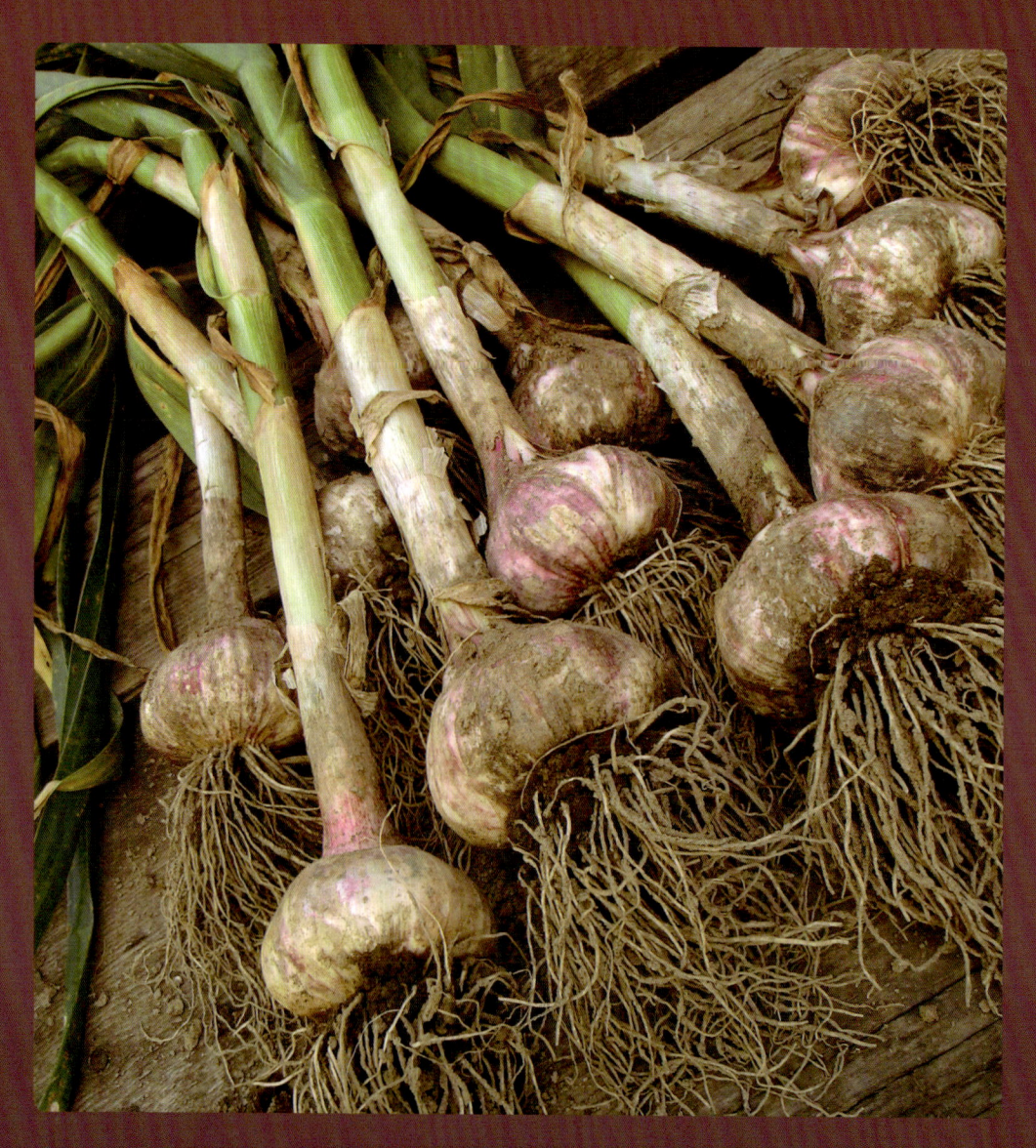

CULTIVO DO ALHO

Cultivar alho é fácil e divertido. Ele cresce bem em terra fértil, bem drenada e com pH equilibrado (4,5 a 8,5) e se desenvolve melhor quando pega sol direto. Plante os dentes separadamente, deixando a pontinha virada para cima, dando 5 cm de profundidade e uma distância de 15 cm entre os cultivados.

Plante o alho no outono, assim você poderá colhê-lo na primavera. Retire a cabeça depois que as flores morrerem e as folhas começarem a cair. Para aumentar o tamanho das cabeças, retire os talos com flores, conhecidos como nirá (que é comestível e delicioso). Ah, sim: guarde os dentes melhores e maiores para replantar.

USOS MEDICINAIS

O alho é a melhor erva para tratamento de resfriados, gripes, dor de garganta e indigestão. Ele estimula a produção de leucócitos, o que fortalece a imunidade do organismo, e além disso seus componentes sulfurados e óleos essenciais o tornam uma ótima escolha – para uso interno e externo – se você precisar de efeitos antissépticos, antibacterianos e antimicrobianos, sendo bom para tratar muitos tipos de infecção.

Também tem ação comprovada contra várias cepas de bactérias resistentes a antibióticos. É um conhecido vermífugo, usado para tratar

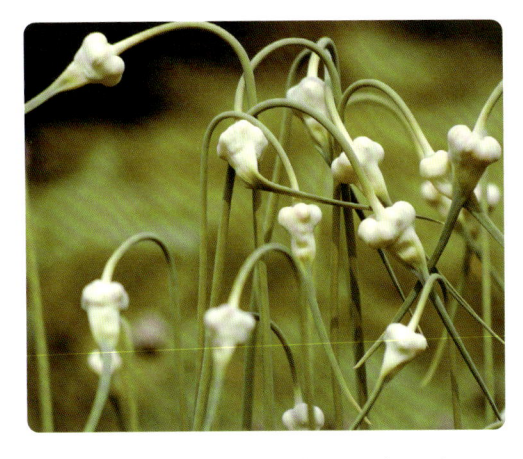

O nirá traz beleza à horta, deixa os buquês mais interessantes e dá um sabor especial a pestos, sopas e refogados.

Partes usadas
Cabeça (bulbo) e talos floridos (nirá).

Componentes-chave
Aliina (que é convertida em alicina quando o dente de alho é amassado), óleos essenciais, compostos sulforados, germânio, selênio, potássio, magnésio, fósforo, vitamina A, vitaminas do complexo B e vitamina C.

Toxicidade/Contraindicações
Sim, existem ressalvas para o alho. Embora seja considerado uma planta segura e atóxica, isso não quer dizer que consumi-lo faz bem para todo mundo. Em algumas pessoas ele provoca muito "calor" no organismo, levando a azia ou indigestão, e às vezes provoca até raiva (um estado associado ao "calor"). Em bebês e crianças pequenas pode causar irritação gástrica; para as mães que amamentam e percebem que quando comem alho o filho fica enjoadinho e com cólica, sugiro evitar o tempero. Além disso, se usado de forma tópica, o alho pode causar irritação e queimadura em peles mais sensíveis.

verminoses intestinais em pessoas e animais. Ajuda muito a manter taxas saudáveis de colesterol no sangue e a prevenir agregação plaquetária, por isso é considerado a melhor erva para problemas circulatórios. As pesquisas indicam que o alho também reduz as taxas de glicose, sendo, portanto, um ótimo aliado no tratamento de diabetes do tipo 2. E como se não bastassem tantas qualidades, ainda por cima é gostoso.

Alho em conserva

Mais uma das minhas receitas "medicinais" preferidas. Aprendi a fazê-la com um senhor que frequentava a minha primeira loja, a Rosemary's Garden, no início dos anos 1970. Ele me dava pequenos vidros de alho em conserva que importava da China para que eu vendesse na loja (na época em que coisas da China ainda eram novidade). No entanto, essas conservas eram muito caras, e eu descobri que seria muito mais barato se eu mesma as fizesse. Dito e feito!

Modo de preparo:

Encha um pote de vidro de boca larga com dentes de alho descascados. Adicione molho tamari e/ou vinagre de maçã (de preferência não pasteurizado) até cobrir todos os dentes de alho. Coloque o pote em algum local quente (próximo a uma janela que pegue sol, por exemplo) e deixe-o descansar por três a quatro semanas.

Escorra o líquido. Reserve metade para usar em molhos de salada e marinadas. Leve a outra metade ao fogo com a mesma quantidade de mel. Esquente em fogo bem baixo e mexa até que o mel fique totalmente misturado ao tamari ou vinagre. Regue o alho do pote com esse molho, tampe de novo e deixe-o descansando por mais três ou quatro semanas. Guarde em local fresco e escuro, e o produto deve durar um ano ou até mais – embora ele seja tão gostoso que pode ser que acabe antes!

Como usar:

Pode usar à vontade! Essa conserva de alho é deliciosa e tem um sabor agridoce e picante. É uma ótima forma de comer o alho cru e aproveitar seus benefícios sem correr o risco de ter a famosa dor de barriga que ele pode provocar.

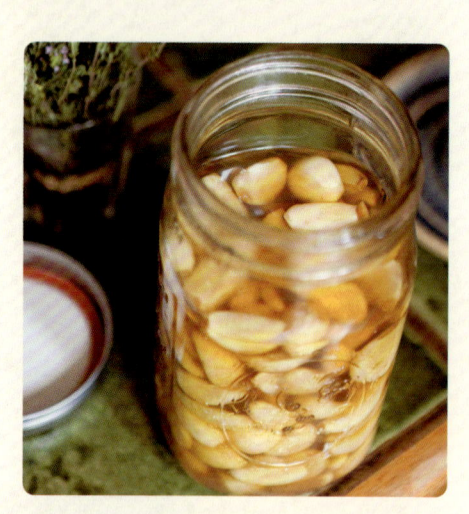

Esses saborosos pedaços de alho em conserva contêm todas as propriedades medicinais do alho fresco.

Sem alho, a vida seria muito chata.

Vinagre dos quatro ladrões

Existem várias versões desse famoso vinagre. Esta é a minha.

- » 4 dentes de alho picados em lascas bem finas
- » ½ xícara de lavanda (flores)
- » ½ xícara de alecrim (folhas)
- » ½ xícara de sálvia picada grosseiramente (folhas)
- » ¼ de xícara de tomilho (folhas)
- » 1 colher de chá de cravo-da-índia em pó
- » Vinagre de maçã (de preferência o não pasteurizado)

Modo de preparo:

Coloque o alho e as ervas em um pote de vidro de boca larga com capacidade para 1 litro. Cubra-os com vinagre morno (ele ajuda a extrair melhor as propriedades das ervas).

Coloque o vidro em local quente (próximo da janela, por exemplo) e deixe-o descansar por três a quatro semanas. Escorra e coloque em um pote de vidro hermético. Guarde em local fresco e escuro, onde pode durar até um ano.

Como usar:

Segundo fontes antigas, o vinagre dos quatro ladrões pode ser usado contra feitiços de bruxas, para afastar a peste bubônica e para ter resistência e proteção – linguagem usada na época para nomear basicamente os mesmos problemas que enfrentamos hoje em dia. Tome 1 a 2 colheres de sopa a cada 3 ou 4 horas para afastar doenças. Como tempero, use à vontade.

ALHO: CRU OU COZIDO?

Segundo as pesquisas mais recentes, cozinhar o alho pode fazê-lo perder um pouco da potência, mas a maioria das suas substâncias de efeito farmacológico permanece ativa. Você pode usar alho à vontade em sopas, pratos que vão ao forno, massas e outras receitas. Para obter os efeitos medicinais completos, você pode ingeri-lo cru ou misturado ao pesto (confira a receita na página 82) e outros molhos. Ou então experimente o maravilhoso alho em conserva da página 58.

Vinagre de fogo

Este é o meu vinagre de ervas preferido. É um excelente remédio para preservar a saúde no inverno e manter gripes e resfriados bem longe. E além de tudo é uma delícia! Você pode usá-lo para temperar saladas, mas guarde também para usos medicinais.

- » 1 cebola média picada
- » 4 a 5 dentes de alho picados grosseiramente
- » 3 a 4 colheres de sopa de gengibre ralado na hora
- » 3 a 4 colheres de sopa de raiz-forte ralada na hora
- » Vinagre de maçã (de preferência o não pasteurizado)
- » Mel
- » Pimenta-de-caiena em pó

Modo de preparo:

Misture a cebola, o alho, o gengibre e a raiz-forte em um pote de vidro de boca larga e capacidade para 900 mL. Junte vinagre de maçã morno em quantidade suficiente para cobri-los (esquentar o vinagre ajuda a extrair melhor as propriedades das ervas). Coloque o pote em local quente (próximo a uma janela que pegue sol, por exemplo) e deixe descansar por três a quatro semanas. Coe e descarte as ervas usadas. Agora vem a parte mais legal: adicione mel e pimenta-de-caiena *a gosto*. O vinagre pronto deve ter um sabor intenso, picante e agridoce.

Como usar:

Ao primeiro sinal de resfriado, tome 1 a 2 colheres de sopa e repita a dose a cada 3 ou 4 horas, até que os sintomas cessem.

FICOU COM BAFO?

Se quiser evitar o bafo de alho, experimente comê-lo junto com alguns talos de salsinha. Tente também mastigar sementes de erva-doce, anis ou endro depois de ingeri-lo. Meio copo de água morna com uma gotinha de óleo essencial de hortelã-pimenta ajuda a refrescar o hálito, auxilia na digestão e enfraquece o cheiro forte de alho. Mas o melhor remédio de todos para bafo de alho é convencer os outros a comer alho junto com você!

Azeite de alho

Esta é uma forma gostosa e saudável de consumir o alho como remédio. Misturar alho com outros óleos também é recomendado para quem tem o sistema digestório mais sensível.

» Vários dentes de alho picados
» Folhas de alecrim, tomilho e orégano (ou a mistura de ervas de sua preferência)
» Azeite de oliva

Modo de preparo:

Misture os dentes de alho e várias colheres de chá de ervas em uma panela pequena.

Acrescente azeite de oliva em quantidade suficiente para cobri-los, até uma altura de 2,5 cm a 5 cm. Deixe em fogo bem baixo por 30 minutos ou até o óleo pegar um gosto forte de ervas. Se quiser, pode coar para retirar as folhinhas; eu não coo, pois adoro a textura crocante que elas deixam no azeite. Ponha o azeite em um pote de vidro hermético. Guarde-o em local fresco e escuro, onde pode durar várias semanas, ou na geladeira, onde pode durar alguns meses.

Como usar:

O azeite de alho pode ser usado de várias maneiras: como acompanhamento de pães e bolachas, tempero de sopas ou misturado a massas e arroz. Lembre-se: a comida é o seu melhor remédio! Quanto mais ervas medicinais na rotina, mais saúde teremos.

Azeite de nirá

É comum ver pessoas descartando esses fofíssimos talos floridos de alho sem se darem conta de que são uma delícia e também têm propriedades medicinais. Os talos e as flores do alho contêm as mesmas propriedades do bulbo, embora em quantidades menores. Se você tem dificuldade de digerir a polpa de alho ou acha o gosto forte demais, experimente o nirá (use apenas a parte mais alta do nirá, pois a parte de baixo é bem dura). Fica uma delícia em refogados, dando um delicioso gostinho de alho às preparações. Por aqui somos fãs do nirá no pesto ou conservado em azeite de oliva, como mostrarei a seguir.

Modo de preparo:

Encha um pote de vidro com nirá picado (talos floridos de alho). Preencha com azeite de oliva. Deixe-o descansando em um lugar quente por duas a três semanas. Depois guarde-o em um local fresco e escuro, onde o azeite pode durar várias semanas, ou na geladeira, onde vai durar vários meses. Não tire o nirá do azeite; eles ficam macios e deliciosos.

Como usar:

O azeite de nirá pode ser usado da mesma forma que o azeite de alho (confira a receita na página 61), mas não tem o sabor tão marcante. Você também pode usá-lo em torradas, arroz, massas e sopas. Só não vale desperdiçar o nirá!

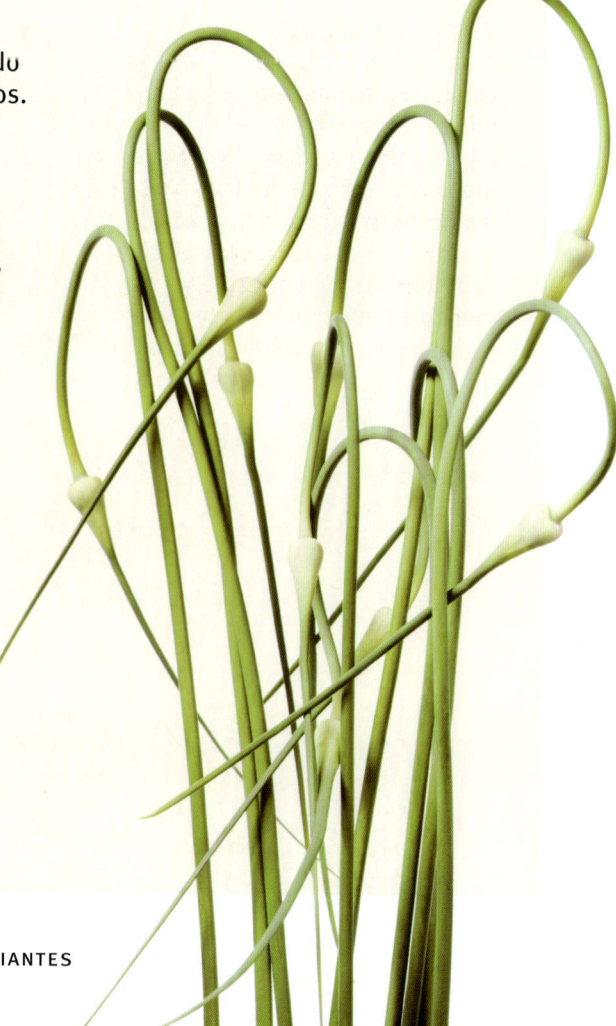

Óleo de alho para dor de ouvido

*Usei muito este remédio nos meus filhos e netos quando eles tinham otite. Aprendi com minha avó, que com certeza aprendeu com a avó dela. Tomara que os meus netos se lembrem da receita e também ensinem aos netos deles. Este óleo é um dos melhores remédios contra otites associadas a resfriados e nariz entupido (só **não** funciona e **não** deve ser usado para otites externas e outras inflamações causadas por resquícios de água no ouvido). O alho combate a infecção, e o óleo morno tem ação calmante e ajuda a aliviar a dor. Se mesmo com o tratamento de alho a otite não melhorar dentro de 24 horas ou piorar, procure atendimento médico o mais rápido possível. Caso a otite não seja tratada, há risco de perfuração do tímpano e perda auditiva permanente.*

» 1 a 2 dentes de alho descascados e cortados em lascas
» 2 colheres de sopa de azeite de oliva

Modo de preparo:

Usando o kit de banho-maria, misture o alho e o azeite na panelinha de cima. Leve ao fogo baixo por 10 a 15 minutos ou até o azeite pegar o cheiro forte do alho. Use uma peneira de aço inoxidável forrada de gaze para coar o alho do azeite.

Coe muito bem. O óleo não pode conter *nenhum* pedaço de alho, por menor que seja.

Envase o óleo peneirado em um conta-gotas pequeno de vidro. Guarde em local fresco, onde pode durar várias semanas, ou na geladeira, onde pode durar vários meses.

Como usar:

Antes de usar o óleo, é necessário esquentá-lo. Coloque o conta-gotas em uma panela de água quente até que ele atinja a temperatura de leite materno, digamos assim.

O óleo deve ser usado *morno*. Se estiver em dúvida, teste a temperatura pingando uma gotinha na orelha.

Pingue uma gota do óleo morno em cada orelha. Como os canais auriculares são conectados, a otite pode passar de um lado para o outro; por isso, é importante tratar os dois ouvidos. Se possível, cubra o ouvido com um pano morno e seco depois de pingar cada gota, fazendo uma leve massagem em volta das orelhas. Repita a cada 30 minutos ou de acordo com a necessidade, até a dor diminuir.

Canela / *Cinnamomum verum*

Especiaria comum nas cozinhas mundo afora, a canela traz aroma e calor a todo tipo de preparo: do cereal matinal e dos cookies até pratos salgados, como ensopados e carnes assadas. Mas o que muita gente não sabe é que a canela também é amplamente pesquisada e pode ser um remédio potente.

A canela nada mais é que a casca do tronco de uma árvore de crescimento rápido – da família do louro – nativa do Sri Lanka e da Índia. A casca é colhida de galhos novos que brotam nos tocos de árvores, que são podados a cada dois anos. Essa casca é rica em óleos essenciais, cumarinas, taninos e outras substâncias químicas que ajudam a definir seus usos medicinais.

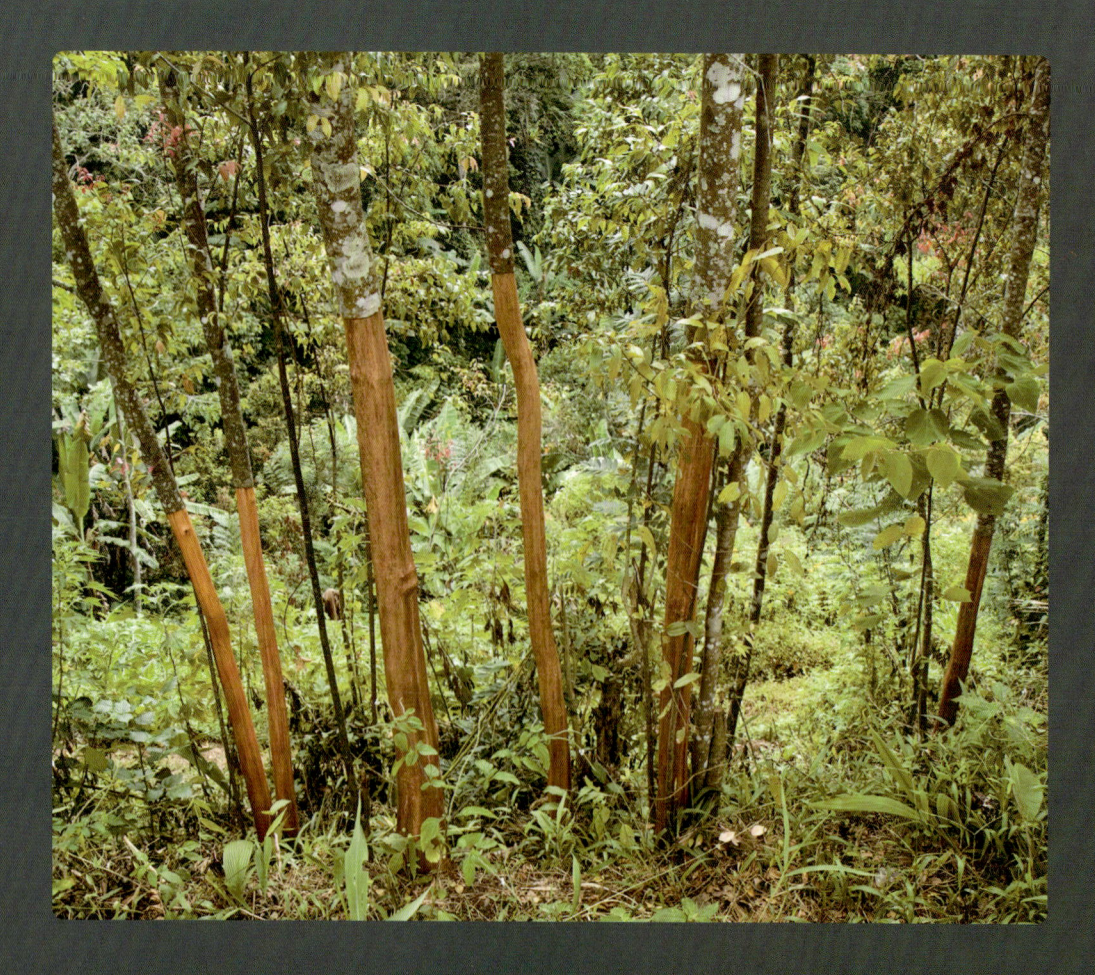

CULTIVO DA CANELA

Nativa dos trópicos, a canela prefere condições climáticas quentes e úmidas, além de solo arenoso. Dependendo do tipo, na idade adulta ela se torna uma árvore ou um arbusto alto, exigindo mais espaço no canteiro. Se você vive em local quente e úmido e tem acesso a um bom quintal ou terreno, por que não tenta cultivar canela?

USOS MEDICINAIS

Graças a suas propriedades estimulantes e termogênicas, a canela é usada para desfazer congestões e melhorar a vitalidade e a circulação. Também ajuda na ação digestiva, principalmente em casos de excessos alimentares, inchaços e digestão lenta, sendo uma das melhores plantas para estabilizar as taxas de glicose no sangue. É um poderoso antisséptico, com propriedades antivirais e antifúngicas, e por isso é muito indicada para resfriados, gripes e infecções por vírus ou fungos. Pode ser levemente emenagoga (ou seja, estimulante do útero), sendo útil para atrasos e cólicas menstruais. E, para concluir, por causa de seu sabor quente e adocicado, a canela é muito usada em formulações medicinais simplesmente para melhorar o sabor.

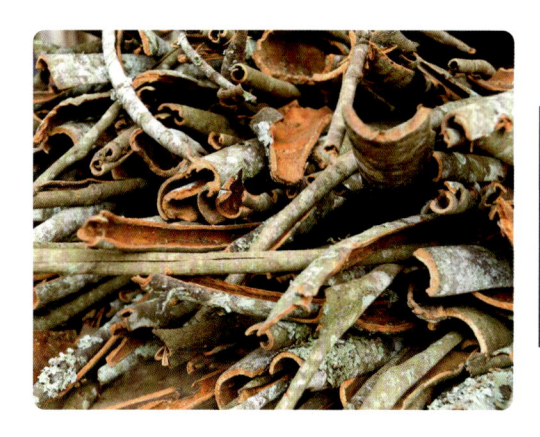

O que se conhece como canela em pau é a casca interna de brotos jovens da planta.

Parte usada
Casca interna da árvore (em pó, quebrada ou em pau).

Componentes-chave
Óleos essenciais, taninos, ferro, magnésio, mucilagem, zinco, cumarinas.

Toxicidade/Contraindicações
Apesar de ser considerada segura e atóxica (já viu algum rótulo de especiaria com aviso de alerta?), a canela tem leves propriedades emenagogas e, embora ajude a fazer descer aquela menstruação atrasada, não é recomendável consumi-la em grandes quantidades no início da gravidez. (Não existem relatos de abortamentos causados pelo uso da canela.)

Leite rejuvenescedor de canela e ashwagandha (ginseng indiano)

A erva ashwagandha, muito usada na medicina ayurvédica para induzir noites de sono tranquilo, também pode ser transformada num potente tônico rejuvenescedor. Este leite, feito com ashwagandha e canela e adoçado com um toque de mel, é uma bebida deliciosa e nutritiva, boa para quem está com dificuldade para relaxar ou dormir.

- 1 xícara de leite (vaca, amêndoa, arroz ou outros)
- 1 colher de chá de ashwagandha em pó
- 1 colher de chá de canela em pó
- 1 colher de chá de mel (ou a gosto)

Modo de preparo:
Esquente o leite e em seguida adicione os pós e o mel. Mexa bem, prove e corrija o sabor se for necessário.

Como usar:
Sirva o leite em xícaras. Beba-o 2 horas antes de deitar.

Chá de canela e gengibre para dificuldades menstruais

A canela e o gengibre ajudam muito a aliviar dores abdominais e cólicas menstruais. Cataplasmas quentes ou bolsas térmicas colocados sobre o baixo ventre também podem ajudar a aliviar esses sintomas.

- 1 colher de chá de canela em pau quebrada
- 1 colher de chá de gengibre seco picado ou gengibre fresco ralado na hora
- Mel (a gosto)

Modo de preparo:
Despeje 1 xícara de água fervente nas ervas. Tampe e deixe descansar por 30 a 45 minutos. Coe e adoce com mel, se quiser.

Como usar:
Beba devagar. Prepare e tome esse chá de acordo com a necessidade, até a cólica ceder.

Mel de canela

Não sei muito bem se esse mel pode ser considerado medicinal, mas de uma coisa não tenho dúvida: é uma delícia! Use a canela a gosto, dependendo da intensidade desejada.

- ½ xícara de mel
- 1 a 2 colheres de sopa de canela em pó

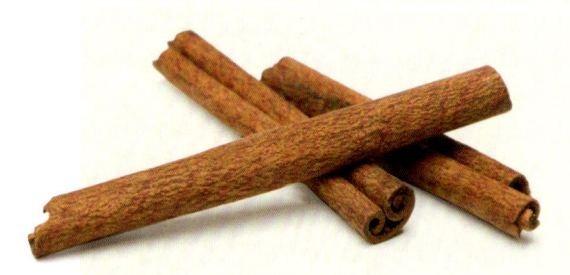

Modo de preparo:
Esquente o mel em fogo baixo até que fique mais fluido. Em seguida, misture a canela.

Como usar:
Misture uma colher de chá desse mel com água morna ou chá. Você pode passar na torrada ou simplesmente tomar direto da colher. É uma delícia!

Tintura de canela para estabilizar glicose no sangue

Se você tem problemas relacionados a taxas altas ou baixas de glicose no sangue, experimente este remédio, que é bem gostoso. Principalmente quando aliada a alimentação saudável, prática de atividade física e redução dos níveis de estresse, a canela pode ajudar muito a regular as taxas de glicose no sangue.

- 55 g a 110 g de canela em pau quebrada
- Bebida alcoólica 40% (conhaque, vodca ou gim)

Modo de preparo:
Coloque a canela em um pote de vidro com capacidade para um litro e boca larga. Cubra com a bebida escolhida até atingir 5 cm a 8 cm de altura. Deixe descansar por quatro a seis semanas – agite o pote todos os dias. Coe o líquido em uma peneira fina de aço inoxidável forrada de gaze. Descarte a canela e envase o líquido.

Como usar:
Tome ¼ a ½ colher de chá duas vezes ao dia durante cinco dias. Faça uma pausa de dois dias e reinicie o ciclo. Siga com esse tratamento por algumas semanas ou até que as taxas de glicose se regularizem.

Sais de canela para banho

Tomar banho de canela? Por que não? Ela esquenta, é descongestionante, antisséptica e antiviral, ou seja, uma excelente ajuda para resfriados e congestões. Você pode usar qualquer sal marinho, mas se achar outro bom sal (o celta, por exemplo) também pode usar, pois isso vai agregar mais sais minerais à água do banho.

- » 3 colheres de sopa de canela em pó
- » 1 colher de sopa de gengibre em pó (opcional)
- » 1 xícara de sal marinho

Modo de preparo:
Passe as especiarias por uma peneira e misture com o sal. Conserve em um pote de vidro hermético.

Como usar:
Espalhe ¼ de xícara do sal de banho na banheira com água morna. Misture bem e aproveite!

Variação

Não chega a ser medicinal, mas certamente é saudável. Os sais de banho sensuais de rosa, canela e cardamomo são uma delícia para noites mais românticas.

- » 3 colheres de sopa de canela em pó
- » 1 colher de sopa de cardamomo em pó
- » ¼ de xícara de pétalas de rosa
- » 1 xícara de sal marinho (não refinado e de grãos grandes)
- » 5 a 10 gotas de óleo essencial de canela (opcional)
- » 5 a 10 gotas de óleo essencial de cardamomo (opcional)

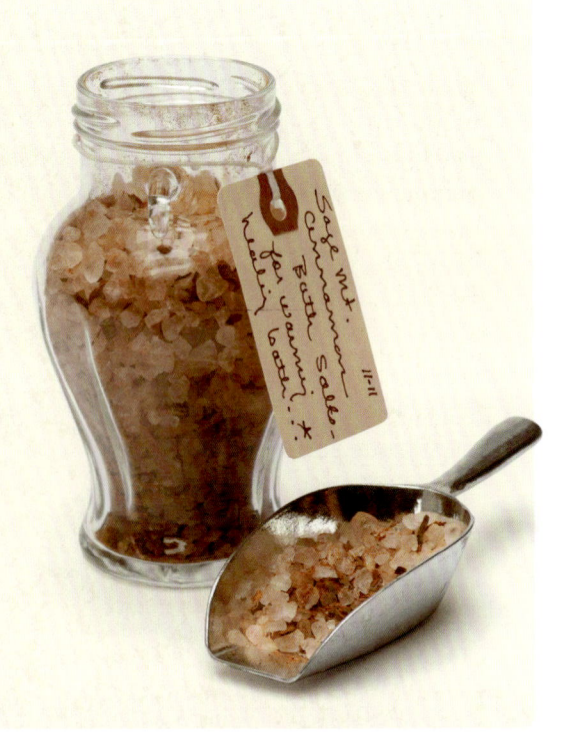

Chai de canela e especiarias

O chai é um delicioso blend indiano de chás e tem tantas receitas quanto apreciadores. Esta é uma das minhas preferidas. Tome quentinho de manhã para se esquentar ou geladinho para dar aquela animada à tarde.

- » 1 parte de canela em pau quebrada
- » ½ parte de sementes de coentro
- » ½ parte de gengibre picado
- » ¼ de parte de pimenta-do-reino preta moída grosseiramente
- » ¼ de parte de sementes de cardamomo quebradas (moa rapidamente no moedor de temperos)
- » ⅛ de parte de cravo-da-índia
- » Chá Darjeeling (ou chá preto ou verde de sua preferência)
- » Mel (a gosto)

Modo de preparo:

Misture bem a canela, o coentro, o gengibre, a pimenta-do-reino, o cardamomo e o cravo-da-índia. Usando 1 colher de chá dessa mistura para cada xícara de água, ferva as especiarias em fogo baixo por 15 a 25 minutos. Retire do fogo, adicione uma quantidade suficiente de chá (depende de quantas porções está fazendo), tampe e deixe descansar por 5 minutos. Peneire e adoce com mel a gosto.

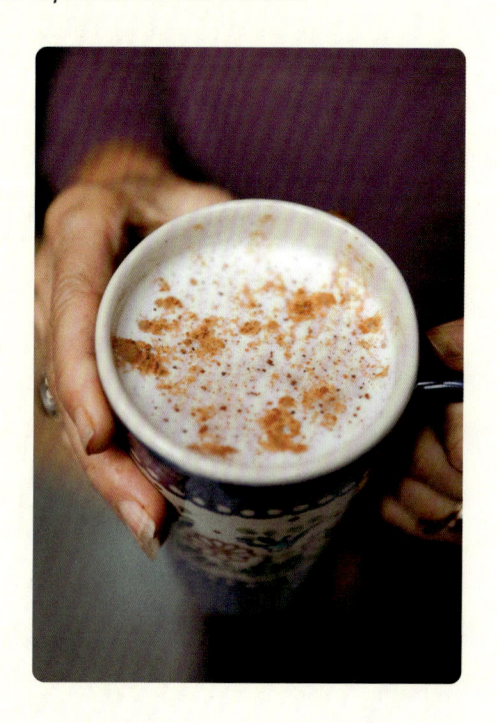

Como usar:

É só beber! Eu amo chai com espuminha de leite. É tão bom quanto os melhores lattes e ainda é muito mais saudável.

Cúrcuma /Curcuma longa

Prima próxima do gengibre, a cúrcuma é nativa da Índia e do sul da Ásia. Seu amarelo vivo e sabor intenso são características clássicas de pratos tradicionais das culinárias indiana e asiática. Embora seja um remédio natural muito valorizado nas regiões nativas, suas poderosas propriedades medicinais foram ignoradas pelo resto do mundo até recentemente. Uma pena, porque a cúrcuma é uma das plantas mais ricas em substâncias antioxidantes, anti-inflamatórias e imunoestimulantes.

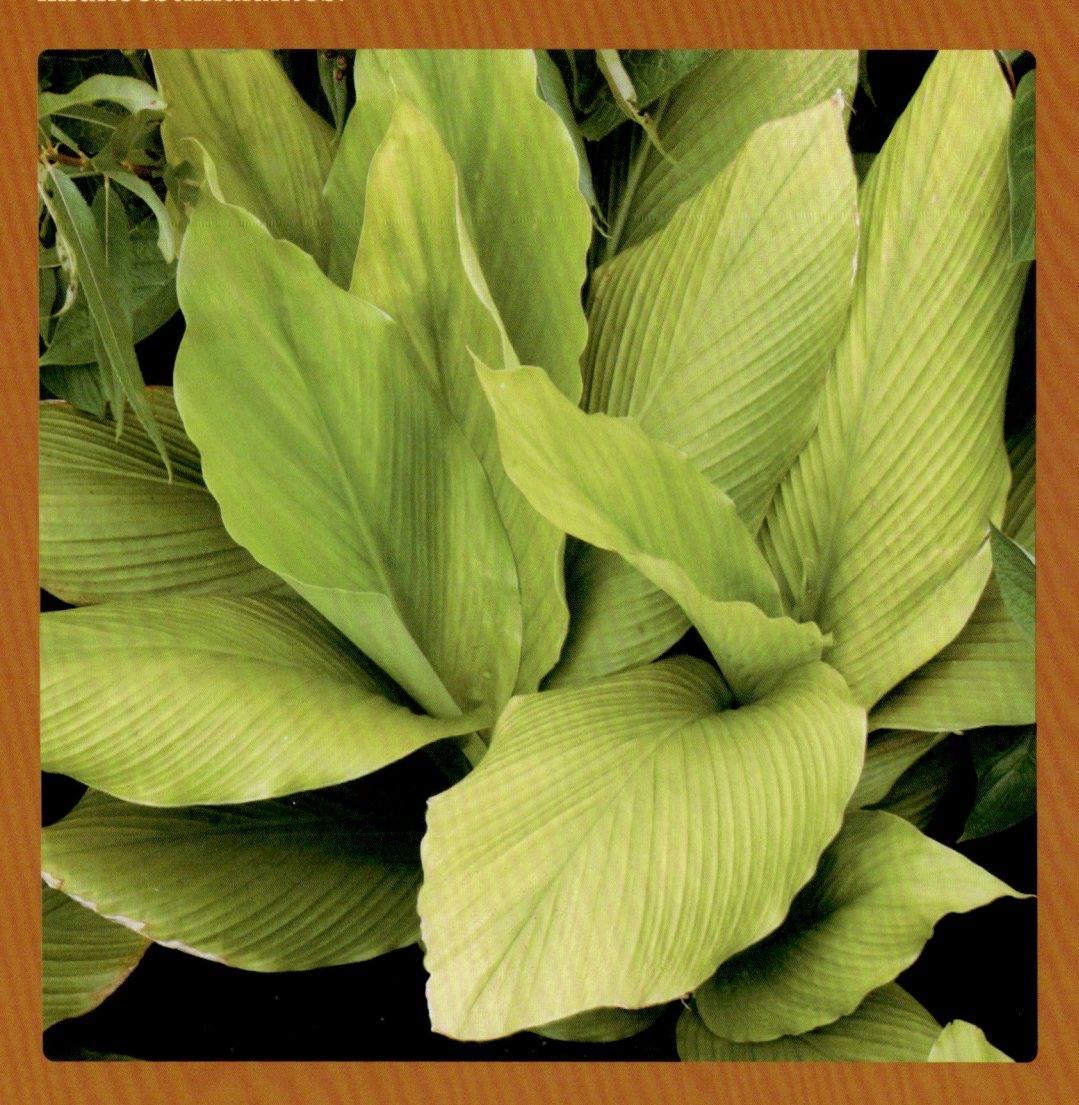

CULTIVO DA CÚRCUMA

A cúrcuma cresce bem em condições climáticas quentes, úmidas e tropicais. Pode ser cultivada em vaso, mas é importante escolher um recipiente grande, pois ela chega a atingir 90 cm a 150 cm de altura. Plante-a num buraco raso em solo fértil e úmido, em clima quente e com bastante sol. A cúrcuma dá lindas flores vermelhas, que ficam maravilhosas no jardim.

USOS MEDICINAIS

A cúrcuma é tradicionalmente utilizada tanto na ayurveda quanto na medicina tradicional chinesa como remédio para icterícia e outros problemas hepáticos. Sendo uma erva de natureza pungente, seca e quente, também é usada para tratar resfriados e tosses. Suas poderosas propriedades anti-inflamatórias – que comprovadamente sensibilizam os receptores de cortisol do corpo – a tornam uma excelente opção para tratar artrite, osteoartrite e muitos outros problemas inflamatórios. De acordo com estudos recentes, ela é mais eficaz que a hidrocortisona, mas sem seus efeitos colaterais nocivos.

A curcumina, um dos principais compostos da cúrcuma, é um ótimo agente antibacteriano tópico e possui ação antioxidante mais forte até que a da vitamina E. As pesquisas vêm apontando a substância como uma importante aliada contra vários tipos de câncer, como de mama, cólon, próstata e pele. Em 2009, o *British Journal of Cancer* publicou um estudo mostrando que a curcumina provocou a morte de células cancerígenas de esôfago após 24 horas de tratamento.

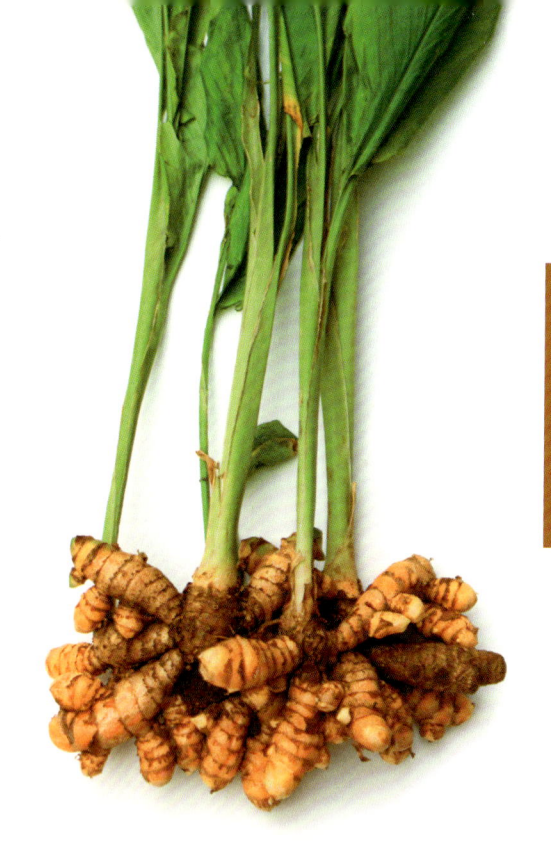

Parente próxima do gengibre, a cúrcuma pode ser usada como o primo, mas também tem ação anti-inflamatória significativa e fortalece o sistema imunológico.

Parte usada
Rizoma.

Componentes-chave
Óleos essenciais (contendo zingibereno e turmerone), curcumina, amargos e resinas.

Toxicidade/Contraindicações
Amplamente usada há séculos, a cúrcuma não apresenta nenhum risco. No entanto, tem alta capacidade secativa e termogênica. Se você a considerar muito seca ou quente, tente combiná-la com uma erva como a raiz de malvaísco ou beba mais água.

NOVE ERVAS E ESPECIARIAS COMUNS PARA CULTIVAR E USAR

CÚRCUMA

Outros estudos recentes trazem resultados promissores sobre a capacidade da cúrcuma de inibir o crescimento de células de linfoma.

Ensaios clínicos conduzidos na China no final da década de 1980 indicam que a cúrcuma ajuda a diminuir o colesterol no sangue e tem ação anticoagulante, o que pode ajudar a prevenir a formação de coágulos sanguíneos, causadores de derrames.

A cúrcuma é muito utilizada para auxiliar na digestão. Sendo uma planta de natureza quente, pungente e amarga, ela estimula o fluxo de bile, que auxilia na digestão de gorduras e óleos. Além disso, ajuda a estabilizar a microflora do sistema digestório, inibindo o crescimento do fungo cândida. Não surpreende que seja tão usada na culinária do mundo todo.

É utilizada em muitas regiões pelos seus benefícios à imunidade, mas na América do Norte acabou sendo negligenciada, talvez devido à grande popularidade da equinácea. No entanto, sua capacidade de fortalecer a imunidade é valorizada há séculos; à medida que a cúrcuma se torna mais difundida, vai ganhando fama nos Estados Unidos como planta benéfica para o sistema imunológico.

Golden milk

Bebida medicinal tradicional da medicina ayurvédica, é usada para tratar inflamações como artrite e bursite e para fortalecer o sistema imunológico.

- ¼ de xícara de cúrcuma em pó
- Óleo de amêndoas
- Leite (vaca, amêndoas ou coco)
- Mel (opcional)

Modo de preparo (pasta de cúrcuma):

Misture a cúrcuma com ½ xícara de água em uma panela. Leve ao fogo. Quando ferver, reduza a chama e cozinhe até a mistura virar uma pasta grossa. Deixe esfriar, coloque em um pote de vidro e guarde na geladeira.

Como usar:

Para fazer uma porção do *golden milk*, bata no liquidificador ½ a 1 colher de chá da pasta de cúrcuma, 1 colher de chá de óleo de amêndoas e 1 xícara de leite. Adoce com mel se quiser. Bata no liquidificador para que fique espumoso.

Variação

Você pode adicionar outras ervas à receita básica, fervendo-as junto com a cúrcuma. Algumas opções tradicionais são tônicos adaptogênicos, como ashwagandha (ginseng indiano), astrágalo, canela e gengibre.

Pasta de cúrcuma para infecções de pele

Esta pasta é um tratamento eficaz para várias infecções de pele, inclusive as de natureza fúngica, como pé de atleta e micoses. Um detalhe interessante: muitas ervas de ação eficaz contra infecções fúngicas têm cores fortes e mancham a pele. Será que os pigmentos têm alguma ação antibacteriana/antifúngica especial? Enfim, essa pastinha funciona bem, mas cuidado, pois ela pode sujar tudo em volta. A mancha dura alguns dias e vai desaparecendo aos poucos.

- » 1 colher de sopa de hidraste orgânico em pó (raiz)
- » 1 colher de sopa de cúrcuma em pó
- » Álcool isopropílico ou tintura de cúrcuma
- » 6 a 8 gotas de óleo essencial de melaleuca e/ou eucalipto

Modo de preparo:

Misture as ervas com álcool em quantidade suficiente para formar uma pasta. Adicione o óleo essencial e misture. Armazene em um pote hermético; a pasta pode durar várias semanas.

Como usar:

Aplique diretamente na área infectada uma ou duas vezes por dia até que a infecção ceda. Micose, pé de atleta e outras infecções menos graves cedem dentro de uma ou duas semanas, mas as micoses mais resistentes, como as das unhas, podem exigir tratamento mais prolongado e também outros remédios fitoterápicos.

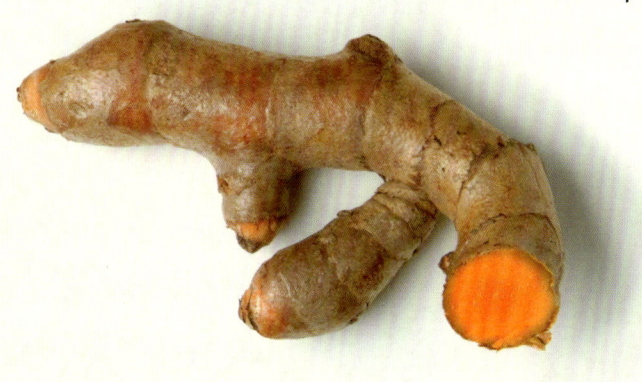

Mix medicinal de curry

Eu adoro quando uma coisa é remédio e comida ao mesmo tempo, e esse é o caso do curry em pó. Cada especiaria dos curries tradicionais é algum remédio fitoterápico conhecido, e não raro esses temperos entram na receita tanto pelas qualidades medicinais quanto pelo sabor. O curry em pó contém ervas antibacterianas que aquecem, secam e auxiliam na digestão, além de ajudar a estabilizar níveis de glicose no sangue e aumentar a atividade da microflora. Por ser capaz de aquecer e descongestionar, o curry também é útil para tratar resfriados e outras doenças respiratórias. Kathi Keville, autora da Illustrated Herb Encyclopedia *(Enciclopédia de ervas ilustrada), foi quem me apresentou esta receita.*

- 30 g de sementes de coentro
- 30 g de sementes de cominho
- 30 g de cúrcuma (raiz)
- 15 g de sementes de mostarda-preta
- 15 g de pimenta-malagueta
- 15 g de erva-doce
- 15 g de gengibre

Obs.: *O ideal é sempre usar especiarias e ervas integrais moídas na hora. Para facilitar o preparo da receita, você até pode usar os ingredientes em pó, mas o resultado realmente é melhor quando as ervas e especiarias são moídas na hora.*

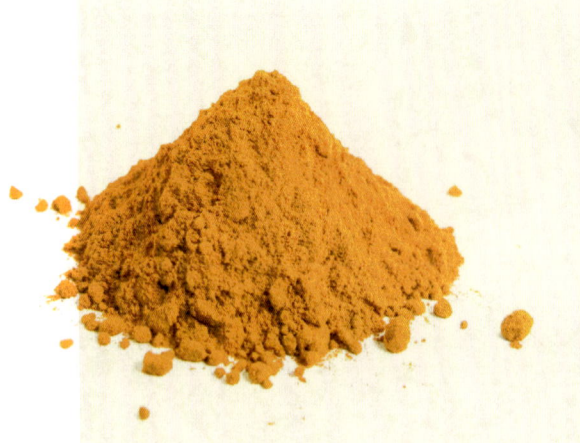

Modo de preparo:

Se alguma das ervas/especiarias estiver inteira, triture até formar um pó. Misture os temperos com uma pequena quantidade de óleo (¼ de xícara de óleo para cada 2 ou 3 colheres de chá de erva) em uma panela e aqueça em fogo bem baixinho por alguns minutos, até os temperos soltarem aroma.

Você pode usar a mistura pura ou misturada com leite de coco ou água em quantidade suficiente para formar uma pasta. Armazene na geladeira, onde o produto pode durar várias semanas.

Como usar:

Para tratar resfriados ou problemas respiratórios, adicione 1 colher de chá para cada xícara de sopa de missô.

Para tratar digestão e evacuação lentas, adicione uma colher de sopa aos alimentos de acordo com a necessidade. Esse curry fica ótimo com arroz, legumes ou misturado com azeite e vinagre para fazer um molho. Você também pode usar essa mistura em qualquer prato tradicional de curry.

Gengibre / *Zingiber officinale*

Outro prodígio da medicina caseira, o gengibre só perde (por pouco) para o alho em versatilidade e popularidade, do ponto de vista tanto culinário quanto medicinal.

Por ser um remédio mais saboroso, as pessoas costumam gostar. Eu inclusive misturo gengibre a remédios menos apetitosos para deixá-los mais agradáveis. O gengibre também é conhecido por suas propriedades medicinais – é ótimo para cólicas, náuseas e enjoos. Quando eram adolescentes, as minhas filhas gêmeas usavam gengibre para amenizar cólicas menstruais, e logo o chá de gengibre e mel se tornou um dos remédios preferidos delas. Meu marido é fã das balinhas de gengibre (confira a receita na página 79), que o ajudam a aliviar os enjoos que ele sempre sente quando vai pescar em alto-mar, mas ele é suspeito: aceita tudo que ofereço. Como o gengibre também é ótimo para aquecer e descongestionar, seu chá com limão e mel e as cápsulas para resfriado (confira na página 89) são suficientes para ativar o sistema imunológico.

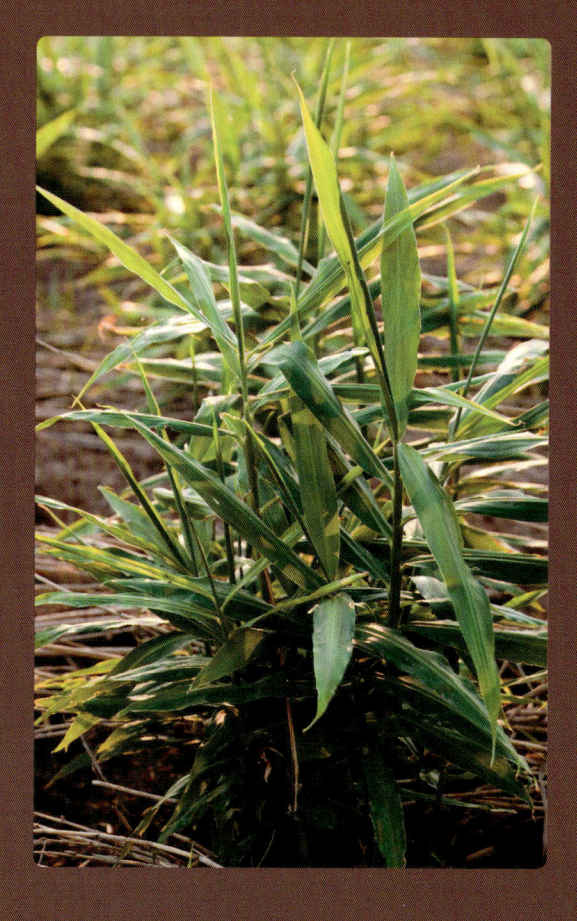

GENGIBRE

CULTIVO DO GENGIBRE

Nativo da Ásia, o gengibre cresce bem em ambientes quentes e úmidos e solos férteis e levemente molhados. Eu consigo cultivar gengibre o ano todo no solário, geralmente plantando gengibres já brotados que tenho na cozinha, mas a planta segue dormente nos meses mais frios e secos do inverno.

Plante pedaços do rizoma com um ou dois brotos um pouco abaixo da superfície do canteiro. Não plante muito fundo, senão o rizoma apodrece. Se regar frequentemente e deixá-lo próximo ao sol, seu gengibre vai se desenvolver bem. Em geral, os rizomas podem ser colhidos depois de oito a dez meses.

Observação importante: existe uma espécie de "gengibre daninho", nativo da América do Norte, de nome científico *Asarum canadense*. Embora também tenha efeito medicinal, o *Asarum canadense* é muito mais forte e pode ser tóxico se ingerido em grandes quantidades. Essa espécie não substitui o gengibre verdadeiro, *Zingiber officinale*. Não confunda; são plantas de gêneros totalmente diferentes.

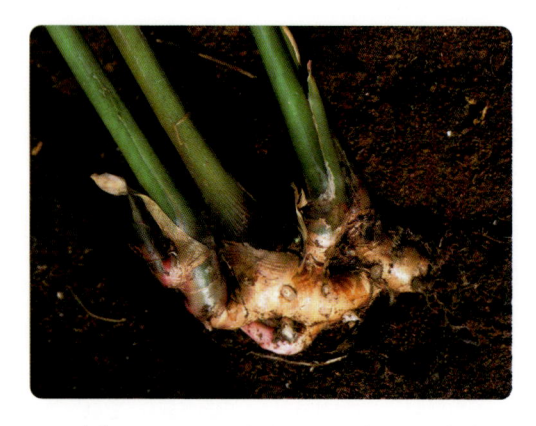

Versátil e gostoso, o rizoma grande e gorducho do gengibre é uma delícia culinária e um prodígio medicinal para várias doenças comuns.

Parte usada
Rizoma.

Componentes-chave
Óleos essenciais, óleo resina, gingerol (componente acre que confere ao gengibre o sabor picante e estimulante).

Toxicidade/Contraindicações
Tempero muito usado por milhões de pessoas, o gengibre não tem efeitos colaterais negativos conhecidos.

USOS MEDICINAIS

Já foi comprovado que o gengibre contém uma enzima proteolítica que ajuda a reduzir inflamações e a recuperar juntas e tecidos cartilaginosos lesionados. Isso explica por que é usado há tantos anos para tratar artrite e dores nas articulações. Também é o ingrediente principal de vários tônicos reprodutivos para homens e mulheres, pois melhora a circulação na região pélvica, e de formulações que combatem cólicas e tensão pré-menstrual. Vários estudos indicam que o gengibre reduz os níveis de triglicerídeos, ligados a diabetes e doenças cardiovasculares, e que sua eficácia contra náuseas e enjoos é maior do que a de medicamentos comerciais (todo fitoterapeuta sabe isso); no caso dos enjoos induzidos por quimioterapia, ainda tem o ponto positivo de não causar efeitos colaterais. As propriedades antissépticas do gengibre também são ótimas para tratar infecções gastrointestinais – inclusive ele é usado em formulações que combatem intoxicações alimentares. É uma planta muito usada para aquecer e descongestionar desequilíbrios causados por má circulação, gripes, resfriados, nariz entupido e dor de garganta. Fora que é uma delícia também!

Refresco de gengibre e limão

Esse é um remédio excelente para cólica, resfriado, congestão nasal e febre. Você até pode usar suco de limão industrializado, mas, como o produto passa por aquecimento durante o processo de envase, vários dos benefícios da fruta se perdem devido ao calor. Uso o suco industrializado na comida quando estou com pressa ou não tenho limão, mas para uso medicinal utilize limões frescos.

- » 4 a 6 colheres de sopa de gengibre ralado na hora
- » 1 a 2 limões
- » Mel (a gosto)

Modo de preparo:
Em uma panela, misture o gengibre com 900 mL de água fria. Tampe e leve ao fogo baixo. Retire do fogo e deixe descansar por 10 a 15 minutos. Enquanto o gengibre descansa na água morna, esprema um ou dois limões. Se preferir, coe o gengibre do chá. Misture o suco de limão e finalize com mel a gosto.

Como usar:
Beba quente ou morno.

Variação

Para uso medicinal, é melhor tomar essa bebida de gengibre e limão quente ou morna, mas você também pode tomá-la gelada a partir da receita básica. Faça uma infusão forte de gengibre como ensinado anteriormente, mas usando apenas 2 xícaras de água fria. Misture o suco de limão e o mel e leve à geladeira. Um pouco antes de servir, complete o líquido com água gaseificada.

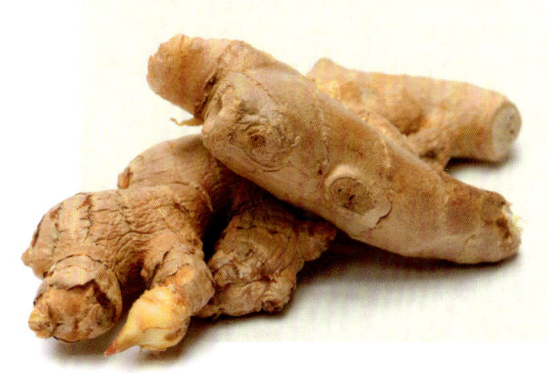

GENGIBRE

NOVE ERVAS E ESPECIARIAS COMUNS PARA CULTIVAR E USAR

Xarope de gengibre

Anos atrás, quando estava obcecada pela ideia de fazer tudo de forma artesanal, caseira e mais saudável que os produtos comprados prontos, decidi fazer gengibre cristalizado, mas usando mel em vez de açúcar. Óbvio que não funcionou – o mel não se solidifica como o açúcar, mas o resultado foi o xarope natural de gengibre mais gostoso que eu já havia feito. E continuo a fazê-lo desde então. É um ótimo remédio para enjoo por movimento, resfriados, tosses, indigestão por excesso de comida e outros males. E ainda fica uma delícia no pão.

Modo de preparo:

Descasque um punhado grande de gengibre, rale e coloque numa panela. Acrescente mel em quantidade suficiente apenas para cobrir o gengibre. Ferva em fogo baixo por 10 a 15 minutos, até o gengibre amolecer bem e o mel pegar gosto. Você pode peneirar o mel se tiver coragem, mas geralmente faz a maior lambança, pois não passa fácil pela peneira. Eu deixo o gengibre no xarope mesmo porque ele é molinho, além de trazer textura e sabor à preparação. Coloque o xarope em um pote de vidro. Na geladeira, ele pode durar várias semanas.

Como usar:

Use 1 colher de sopa de acordo com a necessidade para resfriados, cólicas e desconfortos estomacais. Ou adicione 2 a 3 colheres de sopa a 1 xícara de água quente para fazer um chá.

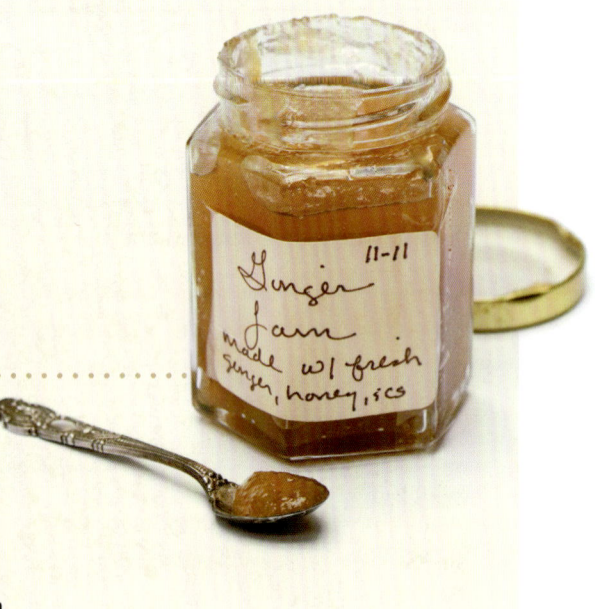

Variação

Com a receita básica anterior também é possível fazer geleia. Coloque o xarope ainda morno no liquidificador. Adicione 1 a 2 colheres de sopa de araruta ou amido de milho (funcionam como espessantes) para cada xícara de xarope e bata. Está pronta sua deliciosa geleia de gengibre.

Balinhas de gengibre (também conhecidas como bolinhas ardentes)

- » 2 colheres de sopa de gengibre em pó
- » 1 a 2 colheres de sopa de alfarroba ou cacau em pó sem açúcar
- » 1 colher de sopa de canela em pó
- » Mel

Modo de preparo:

Em uma tigela, misture gengibre, alfarroba ou cacau em pó e canela. Adicione mel em quantidade suficiente para que a mistura chegue a uma consistência de massa de pão. Adicione ½ colher de chá de água, misture bem e sove por alguns minutos. (Se precisar, acrescente mais gengibre, alfarroba ou cacau em pó para deixar a massa mais firme.)

Forme bolinhas do tamanho de ervilhas. Deixe secarem em temperatura ambiente ou num desidratador e guarde em um pote de vidro hermético. Em local escuro e bem arejado as balinhas duram três a quatro semanas; na geladeira, duram mais tempo.

Como usar:

Consuma duas ou três balinhas conforme necessário até aliviar o enjoo. Para evitar enjoo por movimento ou em viagens marítimas, consuma duas ou três balinhas 1 hora antes de viajar, para que elas tenham tempo de agir antes.

Cataplasma quente de gengibre

Remédio antigo para aliviar cólicas menstruais e incômodos gástricos.

Modo de preparo:

Ferva água. Para fazer o cataplasma, use ½ xícara de gengibre ralado na hora ou 4 a 6 colheres de sopa de gengibre em pó misturado com água quente em quantidade suficiente para formar uma pasta grossa. Molhe um pano na água quente, coloque o gengibre no pano e dobre-o. Para evitar queimaduras, deixe o pano esfriar um pouco antes de usar.

Como usar:

Aplique o cataplasma diretamente no baixo ventre ou na barriga. Mantenha-o aquecido deixando uma bolsa de água quente por cima do pano. Deixe o cataplasma na área por 15 a 20 minutos, ou até a cólica diminuir.

O cataplasma funciona ainda melhor em combinação com o refresco de gengibre e limão (confira a receita na página 77).

Manjericão / Ocimum basilicum

Com mais de 150 variedades cultivadas em todo o mundo, o manjericão é conhecido pelo sabor e pelo perfume característicos, pelo óleo essencial e por suas propriedades medicinais. O tipo mais comum nas cozinhas é o manjericão-doce, *Ocimum basilicum*. *Ocimum*, que se refere ao gênero, é uma antiga palavra grega que significa "aroma"; o nome da espécie, *basilicum*, também é de origem grega e quer dizer "erva de reis" ou "erva da realeza". De fato, antigamente o manjericão era usado em pomadas preparadas para a realeza. Também valorizado por nós, plebeus, o manjericão tem uma longa história de sucesso nas cozinhas e nos herbanários.

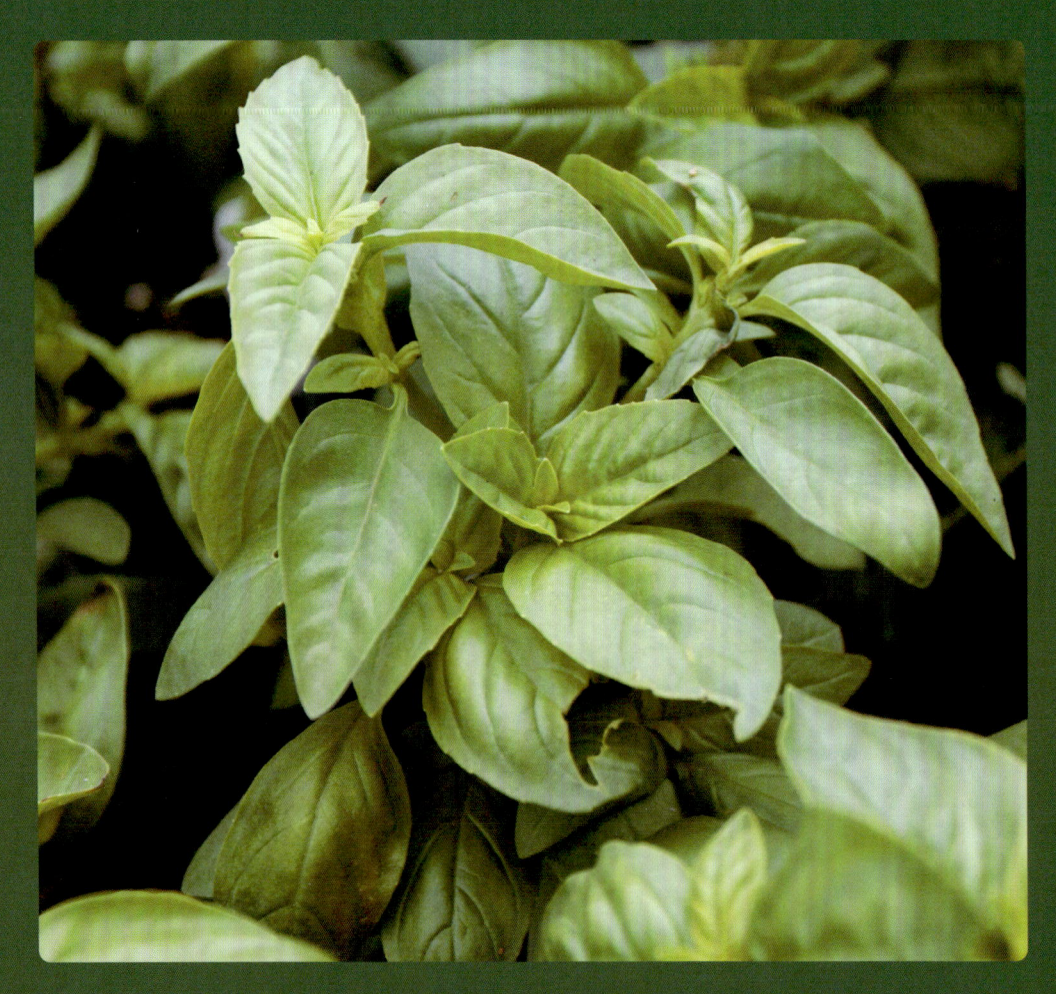

CULTIVO DO MANJERICÃO

O manjericão-doce é uma planta anual e fácil de cultivar, mas é sensível ao frio. As sementes podem ser plantadas direto na terra quando a temperatura estiver acima dos 10°C. Também é possível plantá-las em vasos em ambiente fechado para acelerar a germinação. O manjericão adora sol e tempo quente. Plante-o em uma terra fértil, com exposição direta ao sol. Disponha as plantinhas mantendo entre elas uma distância de 15 cm a 20 cm. O segredo para ter pés de manjericão saudáveis, fartos e com lindas folhinhas é manter uma boa adubação durante o período de crescimento, usando fertilizantes à base de peixe ou esterco. Uma boa medida é retirar as flores. Assim, você evita que as plantas terminem com caules altos e garante um período longo de crescimento. Para colher, retire as folhas conforme amadurecerem no decorrer da estação. Com seis a oito pés você vai conseguir manjericão para o ano todo e também uma quantidade suficiente para pesto e vinagres.

USOS MEDICINAIS

O manjericão-doce tem ação principal nos sistemas digestório e nervoso, aliviando cólicas e outras dores abdominais, e prevenindo náuseas e vômitos. De ação levemente sedativa, ajuda a tratar irritabilidade nervosa e fadigas, depressão, ansiedade e insônia. Também tem propriedades antibacterianas. O suco e o cataplasma das folhas frescas aliviam coceiras e dores de picadas e ferroadas de insetos.

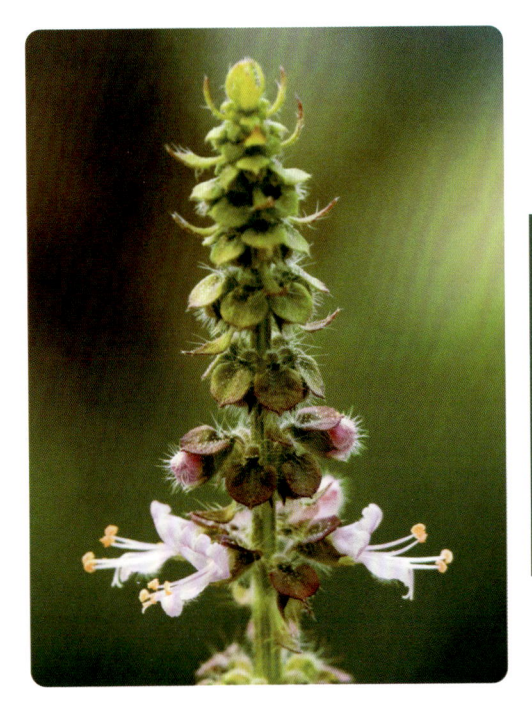

Monarca supremo da horta, o manjericão é conhecido pelo sabor e pelo aroma característicos, pelo óleo essencial e pelos maravilhosos usos culinários e medicinais.

Partes usadas
Folhas e topos floridos.

Componentes-chave
Óleo essencial, ácido cafeico, monoterpenos, taninos, betacaroteno, vitamina C.

Toxicidade/Contraindicações
Está provado e comprovado: o manjericão é totalmente seguro. Não há efeitos colaterais conhecidos. Use-o sem moderação.

Pesto medicinal de manjericão

O pesto nada mais é que uma pasta de ervas. Embora poucos consigam se equiparar ao pesto clássico – aquele feito de delícias como manjericão fresco, pinoli, queijo parmesão, alho e azeite de oliva –, é possível fazer pestos de manjericão misturado com outras ervas medicinais. Dependendo das ervas usadas, você pode servir uma quantidade significativa de nutrientes e substâncias medicinais sob o disfarce de um pesto delicioso e nutritivo sem ninguém desconfiar que, na verdade, está tomando um remédio. Dependendo do efeito desejado, qualquer combinação de plantas medicinais funciona. Por exemplo, para fazer um pesto detox de toxinas e metais pesados do organismo, use os seguintes ingredientes:

- ½ a 1 xícara de azeite de oliva
- 1 a 3 dentes de alho
- 1 xícara de coentro fresco (folhas e talos)
- ½ xícara de manjericão fresco (folhas)
- ½ xícara de dente-de-leão fresco (folhas)
- ½ a 1 xícara de pinoli ou nozes
- ¼ de xícara de parmesão, pecorino ou outro queijo duro ralado na hora

Modo de preparo:

Leve o azeite de oliva, o alho e as ervas ao liquidificador ou processador de alimentos. Bata no modo pulsar até formar uma pasta lisa.

Adicione as nozes e o queijo e bata novamente no modo pulsar, até que a mistura atinja a consistência desejada (eu prefiro o pesto um pouco mais pedaçudo em vez de liso e cremoso).

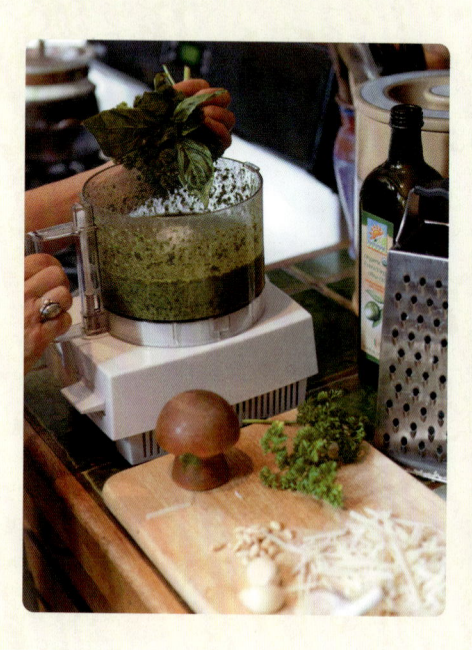

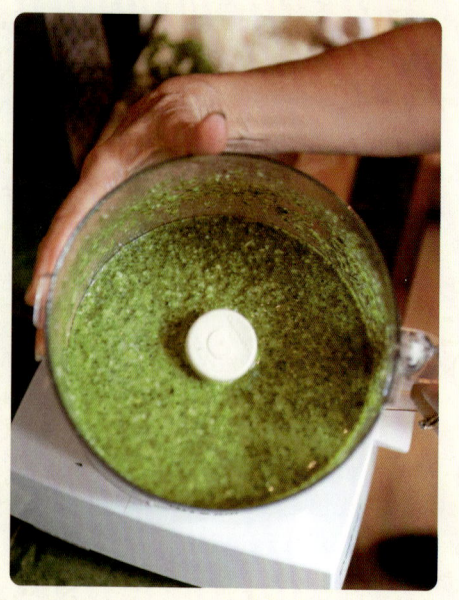

Como usar:

Pesto cai bem com praticamente qualquer coisa – bolachinhas, cereais, massas, sopas – e até puro! Mesmo quando é feito com plantas medicinais, os sabores das ervas utilizadas se mesclam e se harmonizam de um jeito que fica divino. É um remédio em sua melhor forma: gostoso, fácil de fazer e concentra diversas plantas medicinais e nutritivas.

Faça misturas diferentes de pestos medicinais (e culinários) e congele. Assim, você sempre terá pesto. Para quem não tem a sorte de viver em lugares com ervas frescas o ano todo, essa é uma boa ideia para garantir pesto após o verão. O importante é se planejar.

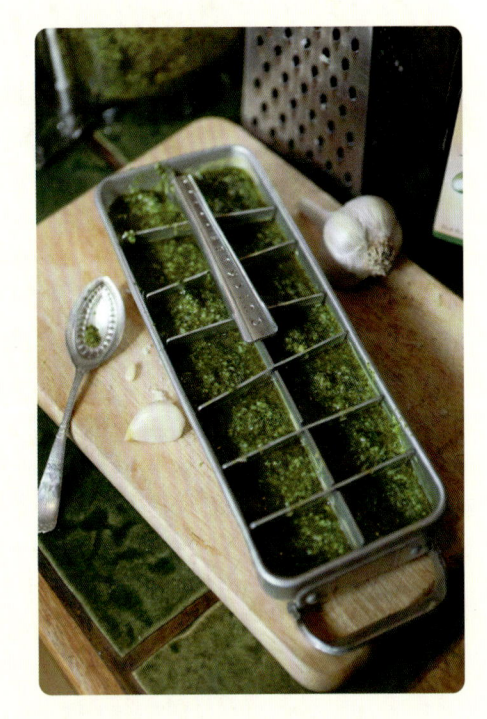

Variações

Com esta receita básica você pode preparar diversos tipos de pestos medicinais. As proporções variam e vão depender do gosto pessoal e do efeito desejado. Experimente misturar 1 xícara de ervas silvestres com 1 xícara de ervas comestíveis comuns. Experimente conforme for fazendo: algumas destas ervas surpreendem pelo gosto forte, mas são saborosas. Veja a seguir algumas sugestões de boas ervas para pesto:

Ervas silvestres

* Amaranto
* Ançarinha-branca
* Morugem
* Tanchagem
* Urtiga

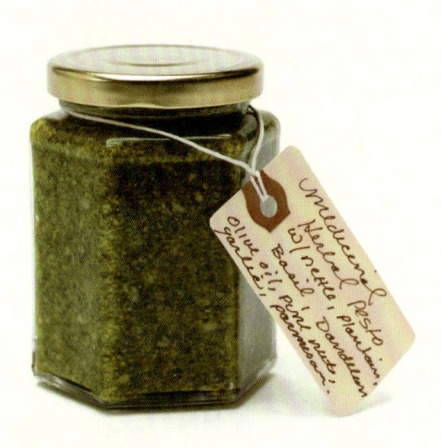

Ervas culinárias

* Hortelã
* Manjerona
* Orégano
* Sálvia
* Tomilho

MANJERICÃO

NOVE ERVAS E ESPECIARIAS COMUNS PARA CULTIVAR E USAR | 83

MANJERICÃO

Cataplasma de manjericão

Descobri que o cataplasma de manjericão funciona muito bem para aliviar o desconforto provocado por picadas de mosquito e outros insetos.

Modo de preparo:
Amasse e/ou macere um punhado de manjericão fresco (folhas) até amolecer.

Como usar:
Coloque as folhas diretamente na picada de inseto e deixe agir por 15 a 20 minutos. Repita o processo quantas vezes forem necessárias, até que o inchaço e a coceira passem.

Variações

* Se tiver apenas manjericão seco, reidrate suas folhas com água suficiente para formar uma pasta e, em seguida, aplique na área afetada.

* Para obter um remédio ainda melhor, prepare o cataplasma usando partes iguais de folhas frescas de manjericão e tanchagem.

Chá de manjericão para dor de cabeça e estresse

Você pode usar as folhas frescas ou secas neste blend.

» 1 parte de manjericão (folhas)
» 1 parte de erva-cidreira (folhas)
» ¼ de parte de camomila e/ou lavanda (flores)

Modo de preparo:
Misture bem as ervas. Use 1 colher de chá (se usar folhas secas) ou 2 colheres de chá (se usar folhas frescas) do blend para cada xícara de água fervente. Despeje a água fervente sobre elas. Deixe descansar por 10 a 15 minutos e coe em seguida.

Como usar:
Beba o chá morno ou em temperatura ambiente. Para aliviar a dor de cabeça, é interessante fazer um escalda-pés em água quente (o mais quente que aguentar). Dica: pingue 1 ou 2 gotas de óleo essencial de lavanda na água do escalda-pés. Melhor ainda: peça para alguém massagear sua nuca e seus ombros. Sente-se, tome seu chazinho e sinta a dor de cabeça sumir.

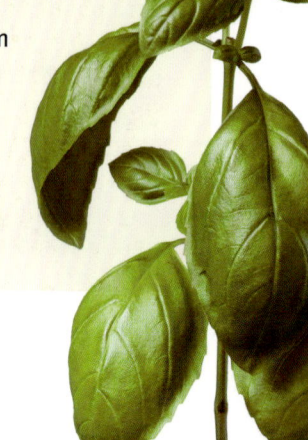

Manjericão-santo / *Ocimum tenuiflorum*

Não tem como falar de manjericão sem citar o manjericão-santo, ou tulsi. O manjericão-santo (*Ocimum tenuiflorum*) é uma das ervas mais queridas na Índia, onde cresce naturalmente e é usada para fins medicinais há mais de 3 mil anos. Na medicina ayurvédica, o sistema tradicional de cura praticado na Índia, ele é classificado como *rasayana*, ou seja, é uma erva que estimula o caminho para a saúde perfeita e promove a longevidade. De acordo com a medicina ayurvédica, o uso diário dessa erva ajuda a manter o equilíbrio dos chacras, ou seja, os centros energéticos do corpo, e a revelar toda a bondade, a virtude e a alegria das pessoas. Tulsi, seja bem-vindo!

O manjericão-santo e o manjericão-doce têm qualidades medicinais semelhantes e costumam ser classificados juntos, mas também têm propriedades diferentes. O manjericão-santo é uma excelente erva tônica e adaptogênica, que ajuda a recuperar a vitalidade e o vigor. O manjericão-doce também tem essas qualidades, mas ajuda especificamente a restabelecer desequilíbrios e a combater doenças; pode-se dizer que ele é mais medicinal e certeiro nesse tipo de ação. Você até pode substituir um pelo outro, mas, quanto mais se acostumar a usá-los, mais diferenças você vai descobrir.

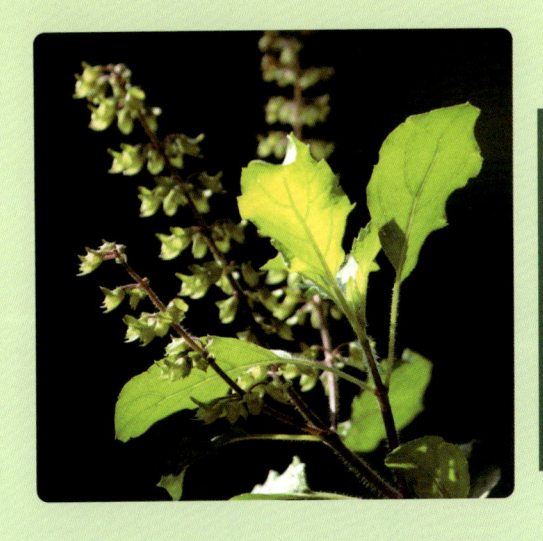

Em geral, eu escolho o manjericão-doce para tratar dor de cabeça e distúrbios digestivos e o manjericão-santo para recuperar a vitalidade e renovar as energias.

Tintura de manjericão-santo

Para obter um remédio mais forte, faça a tintura usando manjericão-santo fresco.

Modo de preparo:
Siga as instruções do preparo de vinagre de manjericão-santo, mas aqui use um álcool 40%. (Veja na página 40 instruções mais detalhadas para o preparo de tinturas de ervas.)

Como usar:
Para efeito tônico, adaptogênico e rejuvenescedor, tome ½ a 1 colher de chá da tintura duas a três vezes por dia.

Vinagre de manjericão-santo para longevidade

Usar um delicioso vinagre de manjericão-santo fresco é uma ótima maneira de consumir essa erva todos os dias. Para o preparo de vinagres em geral, recomendo o vinagre de maçã não pasteurizado e cru (prensado a frio). Além de rico em nutrientes e enzimas ativas, tem efeito alcalinizante no organismo e ainda ajuda na saúde da flora intestinal, ou seja, as bactérias que vivem no sistema digestório humano e são essenciais para a saúde. Se a sua intenção é fazer esse vinagre para uso culinário, use vinagre de vinho, mas tenha em mente que, para fins medicinais, não há nada melhor que o vinagre de maçã.

Modo de preparo:

Pegue um vidro limpo, de boca larga, e encha até ¾ da capacidade com folhas de manjericão-santo. Caso seja necessário, lave as folhas e seque-as delicadamente antes de usar. Preencha o vidro com vinagre de maçã não pasteurizado. Tampe o vidro e agite devagar algumas vezes.

Coloque o vidro em local quente e ensolarado ou numa fonte de calor e deixe-o descansando por três a quatro semanas, até o vinagre pegar o gosto e o odor fortes do manjericão. Se quiser um vinagre duas vezes mais forte, descarte as ervas e repita o processo.

Quando o vinagre estiver pronto, coe e envase numa garrafa antiga de vinagre ou vinho – não recomendo fazer o vinagre nessa mesma garrafa. Vá por mim: tentar tirar as folhas usadas pelo gargalo demora muito, às vezes beirando o impossível. Se gostar, coloque um ou dois raminhos de manjericão na garrafa com vinagre: fica uma graça.

Como usar:

Use 2 a 3 colheres de sopa do vinagre na salada de todos os dias, tome um *shot* (por volta de ¼ de xícara) diariamente ou misture-o ao suco verde para uma dose extra de ânimo e um sabor mais interessante.

Variação

Você pode usar a criatividade acrescentando sabor e qualidades medicinais ao seu vinagre de manjericão. Experimente adicionar dentes de alho, pimentas-de-caiena inteiras ou raminhos de alecrim, sálvia e tomilho. O céu é o limite!

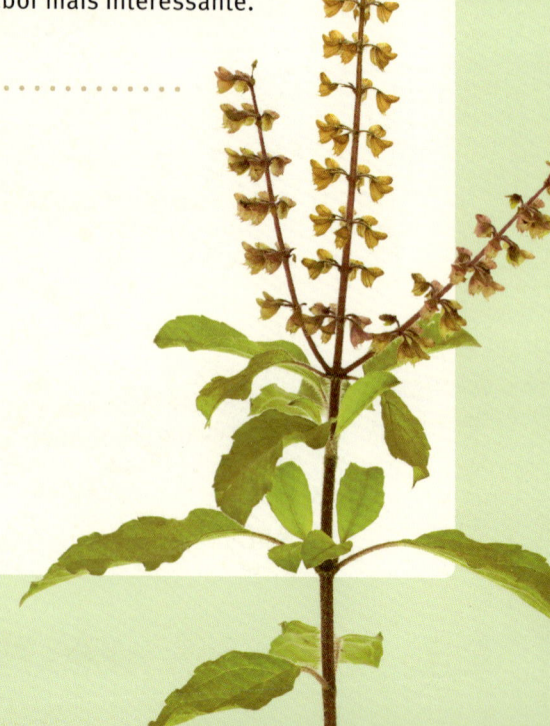

Pimenta-de-caiena
/ *Capsicum annuum* (e espécies relacionadas)

Graças a suas lendárias propriedades medicinais, seu sabor interessante e sua capacidade mágica de preservar a sensação de bem-estar, a pimenta-de-caiena é uma das minhas plantas preferidas para uso tanto medicinal quanto culinário. Excelente para o aquecimento do corpo, a pimenta-de-caiena reativa a circulação do sangue nas extremidades do corpo, proporcionando uma sensação geral de aquecimento. É um analgésico excelente e muito utilizado, e não existe planta melhor para aliviar congestões. Não consigo imaginar passar um inverno sem ela.

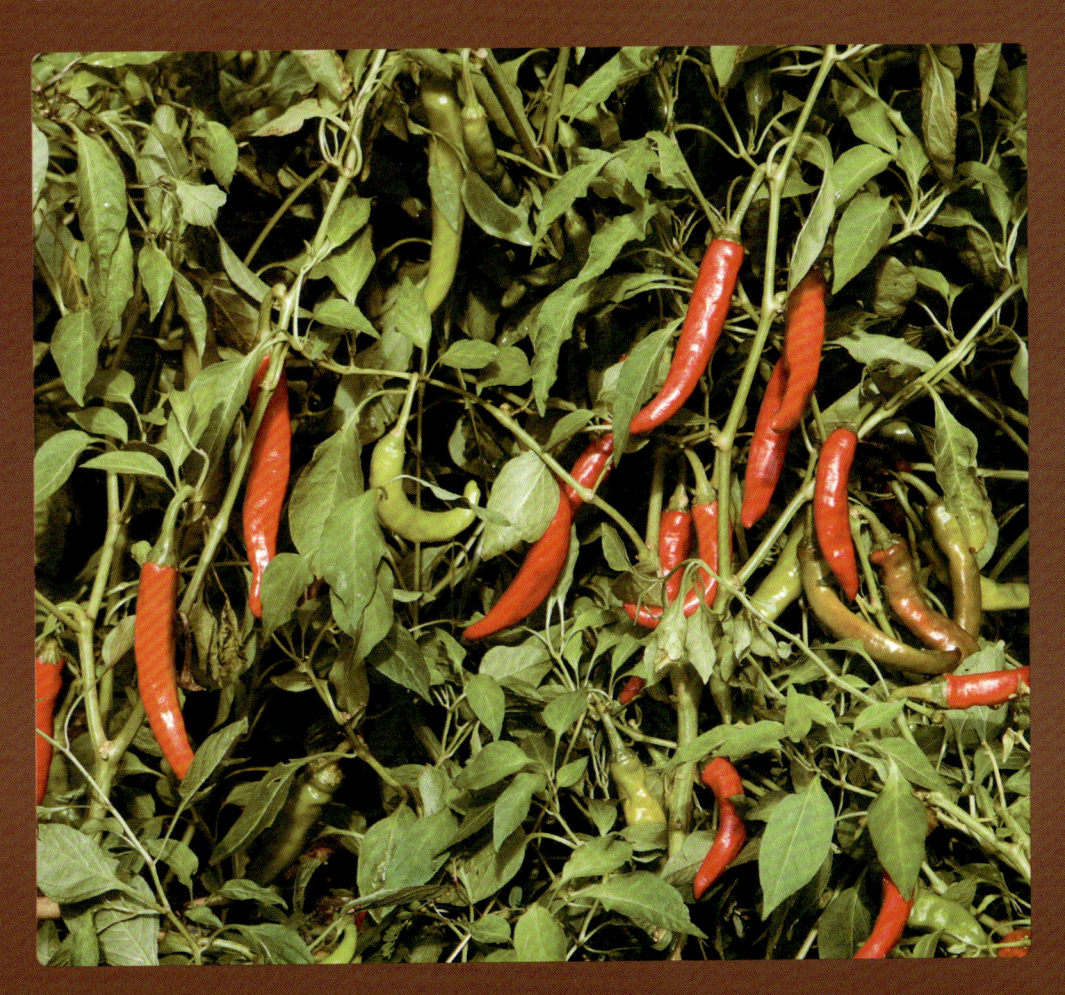

CULTIVO DA PIMENTA-DE-CAIENA

É relativamente fácil cultivar pimenta-de-caiena. Planta anual, ela tem melhor desempenho quando passa por um período de crescimento maior, em clima quente, terra boa e exposição total ao sol. Mas a pimenta é tolerante. Cresce de forma eficaz até mesmo no estado onde moro, Vermont, bem no norte dos Estados Unidos, provavelmente o lugar menos apropriado de todos para cultivá-la. Quando o verão é bom (ou seja, quando chove pouco e faz muito sol) conseguimos colher várias pimentas bem vermelhinhas.

USOS MEDICINAIS

A pimenta-de-caiena estimula a circulação, além de ser um tônico seguro e eficaz para o coração e excelente para a digestão. Um dos seus componentes ativos, a capsaicina, estimula a circulação de sangue no corpo e ajuda na digestão, estimulando a liberação de saliva e enzimas gástricas. A capsaicina também sinaliza para o cérebro liberar endorfinas, que são os hormônios de bem-estar do organismo.

A capsaicina é comprovadamente eficaz como analgésico tópico para dores em articulações e músculos, e é um ingrediente ativo de várias pomadas analgésicas comerciais. Rica em vitaminas A e C, a pimenta-de-caiena pode fortalecer o sistema imunológico, um dos motivos para ser tão útil em formulações antigripe e antirresfriado. Ela também é usada em tratamentos para o coração há muito tempo. O doutor John

Parte usada

Apenas o fruto da pimenta-de-caiena é comestível e medicinal. Como acontece com outros vegetais da família Solanaceae (solanáceas), da qual a pimenta-de-caiena faz parte, os talos, as folhas e as flores podem ser tóxicos.

Componentes-chave

Capsaicina, carotenoides, vitamina C, flavonoides, saponinas esteroidais, óleos voláteis.

Toxicidade/Contraindicações

Embora seja perfeitamente segura, fica o alerta: ela arde muito! Isso por si só já deveria bastar para usá-la com cautela. Quando a pimenta é manipulada sem proteção, algumas substâncias podem queimar a pele, principalmente de quem tem a tez muito clara ou sensível; se for o seu caso, use luvas para mexer nela.

Depois de mexer na pimenta, não encoste nos olhos, porque vai arder. Quando ingerida em grandes quantidades, a pimenta-de-caiena tem forte efeito estimulante, podendo causar mal-estar estomacal.

O mais importante é usar as dosagens corretas. Essa planta é muito potente mesmo em pequenas quantidades.

Christopher, fitoterapeuta conhecido e querido de meados do século XX, a recomendava como remédio emergencial para infartos e tônico fortalecedor do coração. Em estudos mais recentes realizados nos Estados Unidos e na Índia, foi comprovado que a pimenta-de-caiena diminui o colesterol e pode atenuar a gravidade de doenças cardiovasculares.

Cápsulas para resfriado

Esta é uma das minhas receitas preferidas para afastar resfriados ou acelerar a recuperação. São cápsulas fáceis de fazer e muito eficientes! Em meia hora você faz uma grande porção, útil para guardar nos meses de frio. Use cápsulas vegetais ou de gelatina, que podem ser adquiridas em lojas especializadas.

- » 1 parte de equinácea em pó (raiz)
- » 1 parte de hidraste orgânico em pó (raiz)
- » ½ parte de alteia em pó (raiz)
- » ¼ a ½ parte de pimenta-de-caiena em pó (a depender do seu grau de tolerância ao ardor)
- » cápsulas vegetais ou de gelatina tamanho 00

Modo de preparo:

Em uma pequena tigela, misture os ingredientes em pó. Passe a mistura para a extremidade de cada cápsula, aperte e feche bem.

Em poucos minutos você consegue fazer 50 a 75 cápsulas, quantidade ideal para uma família passar o inverno, por exemplo. Conserve-as em um pote de vidro hermético.

Como usar:

Ao primeiro sinal de resfriado ou gripe, tome duas cápsulas a cada 2 ou 3 horas até os sintomas cessarem ou, no máximo, nove cápsulas por dia. Essa dosagem é alta e não é recomendado tomá-la por mais de dois ou três dias. Depois disso você deverá reduzir a dose para duas cápsulas três vezes ao dia (a dosagem normal de cápsulas fitoterápicas para adultos). Consulte as páginas 46 e 47 para se informar mais a respeito das dosagens corretas.

MÁQUINA ENCAPSULADORA

Se você pretende fazer uma quantidade grande de cápsulas, existe uma ferramenta pequena e muito útil chamada encapsuladora. Ela reduz o tempo de preparo e pode ser um bom investimento.

ESCALDA-PÉS BORBULHANTE

A pimenta-de-caiena é boa para quem sofre de problemas circulatórios e também é muito usada para esquentar mãos e pés. Experimente espalhar um pouco (não ultrapasse ⅛ de colher de chá) nos sapatos para ajudar a esquentar os dedos. Se a pimenta pura for muito ardida e irritante, misture com uma quantidade igual de gengibre em pó.

Pomada de pimenta para ossos doloridos

Essa pomada é excelente para aliviar dores nas juntas e nos ossos. Cuidado para não encostar a pomada nos olhos ou em outras partes sensíveis. Depois de usá-la, lave bem as mãos.

- ½ xícara de azeite de oliva ou óleo de amendoim
- 1 colher de sopa de pimenta-de-caiena em pó ou flocos
- ⅛ de xícara de cera de abelha
- Algumas gotas de óleo essencial de gualtéria

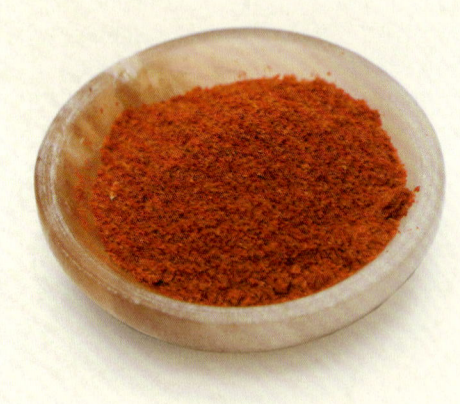

Modo de preparo:

Seguindo as instruções da página 35, misture o óleo e a pimenta-de-caiena. (Como é difícil peneirar a pimenta em pó, deixe-a assentar no fundo e tente deixar um tempo parada.) Use o óleo de ervas e a cera de abelha para fazer a pomada, seguindo as instruções da página 38. Depois de tirá-la do fogo, adicione óleo essencial de gualtéria em quantidade suficiente para aromatizar. O cheiro deve ficar marcante, porém não forte demais. Coloque a pomada em potinhos.

Como usar:

Passe a pomada nas áreas doloridas para aliviar a dor.

Sálvia /Salvia officinalis

Já dizia o velho ditado: em casa de alecrim bonito, quem manda é a mulher; em casa de sálvia bonita, quem manda é o homem. Talvez esse ditado tenha, sim, um fundo de verdade; o alecrim cresce lindamente nas minhas hortas. Coitado do meu marido...

    A sálvia é outro excelente tempero medicinal – e tem seu valor tanto na caixa de remédios quanto na cozinha. Nesses anos todos, já usei sálvia em remédios caseiros para todo tipo de situação, como dor de garganta, fogacho em mulheres na menopausa, suores noturnos incômodos para homens e lactantes começando o desmame dos filhos pequenos. É seguro, fácil de usar e quase sempre acessível. E curiosamente muita gente, pelo menos nos Estados Unidos, tem um pé de sálvia em casa, mas usa apenas na ceia do Dia de Ação de Graças para temperar o recheio do peru assado.

    É uma pena que um remédio natural tão bom assim passe despercebido.

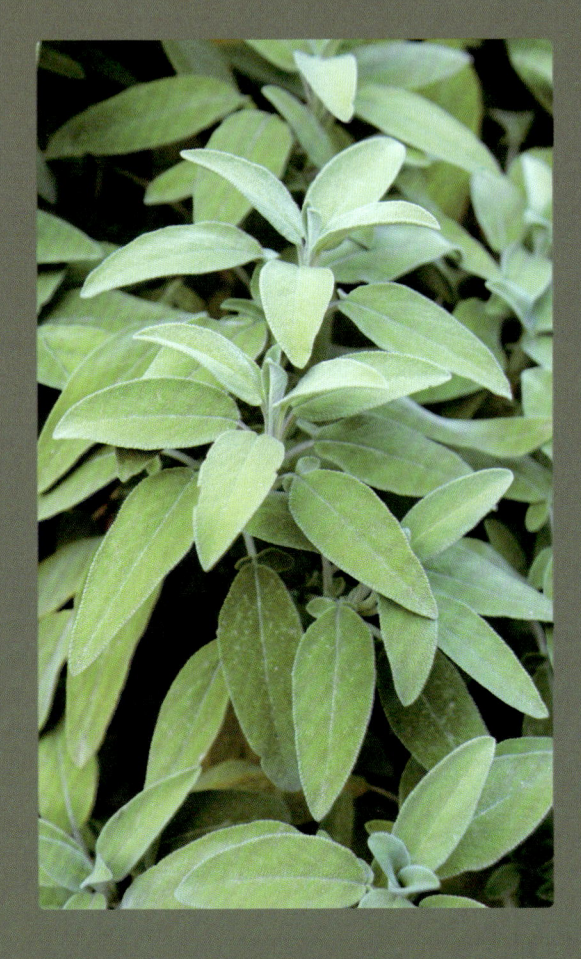

SÁLVIA

CULTIVO DA SÁLVIA

Existem mais de 750 tipos de sálvia mundo afora, e, apesar de muitas serem medicinais, aqui vamos nos concentrar na sálvia comum (*Salvia officinalis*). Planta perene e de fácil cultivo nas condições certas, ela adora sol, tempo quente e terra com boa drenagem. Não cresce bem em terra molhada ou encharcada, e rapidamente se cansa do tempo frio e úmido. Como é difícil de brotar a partir de sementes, recomendo que compre mudas em viveiros ou faça a propagação usando estaquia. As plantas mais velhas ficam compridas e lenhosas, então é importante podar as partes antigas no início da primavera antes que nasçam novos brotos.

USOS MEDICINAIS

A sálvia ajuda muito na digestão de carnes gordurosas. Também auxilia a reduzir taxas de colesterol e é um tônico amargo para o fígado. Excelente para restabelecer a vitalidade e a força depois de muito tempo de convalescença, o chá de sálvia é confortante e revigorante, e fica ótimo misturado com hortelã, alecrim e erva-cidreira, um saboroso alívio para o estresse.

Leve estimulante hormonal, pode ajudar a regular a menstruação e aliviar os fogachos e suores noturnos. Também é útil para homens com ejaculação precoce ou polução noturna. É um bom remédio para leucorreia, uma infecção vaginal comum. O mecanismo de funcionamento da sálvia parece ser em parte relacionado à "secagem" e à regularização de fluidos corporais – ajuda a reduzir suores e por isso é muito usada em desodorantes. É um remédio antigo, mas muito eficiente, para "secar" leite materno; funciona tão bem que lactantes são orientadas a não exagerar no consumo. Também é usada para diminuir a produção de saliva de pacientes com doença de Parkinson.

A sálvia é uma ótima opção para combater gripes e resfriados. Por ter ação adstringente, antisséptica e relaxante das membranas mucosas, é um remédio clássico para inflamações de boca, garganta e amígdalas. Excelente para laringite, amigdalite e dor de garganta, pode ser usada também como enxaguante bucal ou *swab* para tratar gengivas infeccionadas e aftas.

Parte usada
Folha.

Componentes-chave
Cânfora, tujona, cineol, flavonoides, ácidos fenólicos (inclusive o ácido rosmarínico), taninos, amargos.

Toxicidade/Contraindicações
A sálvia pode afetar a quantidade de leite materno; quando consumida todo dia (1 xícara de chá ou mais por dia), diminui bastante o fluxo. Por isso, lactantes devem evitá-la, a não ser que o objetivo seja secar o leite. Embora contenha pouca tujona (ingrediente ativo do absinto), pode ser tóxica. David Hoffman, autor de *Medical Herbalism*, recomenda não usar mais de 15 gramas de folha de sálvia por dose. E tem mais: algumas pessoas podem ter indigestão por causa da sálvia.

Gargarejo para dor de garganta

Esse remédio é ótimo. O gosto não é dos melhores, mas funciona tão bem que as pessoas conseguem aderir ao tratamento com facilidade.

- » 1 colher de sopa de sálvia desidratada (folhas)
- » 1 a 2 colheres de sopa de sal
- » 1 colher de chá de hidraste orgânico em pó (raiz)
- » 1 pitada de pimenta-de-caiena em pó (opcional)
- » ½ xícara de vinagre de maçã (de preferência o não pasteurizado)

Modo de preparo:
Despeje ½ xícara de água fervente na sálvia desidratada. Tampe e deixe descansar por 30 a 45 minutos e em seguida coe. Adicione o sal, o pó de hidraste e a pimenta-de-caiena (caso use) ao chá ainda morno, e misture para dissolverem. Acrescente o vinagre de maçã.

Como usar:
Faça um gargarejo com 1 a 2 colheres de chá da mistura a cada 30 minutos ou 1 hora. Quanto mais tempo conseguir manter o gargarejo na garganta, melhor.

Não engula; o chá não faz mal, mas uma coisa é certa: seu gosto é horrível.

Spray de sálvia para boca e garganta

Mais saboroso que o gargarejo, este spray de sálvia pode até agradar quem não curte tanto fitoterápicos, mas pode não ser tão eficaz. Para incrementar o poder medicinal do spray, substitua o conhaque por 1 ou 2 colheres de sopa de tintura de equinácea.

- » 2 a 3 colheres de sopa de sálvia fresca ou desidratada (folhas)
- » ¼ de xícara de conhaque ou vodca
- » 1 a 2 gotas de óleo essencial de hortelã-pimenta
- » 1 colher de sopa de mel (opcional), pelas propriedades calmantes e adoçantes

Modo de preparo:
Despeje 1 xícara de água fervente na sálvia. Tampe, deixe descansar por 30 minutos e coe em seguida. Beba ¼ de xícara. Misture os ¾ de xícara restantes com o conhaque ou vodca, o óleo essencial de hortelã-pimenta e o mel (caso use). Guarde em um frasco com gatilho de spray.

Como usar:
Pulverize direto dentro da boca sempre que for necessário.

Mix antioxidante

Uso este mix nas minhas comidas preferidas – vale salpicar em grãos, massas, saladas, ovos e sucos verdes. Já usei em tudo, menos em sobremesa!

- Alga marinha desidratada granulada
- Alecrim desidratado (folhas)
- Salsinha desidratada (folhas)
- Sálvia desidratada (folhas)
- Tomilho desidratado (folhas)
- Gergelim torrado

Modo de preparo:
Sugiro misturar as ervas em proporções iguais, mas não tem problema usar a proporção de sua preferência.

Como usar:
Use à vontade! Se quiser deixar salgadinho, use um bom sal marinho grosso (sal celta) ou sal rosa do Himalaia. Uma pitada de pimenta-de-caiena em pó ou pimenta-do-reino moída grosseiramente dá um toque picante especial à mistura. Outras ervas secas que dão um sabor especial são as folhas de urtiga, dente-de-leão e tanchagem.

Pesto de sálvia

Ótima receita de pastinha de ervas, saudável e medicinal. A sálvia predomina neste pesto de sabor forte e intenso. Se achar muito forte, pode usar menos. Se tiver à mão outras ervas fresquinhas, como folhas de dente-de-leão, morugem e tanchagem, adicione-as para incrementar o poder medicinal do seu pesto.

- ½ xícara de coentro fresco (folhas)
- ½ xícara de salsinha fresca (folhas)
- ¼ a ½ xícara de sálvia fresca (folhas)
- 2 a 3 dentes de alho
- ¾ a 1 xícara de azeite de oliva
- ¼ a ½ xícara de sementes de girassol (ou nozes, pinoli, etc.)
- ¼ de xícara de queijo ralado do tipo parmesão, pecorino ou romano (opcional)
- Pimenta-do-reino preta moída na hora com sal ou alga marinha granulada

Modo de preparo:
Misture as ervas, o alho e o azeite no liquidificador ou processador de alimentos e bata em modo pulsar até formar um creme. Adicione as sementes de girassol, o queijo (caso use), sal e pimenta-do-reino a gosto.

Como usar:
Sirva com torradas, massas, cereais cozidos, omeletes ou legumes.

Tomilho / *Thymus vulgaris*

Esta erva miúda e perfumada, tão amada por jardineiros e abelhas, tem um longo e respeitado histórico como erva medicinal, mas segue sendo negligenciada por vários fitoterapeutas contemporâneos. Na minha opinião, é um dos melhores remédios naturais que existem.

É uma das ervas que mais uso para tratar resfriados e tosse – inclusive já a usei em muitos xaropes. O dr. Paul Lee, professor da Universidade da Califórnia em Santa Cruz, já conduziu várias pesquisas sobre o tomilho e descobriu que a erva fortalece a glândula timo, o que, por sua vez, fortalece o sistema imune. Lee ficou conhecido pela pomada de tomilho e seu famoso "murro no timo". Como assim? É que Lee passava bastante pomada caseira de tomilho sobre o timo e, da mesma forma que o Tarzan, esmurrava o peito na área da glândula. Por mais bizarro que pareça, o "murro no timo" é comprovadamente eficaz para estimular a atividade dessa glândula, assim como os jardineiros mais experientes sabem que agitar os vasos e acariciar as folhas de cima simula condições de estresse e estimula o crescimento das plantas.

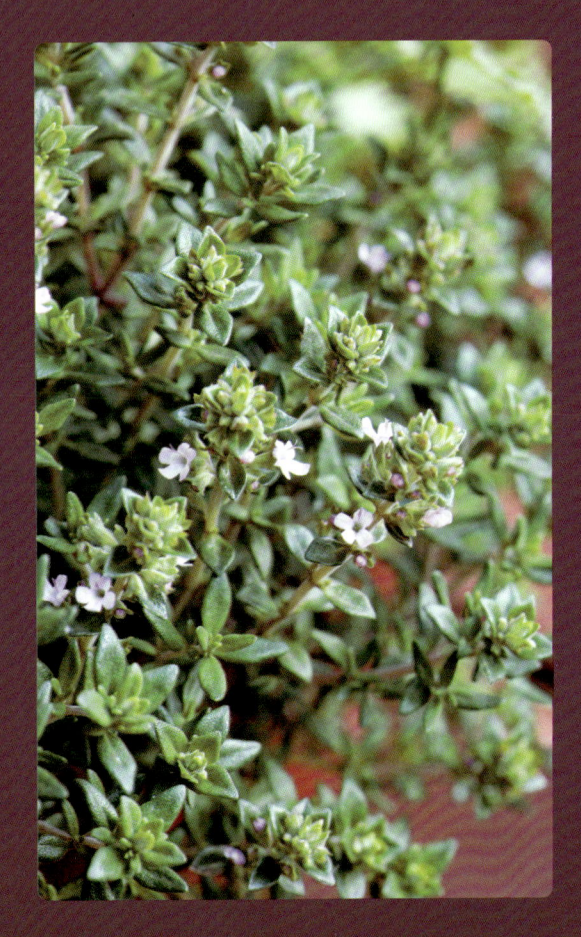

CULTIVO DO TOMILHO

Planta perene e robusta, o tomilho cresce bem na maioria dos climas, embora prefira solo alcalino e de boa drenagem, em lugar ensolarado. As sementes podem ser plantadas diretamente na terra no final da primavera ou em ambientes fechados, dentro de casa, para começar mais cedo. Existem muitas variedades de tomilho – alguns crescem na vertical, enquanto outros se desenvolvem como trepadeiras. Para fins medicinais, escolha o tomilho comum (*Thymus vulgaris*) e/ou o tomilho-limão (*T. citriodorus*), meu tipo preferido para chá.

Conforme a planta amadurece, vai se tornando mais lenhosa. Por isso, é interessante fazer uma poda radical no início da primavera, antes de novos brotos se formarem na planta. A poda deixa o tomilho feliz. E só de falar em tomilho eu também fico feliz.

USOS MEDICINAIS

Com ação desinfetante potente e eficaz, o tomilho pode ser usado de forma externa (como loção) e interna para combater infecções, sendo muito utilizado para espantar resfriados e como enxaguante bucal para tratar dores de garganta e infecções orais. Também rende um ótimo chá contra tosse e dores no peito e compõe vários antifúngicos. Em um estudo recente, foi comprovado que o tomilho é rico em antioxidantes (como a maioria das plantas), e seu efeito tonificante favorece algumas funções orgânicas. Aparentemente, também beneficia o sistema glandular como um todo, principalmente o timo.

Partes usadas
Folhas e flores.

Componentes-chave
Óleo essencial de composição variável (timol, cineol, borneol), flavonoides e taninos.

Toxicidade/Contraindicações
O tomilho é totalmente seguro e atóxico.

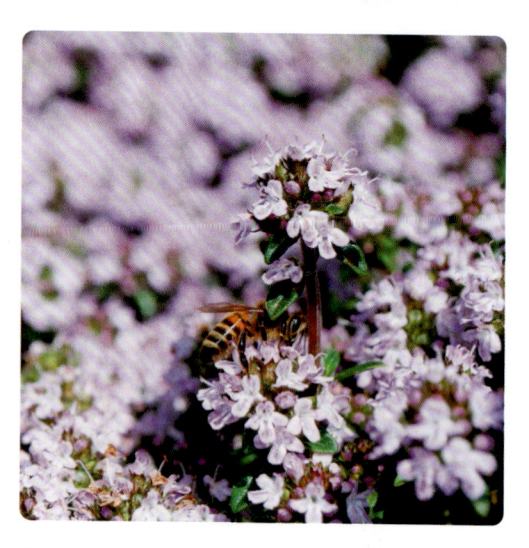

Fazer a poda do tomilho no início da primavera estimula a formação de mais flores, o que deixa as abelhas muito contentes também!

Xarope de tomilho

Este é um dos meus xaropes preferidos para tratar tosse, resfriado e dores no peito. Comprei meu primeiro xarope de tomilho no sul da França, numa feirinha, e desde então não larguei mais. É um remédio muito eficiente, e além de tudo fica ótimo quando misturado com água gaseificada – e se transforma num delicioso refresco.

- 55 g a 110 g de tomilho (folhas e flores) (o ideal é a erva fresca, mas a seca também funciona)
- 900 mL de água
- 1 xícara de mel

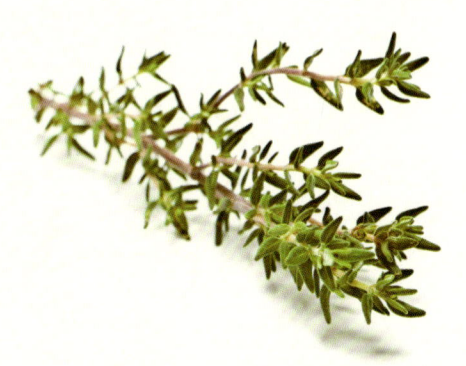

Modo de preparo:

Misture o tomilho e a água em uma panela e deixe ferver em fogo bem baixo, com a panela semitampada para permitir que o vapor saia, até o líquido reduzir à metade e render cerca de 2 xícaras de um chá bem forte. Peneire e descarte as ervas usadas na composteira. Adicione o mel ao líquido morno e mexa até que dissolva. Guarde o xarope em um pote de vidro na geladeira, onde dura três a quatro semanas.

Como usar:

Tome ½ a 1 colher de chá a cada duas horas até que o resfriado ou a tosse cedam.

Variação

Para aumentar o prazo de validade, adicione ¼ de xícara de conhaque para cada xícara de xarope. O conhaque não apenas é um bom conservante, como também serve de antiespasmódico e ajuda a relaxar os músculos da garganta, o que é útil para tratar tosse.

Mel de tomilho

Esse mel pode não ser o mais potente contra tosses e resfriados, mas com certeza é o mais gostoso.

Modo de preparo:

Encha um pote de vidro e boca larga com tomilho fresco (folhas e flores). À parte, esquente uma quantidade de mel cru e não pasteurizado, para absorver melhor as propriedades do tomilho. Não deixe ferver nem superaquecer – temperaturas acima de 43°C destroem as enzimas do mel e, com elas, vão-se os benefícios medicinais. Adicione mel ao pote até cobrir as ervas e deixe o vidro em um local quente (pode ser perto de uma janela que pegue sol). Deixe descansar por aproximadamente duas semanas. (Dica: você também pode usar uma panela elétrica e regular a temperatura para 37°C. Bastam algumas horas sob esse calor constante para estimular as propriedades medicinais do mel.)

Quando o mel ficar com sabor e cheiro forte de tomilho, é sinal de que está pronto. Pode deixar as folhinhas de tomilho no mel, que é o que eu faço. Você também pode peneirá-lo para deixar com um aspecto mais profissional, mas essa tarefa pode virar uma lambança. Envase o mel e guarde-o na geladeira ou em uma despensa bem arejada, onde pode durar vários meses.

Como usar:

Meça sempre pela colher de chá. Você pode saborear essa delícia sozinha ou usá-la para adoçar chás – garantindo assim mais benefícios medicinais.

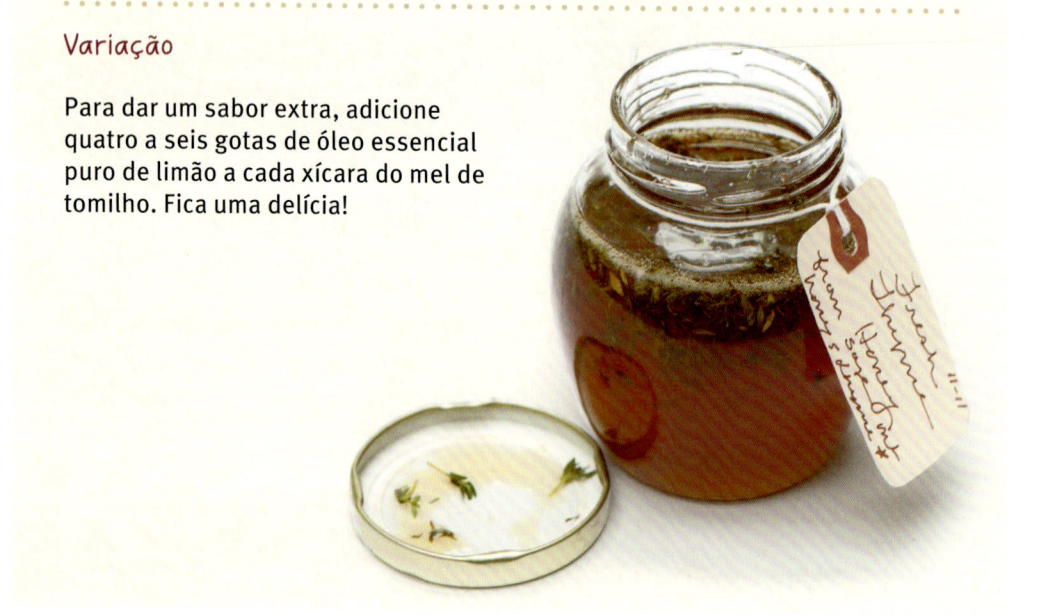

Variação

Para dar um sabor extra, adicione quatro a seis gotas de óleo essencial puro de limão a cada xícara do mel de tomilho. Fica uma delícia!

OUTRAS ERVAS E ESPECIARIAS ÚTEIS NA COZINHA

As ervas e especiarias culinárias que você verá a seguir não são menos importantes do que as demais descritas anteriormente, mas talvez não tenham tantas finalidades.

CARDAMOMO. De sabor divinamente sensual, é da mesma família do gengibre e da cúrcuma. Estimula a mente e desperta os sentidos. Na medicina ayurvédica, é considerado um dos melhores e mais seguros remédios para auxiliar a digestão.

CRAVO-DA-ÍNDIA. Usado há tempos para aliviar dores de dente e infecções orais, seu óleo essencial contém altos níveis de acetileugenol, um potente antisséptico e antiespasmódico. Graças a suas propriedades antifúngicas, é muito usado em remédios para combater infecções por fungos.

ENDRO. Conhecido por aliviar problemas digestivos, gases e soluços, o endro é um potente antiespasmódico. Antigamente era considerado a melhor erva para acalmar cólicas de bebês.

HORTELÃ. A maioria das hortelãs é rica em óleos essenciais, vitamina C, betacaroteno e clorofila. Em geral é um excelente antiespasmódico, prevenindo cãibras e espasmos musculares.

MANJERONA/ORÉGANO. Usados para aliviar o nervosismo, a irritabilidade e a insônia causados por estados de tensão e ansiedade. Ervas de potente ação antisséptica e desinfetante, combatem bem infecções bacterianas e virais.

PIMENTA-DO-REINO PRETA. Um dos grandes tônicos da medicina tradicional chinesa, a pimenta-do-reino preta é termogênica, energizante e estimulante. É indicada para problemas como gripes, tosses, resfriados, má circulação e indigestão.

RAIZ-FORTE. Meu remédio preferido para congestão nasal e resfriados. Não tem nada melhor! É rica em sais minerais, incluindo sílica, e vitaminas, inclusive a C. Suas propriedades antissépticas e termogênicas fazem dela a melhor opção para tratar asma, catarro, infecções pulmonares e outras condições congestivas.

RÚCULA. Considerada um estimulante sexual e tônico reprodutivo, a rúcula é riquíssima em nutrientes e possui altos níveis de ferro, cálcio, magnésio e sais minerais. Tem um sabor quente e sofisticado, quase amargo, e é necessário algum tempo para se acostumar com ele.

SALSINHA. Rica em ferro, betacaroteno, clorofila e muitas outras vitaminas e sais minerais, a salsinha é usada para tratar deficiências de ferro, anemia e fadiga. Primeira opção para tratar problemas urinários e renais, é um diurético seguro e eficaz. Pode ajudar a secar o leite materno durante o processo de desmame e produz um bom cataplasma para inchaços, seios inchados e/ou mastite. (Se a lactante não quiser que a quantidade de leite materno diminua, não deve exagerar no consumo de salsinha.)

CAPÍTULO 4

24 ervas seguras e eficazes para conhecer, cultivar e usar

VOCÊ JÁ TEVE A EXPERIÊNCIA DE ENTRAR num herbanário ou na seção de ervas de alguma loja e ficar maravilhado com aqueles vidros cheios? Ficou curioso para saber para que serviam? De onde teria vindo aquilo tudo? A fitoterapia tem um quê de sedução, até de mistério e magia. É comum querer entendê-la, mas sempre fica a pergunta: por onde começar?

Não há maneira melhor de aprender fitoterapia do que montando uma minibotica – vale uma prateleira da despensa, um armário, um cantinho na cozinha. É só enchê-la de fitoterápicos caseiros, idealmente feitos de plantas que você mesmo tenha cultivado, e observá-los ao longo do tempo. Agora você está pronto para começar a praticar a fitoterapia caseira. Se está achando isso tudo assustador, lembre-se de que consideramos a fitoterapia uma *prática* porque isso é exatamente o que ela é: um exercício do uso das ervas para promover uma saúde excelente e um bem-estar fenomenal.

Todas as plantas medicinais descritas neste capítulo são eficazes, ativas, seguras e atóxicas, com pouco ou nenhum efeito colateral. Assim, você pode usá-las com segurança, aprendendo enquanto utiliza. E a maioria delas, como você vai descobrir, cresce bem em vasos (para quem mora em grandes centros urbanos) ou numa casa no campo. Essas plantas são sobreviventes, e com um pouco de cuidado elas crescem bem. Então vamos começar.

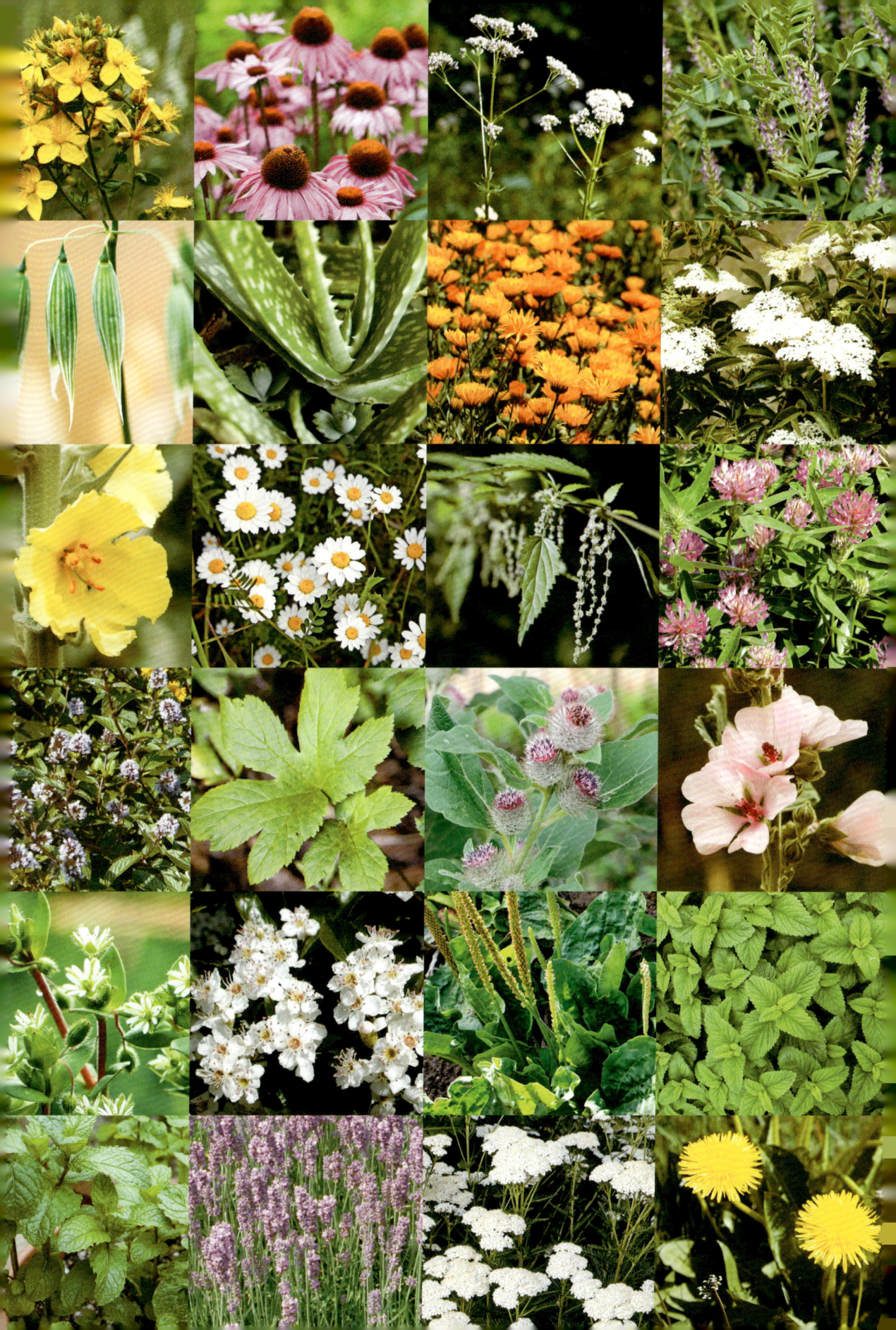

Alcaçuz / *Glycyrrhiza glabra*

O alcaçuz, um ingrediente utilizado em doces há muitas gerações, tem essa fama devido aos constituintes adocicados de sua composição. Você sabia que ele é 50 vezes mais doce que o açúcar refinado? Mas é o *ácido glicirrízico*, e não o açúcar, que o deixa tão doce e também é o responsável pelas propriedades medicinais incríveis do alcaçuz. Ao ser decomposto no estômago, ele produz substâncias com propriedades anti-inflamatórias e antiartríticas de ação semelhante à da hidrocortisona e de corticoides no organismo. Mas sua ação não é tão simples quanto a de uma substância que age sozinha; se fosse assim, o alcaçuz seria uma droga, e não uma erva. Ele funciona graças a uma complexa combinação de constituintes: as substâncias mucilaginosas têm ação calmante em tecidos inflamados e irritados, fito-hormônios que ajudam a produzir hormônios para o sistema endócrino e agentes antivirais que afastam infecções como herpes e herpes-zóster.

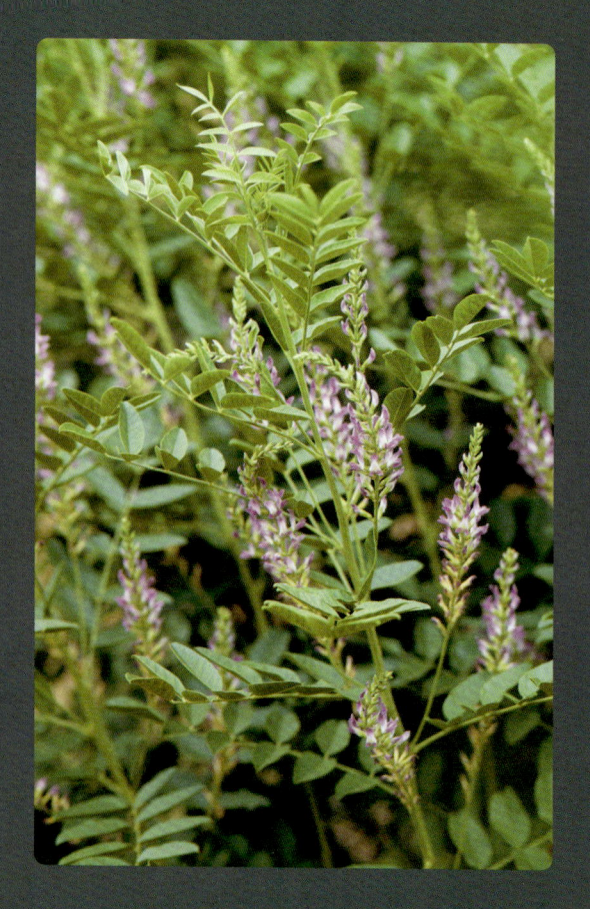

CULTIVO DO ALCAÇUZ

O alcaçuz é uma planta perene, resistente nas regiões Nordeste e Sul dos Estados Unidos. É possível ter alcaçuz em lugares frios, apesar de achar que nesses casos ele sobrevive mais do que vive. De modo geral, o alcaçuz é mais uma planta medicinal mediterrânea, que prefere clima quente e sol direto ou meia-sombra. Não é comum no Brasil, mas pode crescer bem em regiões litorâneas. Prefere solo ligeiramente arenoso, com pH entre seis e oito. Assim como todos os integrantes da família das leguminosas, tem a capacidade de fixar nitrogênio no solo. Com sementes que germinam rápido e fácil, as plantas são bonitas e crescem bastante. Plante cada pé dando um espaço de 45 cm a 60 cm entre eles, em um ponto do jardim que pegue sol. Mantenha o solo úmido até que as sementes tenham germinado e as mudinhas estejam bem assentadas. O alcaçuz leva alguns anos até desenvolver sua potencialidade medicinal plena. Colha as raízes no outono do terceiro ou quarto ano de vida da planta (depois do quarto ano, as raízes tendem a ficar lenhosas e duras). Fatie ou pique as raízes frescas, seque-as (confira instruções na página 19) e guarde-as em um pote de vidro hermético.

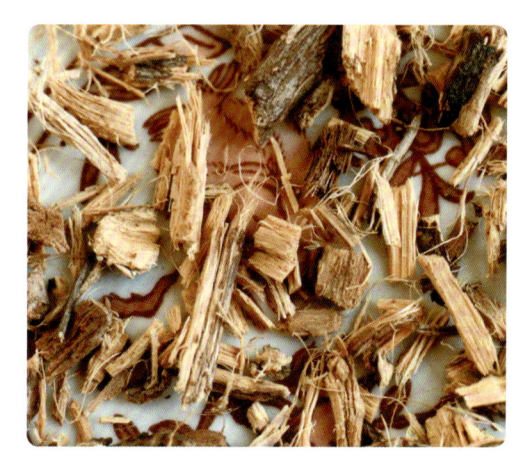

A doçura natural da raiz de alcaçuz saboriza chás de ervas menos saborosos.

Parte usada
Raiz.

Componentes-chave
Ácido glicirrízico, fitoestrogênios, cumarinas, flavonoides, óleos essenciais e polissacarídeos.

Toxicidade/Contraindicações
O ácido glicirrízico pode causar retenção de sódio e perda de potássio, resultando em estresse cardíaco e renal. Indivíduos com histórico de hipertensão arterial, retenção hídrica, palpitações e outros sinais de estresse renal ou cardíaco devem consumir alcaçuz apenas sob orientação de um profissional de saúde.

USOS MEDICINAIS

Um dos mais renomados fitoterápicos na história, o alcaçuz é usado em várias partes do mundo por causa dos seus efeitos emolientes, antivirais e anti-inflamatórios. É a melhor opção para aliviar irritações e inflamações de tecidos, como em casos de dor de garganta, bronquite, irritação do estômago e intestino. Também é útil para úlceras gástricas. O remédio de que minha avó mais gostava para esse tipo de úlcera era basicamente um suco de repolho misturado com chá de alcaçuz – mistura que usou com sucesso quando teve essa enfermidade aos 80 anos.

O chá e a tintura de alcaçuz são excelentes para tonificar e fortalecer o sistema endócrino e glandular, sendo remédios específicos para casos de fadiga adrenal. Muitas mulheres (e alguns homens) suportaram o período da menopausa nutrindo as glândulas com alcaçuz, que fortalece a produção de hormônios das glândulas suprarrenais e auxilia na quebra e na eliminação de hormônios em excesso ou "desgastados" por vias hepática e renal.

O alcaçuz é comumente considerado estrogênico ou estimulante de estrogênio. Evidentemente, as plantas não contêm hormônios humanos, mas possuem fitormônios ou hormônios vegetais, que fornecem os "tijolos" usados pelo organismo para produzir hormônios humanos. Resumindo: a raiz de alcaçuz pode ajudar o corpo a produzir mais estrogênio, fornecendo apenas os nutrientes de que o fígado e o sistema endócrino necessitam para produzir hormônios – e somente se o organismo precisar de estrogênio.

Usado há muitos anos para aliviar garganta inflamada e fortalecer cordas vocais, o alcaçuz tem um sabor que em pequenas quantidades fica gostoso no chá. Surpreendentemente, sua raiz é muito doce, e há quem deteste ingeri-lo puro. Para deixá-lo mais agradável, misture-o com outras ervas em xaropes, chás e tinturas. Também existe a possibilidade de comer a raiz de alcaçuz pura (a raiz inteira seca ou fresca). As crianças se divertem mastigando palitos de alcaçuz.

Laxante suave de alcaçuz

O alcaçuz tem efeito laxativo suave, ao mesmo tempo que cura irritações de membranas intestinais. Para constipação leve e/ou ocasional, experimente esta fórmula. (Se quiser intensificar o efeito laxativo, aumente a quantidade de língua-de-vaca.)

- » 1 parte de dente-de-leão picada (raiz)
- » 1 parte de alcaçuz picada (raiz)
- » ½ parte de língua-de-vaca picada (raiz)

Modo de preparo:
Misture bem as raízes. Prepare uma decocção seguindo as instruções da página 30, usando 1 a 2 colheres de chá para cada xícara de água.

Como usar:
Beba uma ou duas xícaras, conforme necessário. Se precisar de um efeito laxativo mais forte, aumente a quantidade de língua-de-vaca ou adicione ½ parte de cáscara-sagrada.

Tônico suprarrenal

O alcaçuz é um dos melhores tônicos para fadiga suprarrenal. Experimente essa fórmula se você se sente sempre cansado e exausto e acha que a vida já não tem mais graça.

- » 1 parte de alcaçuz picada (raiz)
- » 1 parte de raiz-de-ouro picada
- » 1 parte de ginseng siberiano picado
- » ½ parte de gengibre ou canela em pau quebrada
- » Álcool 40%
- » Mel (opcional)

Modo de preparo:
Prepare uma tintura com as ervas e o álcool seguindo as instruções da página 40. Antes de envasar, adicione ¼ de xícara de mel morno para cada 900 mL de tintura. Misture bem.

Como usar:
Tome ½ a 1 colher de chá três vezes por dia durante três meses. Interrompa o uso por um mês e depois reinicie o ciclo de acordo com a necessidade.

Pastilhas de alcaçuz com gengibre

Uma receita saborosa e calmante para quem gosta de cantar e para quem tem dor de garganta.

- » 2 colheres de sopa de alcaçuz em pó (raiz)
- » 1 colher de chá de gengibre em pó
- » Mel
- » Canela ou cacau em pó

Modo de preparo:
Prepare pastilhas seguindo as instruções da página 43, usando mel e um pouquinho de água para formar uma pasta e canela ou cacau em pó como espessante.

Como usar:
Consuma uma ou duas balinhas de acordo com a necessidade.

Xarope de alcaçuz para tosse

Este xarope é delicioso, doce e muito bom para acalmar irritações em membranas, como em casos de dor de garganta, tosse e laringite.

- 1 parte de alcaçuz picada (raiz)
- 1 parte de verbasco (folha)
- 1 parte de casca de cerejeira
- Mel ou outro adoçante

Modo de preparo:
Siga as instruções para fazer xarope na página 33.

Como usar:
Tomar ½ a 1 colher de chá a cada 30 minutos ou conforme necessário.

Balinhas para garganta

Estas balinhas são ótimas para dor de garganta, laringite e outras infecções da garganta ou da boca.

- 2 partes de alcaçuz em pó (raiz)
- 1 parte de equinácea em pó (raiz)
- 1 parte de hidraste orgânico em pó (raiz)
- 1 parte de malvaísco em pó (raiz)
- Mel
- Algumas gotas de óleo essencial de hortelã-pimenta
- Alfarroba em pó (para usar como espessante)

Como usar:
Consuma uma ou duas balinhas diariamente para obter melhores resultados.

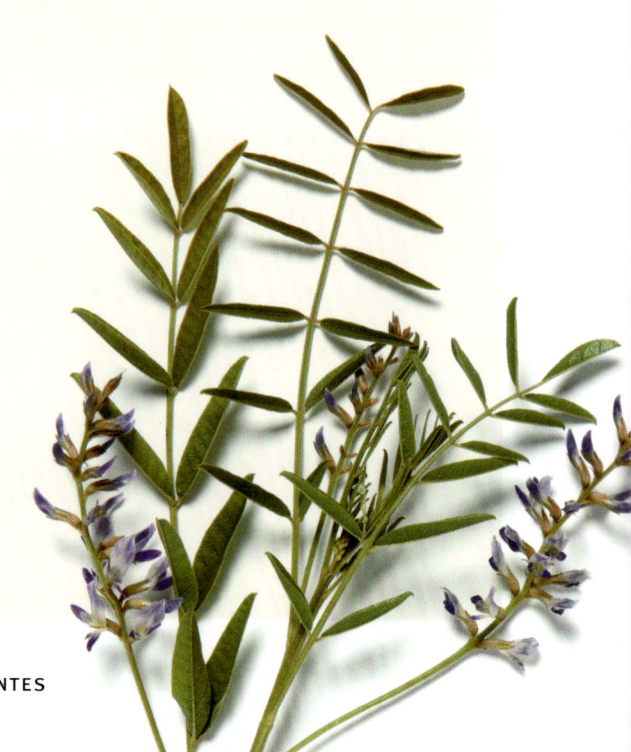

Modo de preparo:
Siga as instruções do preparo de pastilhas de ervas da página 43. Ajuste o sabor a gosto.

Aveia / Avena sativa, A. fatua

Desde criança, lá na zona rural do norte da Califórnia, eu já era íntima das propriedades nutritivas da aveia. No outono, gigantescos caminhões chegavam à nossa fazenda leiteira trazendo fardos de palha de aveia, que nossas vacas comiam avidamente, para depois metabolizarem e darem origem a um delicioso leite cremoso. Anos depois, quando abri a minha primeira loja de ervas e comecei a vender aveia para fins medicinais, meu pai brincava comigo dizendo que eu estava no ramo errado. Talvez ele tivesse razão – meu pai comprava um fardo de palha de aveia por 6 dólares para dar às vacas, e eu vendia 30 gramas por 50 centavos para ajudar as pessoas.

Um dos primeiros cereais a serem cultivados pelo homem, a aveia é conhecida como alimento nutritivo para pessoas e animais de criação, além de ser muito utilizada por conta de seus efeitos tonificantes. A maioria dos fitoterapeutas prefere a aveia leitosa para usos medicinais, mas a palha da aveia (o talo) contém sílica, bem como outros sais minerais ótimos para fortificar ossos, cabelos, dentes e unhas. Esse tipo de aveia é bem conhecido por seus efeitos calmantes e nutritivos no sistema nervoso. A aveia totalmente madura, comumente oferecida como opção saudável ao coração em forma de flocos ou de farinha, também é um alimento calmante e nutritivo.

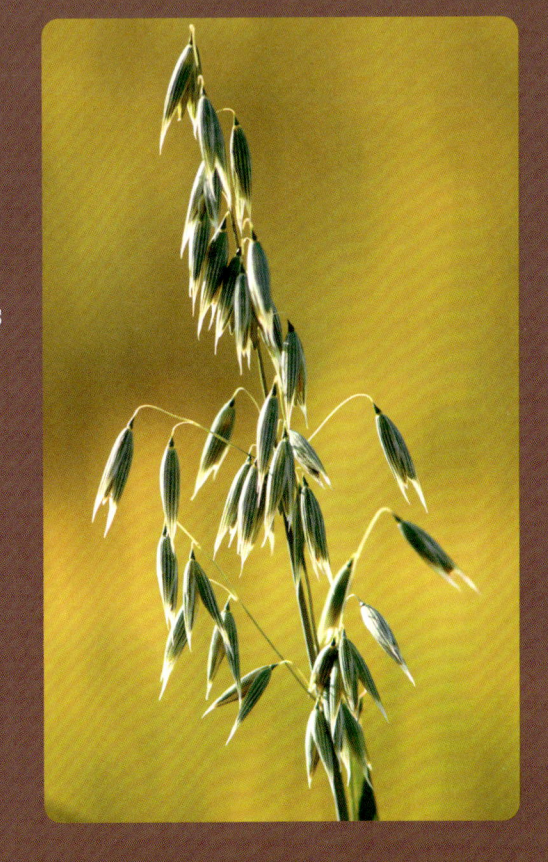

CULTIVO DA AVEIA

Ninguém pensa na aveia como uma planta para se ter no jardim. E eu me pergunto: por que não? Os grãos de aveia são a coisa mais linda, com seus talos dourados balançando ao vento.

Resistente e do tipo anual, a aveia prefere o sol direto em campos abertos. Desenvolve-se melhor em zonas de clima frio a moderado, mas é adaptável. Suas sementes germinam rapidamente. Deixe-as de molho em água da noite para o dia e semeie direto no solo. Mantenha o solo úmido até que as sementes comecem a germinar, depois siga com regas moderadas.

Para fins medicinais, a aveia está no ponto certo para ser colhida quando os grãos estão totalmente maduros, mas ainda "verdosos" – aperte o grão e veja se ele solta um líquido leitoso, um "leite de aveia". Para os usos culinários tradicionais, espere os grãos ficarem dourados e totalmente maduros antes de colher. Sugiro colhê-los em manhãs de sol. Segure uma cesta numa das mãos e use a outra para colher a aveia, puxando os galhos entre os dedos direto para dentro do cesto. Essa tarefa calmante já é por si só um relaxante para os nervos e um dos meus passatempos favoritos.

USOS MEDICINAIS

Hoje em dia as propriedades nutritivas e benéficas da aveia para o coração são bem conhecidas. No entanto, por mais saudável que a aveia tradicional seja, os fitoterapeutas preferem a leitosa. Por quê? As pontinhas da aveia leitosa rendem simplesmente um dos melhores tônicos nutritivos para o sistema nervoso, capaz de aliviar estresse, exaustão, irritação e ansiedade. Embora não cure a doença, a aveia leitosa pode ajudar pessoas que sofrem de esclerose múltipla – quando a bainha de mielina que envolve as terminações nervosas é danificada ou desgastada –, reduzindo os sintomas da doença, atenuando a fadiga, fortalecendo os músculos e melhorando as funções nervosas.

A aveia leitosa também pode ajudar (especialmente quando misturada com a erva-cidreira) crianças e adultos com hiperatividade. Combinada com raízes de damiana e de urtiga, é usada como tônico sexual para homens com problemas de impotência. Também é muito usada em fórmulas – junto com palha de aveia (talos da aveia) – para fortalecer e curar ossos e como fonte de cálcio dietético, especialmente durante a gravidez e a menopausa.

A aveia tradicional, obtida a partir dos grãos maduros, é um alimento curativo, sendo um dos remédios culinários mais fáceis de se ter à mão em momentos de necessidade. Para quem está convalescente

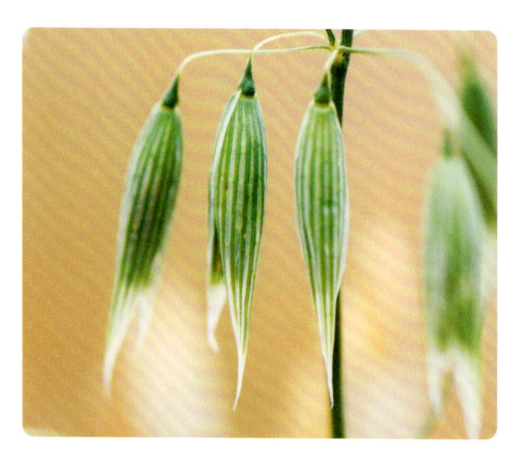

Essas aveias leitosas já estão no ponto para a colheita. Quando apertadas de leve, elas soltam um "leite de aveia".

(principalmente no pós-operatório ou durante quimioterapia), numa situação em que nada permanece no estômago, uma tigela de mingau quentinho de aveia é uma opção nutritiva, calmante e medicinal, com propriedades anti-inflamatórias. Outras ervas tônicas nutritivas podem ser adicionadas ao mingau para enriquecê-lo (veja a receita na página 110).

A aveia também é um excelente remédio para acalmar irritações e coceira na pele. Banho morno de aveia é reconhecidamente benéfico para peles irritadas, rachadas e secas. Com ela você também pode produzir uma loção calmante para usar em queimaduras solares e como curativo facial; basta aplicar no rosto o "leite" que se acumula em cima no mingau de aveia e deixar descansar por 20 a 30 minutos.

Partes usadas
Principalmente os grãos de aveia leitosa, apesar de o talo (palha de aveia) e a aveia seca (aveia mais conhecida) também trazerem benefícios à saúde.

Componentes-chave
Silício, esteróis, flavonoides, amido, proteína, cálcio, sílica, vitaminas do complexo B.

Toxicidade/Contraindicações
A aveia é perfeitamente segura (menos para quem tem alergia).

Banho de aveia para pele seca e rachada

Os banhos de aveia são uma solução historicamente consagrada para peles secas e rachadas. Possuem ação calmante e relaxante para bebês e idosos.

Modo de preparo:
Prepare uma panela grande de mingau de aveia ralo, ou um "chá de aveia", usando quatro a seis vezes mais água que aveia. Deixe cozinhar por 15 minutos e coe, reservando o líquido e a aveia. Preencha uma banheira com água morna e acrescente o líquido do cozimento da aveia direto na banheira. Coloque a aveia cozida em um saquinho de musselina, uma meia-calça ou um pano grande de algodão bem fechado com um nó. Para incrementar os efeitos relaxantes, adicione ao banho 1 gota ou 2 de óleo essencial de lavanda.

Como usar:
Entre no banho e aproveite seus efeitos relaxantes e calmantes. Use o saquinho de aveia cozida como esponja para massagear a pele.

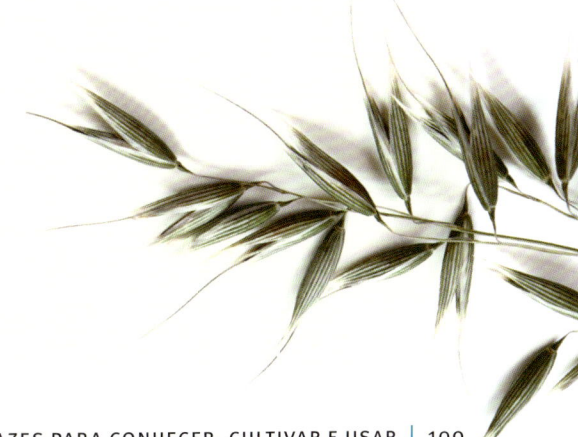

Mingau de aveia para o coração

Use a criatividade nesta receita, adicionando ervas e especiarias!

Modo de preparo:

Prepare um mingau de aveia seguindo as instruções da embalagem. Para cada xícara de aveia cozida, adicione duas colheres de chá de bagas de espinheiro-branco em pó. Adicione frutas secas, como castanha-do-pará, castanha-de-caju ou mirtilos, para uma dose extra de antioxidantes. Adoce com um pouquinho de mel ou melado e finalize com uma pitada de canela.

Como usar:

Esse mingau é uma opção saudável para o café da manhã.

Mingau de aveia restaurador

O mingau de aveia é um alimento nutritivo e de fácil digestão. Ao adicionar ervas medicinais, ele se transforma em alimento medicinal. Você pode acrescentar outras ervas para tratamento de doenças específicas.

- 1 colher de chá de aveia leitosa (aveia recém-amadurecida)
- 1 colher de chá de espinheiro-branco picado (baga)
- 1 colher de chá de ginseng siberiano picado
- ½ xícara de aveia em flocos
- ½ colher de chá de espinheiro-branco em pó (baga)
- ½ colher de chá de raiz-de-ouro em pó
- ½ colher de chá de ginseng siberiano em pó
- Melado, mel, canela e/ou missô (opcional)

Modo de preparo:

Misture a aveia leitosa, as bagas de espinheiro-branco e o ginseng com 2 xícaras de água em uma panela e leve ao fogo. Deixe ferver, retire do fogo, tampe e deixe descansar por 30 a 45 minutos. Coe e descarte as ervas na composteira. Adicione a aveia em flocos ao chá. Deixe ferver e, em seguida, reduza o fogo e deixe ferver até a aveia cozinhar (10 a 15 minutos). O mingau dessa receita fica mais ralo que o mingau de aveia tradicional. Adicione o pó de espinheiro-branco, raiz-de-ouro e ginseng e misture bem. Adoce e/ou saborize com melado, mel e/ou canela ou missô se quiser dar um gostinho de sopa ao mingau.

Babosa / *Aloe vera*

Nativa da África Oriental, essa linda planta abriu caminhos no mundo todo e hoje faz sucesso – feliz da vida, ao que parece – em jardins e vasinhos. A babosa se tornou tão popular que pode ser encontrada à venda até mesmo em supermercados e grandes armazéns. Mas eu me pergunto: quantas pessoas já desfrutaram das maravilhas medicinais dessa suculenta?

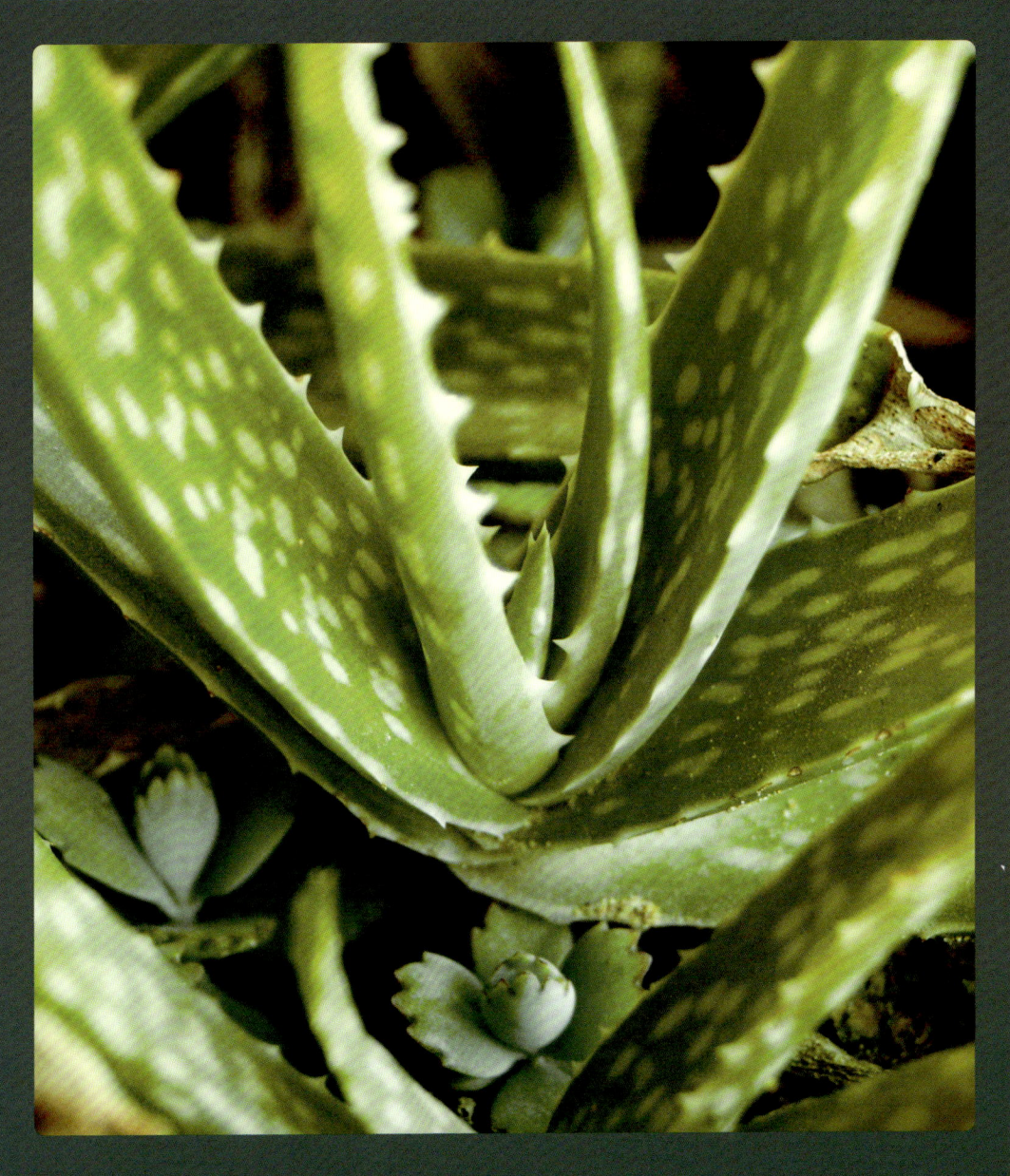

CULTIVO DA BABOSA

Toda casa tem que ter babosa. Suas folhas grandes, suculentas e serrilhadas fazem dela uma bela planta ornamental e dão um charme ao ambiente. Se deixada numa janela ensolarada, pode durar várias estações dando pouco trabalho. Apesar de gostar muito do sol típico das regiões mais quentes e secas do mundo, é bastante resistente e pode sobreviver ao ar livre em lugares mais frios, contanto que fique protegida. Prefere sol direto, solo arenoso com boa drenagem e rega moderada, mas por ser tolerante cresce em vários lugares de condições menos favoráveis. No final da primavera, tenho o hábito de transferir os vasos de babosa para fora de casa, num cantinho sombreado do jardim (para evitar que "queimem no sol"), e depois vergonhosamente esquecer que elas existem. Meses depois, redescubro-as encharcadas das chuvas inclementes do verão, mas ainda vivas, precisando de carinho e cuidado.

A babosa é uma das plantas domésticas mais fáceis de cuidar. Minha amiga e colega de fitoterapia Brigitte Mars sempre diz: "Se não consegue manter nem uma babosa, é melhor comprar plantas de plástico." Meio drástico, mas concordo. É fácil mesmo. Dê sol, terra bem drenada e água em quantidade moderada que a babosa vai se desenvolver bem, presenteando seu lar com uma infinita abundância de folhas medicinais.

USOS MEDICINAIS

A babosa é um excelente remédio para queimaduras de primeiro a terceiro grau. Quando aplicado de forma tópica, aquele gel espesso que escorre das folhas cortadas é calmante e alivia a dor, com alta concentração de antraquinonas, que promovem cicatrização e reparação tecidual rápidas. Com uma camada espessa de gel de babosa é possível acalmar e esfriar queimaduras domésticas ou provocadas pelo sol, além de reverter rapidamente bolhas e prevenir cicatrizes e lesões nos tecidos. Também funciona bem em picadas e ferroadas de insetos, vermelhidão, eczema, acne, feridas cutâneas e inflamações causadas por plantas venenosas, como carvalho-venenoso e hera-venenosa.

Dizem que a babosa era uma das plantas preferidas de Cleópatra. Talvez a primeira "rainha da beleza" e empresária de cosméticos da história mundial, Cleópatra popularizou vários produtos de beleza, inclusive leite e aveia para banho de imersão e babosa para cuidados com a pele. Será que ela sabia que o gel da babosa tem um protetor solar natural capaz de bloquear 20% a 30% de raios ultravioleta? E que a erva tem pH correspondente ao pH natural da pele, o que faz dela um tônico quase perfeito? Reza a lenda que a babosa era o "ingrediente secreto" do creme facial de Cleópatra, mas se há uma coisa que não escondo de ninguém é o meu famoso hidratante facial da Rosemary (confira na página 125).

Quando é ingerida, a babosa é um dos laxantes mais seguros que há. Essa ação laxativa vem da aloína e dos compostos amargos localizados no exterior da bainha das folhas. O que se faz normalmente é desidratar a aloína, transformá-la em pó e adicioná-la a fórmulas de laxantes comerciais. Mas fica o alerta: ao usar a babosa como laxante, vá com calma. Por ser muito potente, ela pode ter efeito purgativo, causando cólicas e dores.

O suco ou gel da polpa das folhas é uma das substâncias mais terapêuticas e calmantes para irritação e inflamação digestivas, como úlceras estomacais e colite. É também um ótimo remédio para dores causadas por artrite e bursite, seja em uso interno ou externo, neste caso sendo usada na forma de linimento. A babosa regula o calor e acalma inflamações. Além disso, alivia a dor e ajuda a curar a origem da sua dor.

Para uso interno, você pode retirar o gel diretamente da folha fresca da babosa, mas evite a casca e a camada mais externa, para fugir dos efeitos laxantes. Apesar de ter vários pés de babosa, aos quais recorro quando preciso tratar irritações da pele, queimaduras e feridas, guardo na geladeira um frasco de gel de babosa industrializado para uso interno. Ele é útil para aliviar problemas intestinais e dores causadas por artrite e inflamação, e não possui os efeitos laxativos. Em termos de sabor, a babosa é insossa, talvez um pouco amarga, mas você pode saborizá-la com suco de limão ou suco de frutas ou hortaliças; dessa forma, quase não vai sentir o gosto.

O gel industrializado da babosa também é a melhor opção para produzir hidratantes e loções – o produto fresco estraga rápido. Em geral, a babosa industrializada leva ácido ascórbico, que funciona como conservante natural e ajuda a prolongar a vida útil dos seus hidratantes e loções.

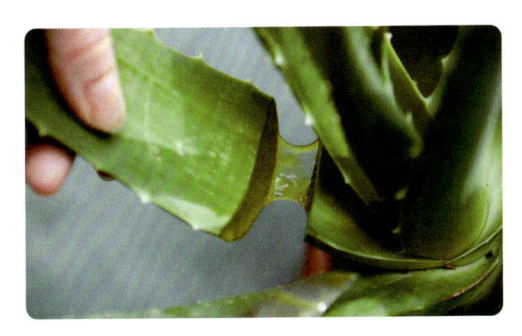

O gel interno da folha de babosa é muito calmante e ótimo para tratar feridas.

Partes usadas
Folhas e suco prensado (ou gel).

Componentes-chave
Fibras, vitaminas do complexo B, vitamina E, selênio, silício, enzimas, aloína, antraquinonas, polissacarídeos e taninos.

Toxicidade/Contraindicações
O pó seco e a bainha externa da folha da babosa podem ter forte efeito laxativo e purgativo, portanto sempre siga as dosagens indicadas quando quiser aproveitar essas propriedades. Por conta desse efeito, grávidas ou lactantes devem evitar ingerir babosa; também é necessário cautela ao oferecê-la a idosos e crianças. Se a pessoa apresentar cólica ou dor no estômago, interrompa o uso.

Não é recomendado usá-la como tratamento tópico para estafilococos ou infecções relacionadas a estafilococos, como impetigo. Ela prende as bactérias estafilococos, criando uma placa de Petri perfeita para que elas cresçam. Se você estiver com suspeita de infecção por estafilococos, não passe nenhum produto à base de babosa.

Gel de babosa

Para acalmar queimaduras, feridas e irritações da pele, nada supera a babosa fresca.

Modo de preparo:

Corte uma folha grande e firme de babosa. Recomendo que faça isso em cima de um prato, pois essa planta começa a soltar seu gel assim que é cortada. Use uma colher de sopa para raspar o gel que fica dentro da folha. Se preferir o gel mais lisinho, bata-o no liquidificador.

Armazene em um frasco na geladeira, onde pode durar algumas semanas. (De acordo com a *Illustrated Herb Encyclopedia*, de Kathi Keville, para prolongar ainda mais a validade do gel de babosa, adicione 500 UI de vitamina C para cada xícara de gel.)

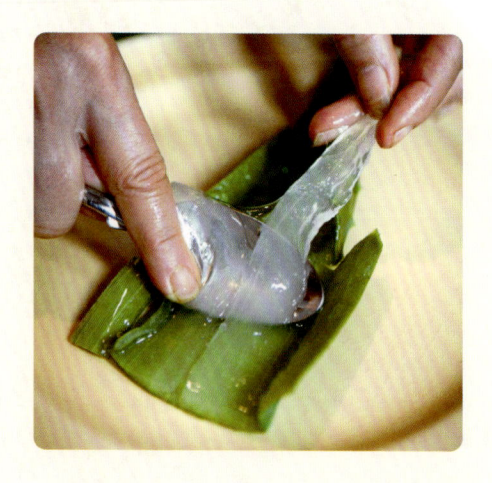

Como usar:

Aplique o gel diretamente em queimaduras, feridas ou irritações na pele. A babosa traz uma sensação imediata de frescor e é capaz de reparar e curar tecidos lesionados.

À medida que seca, a babosa começa a puxar e repuxar a pele. Isso faz parte do processo de cura, mas, se ficar muito incômodo, retire o gel delicadamente lavando com água. Repita a aplicação várias vezes ao dia.

Variações

* Você também pode deixar o gel na folha, cortando apenas a quantidade necessária para cada aplicação. Embrulhe a folha em papel encerado ou filme plástico para mantê-la fresquinha e evitar que o gel escorra. Armazenada dessa forma, a babosa permanece fresca e ativa por vários dias ou até semanas.
* O suco de babosa e hortelã é curativo e calmante. Para fazê-lo, misture uma xícara de gel de babosa (de dentro da folha, e não da parte externa) com suco de um limão e alguns raminhos de hortelã fresca. Coloque no liquidificador e bata bem. Se quiser, você pode adoçá-lo com uma colher de mel. Eu particularmente prefiro o suco azedinho e refrescante. Beba ¼ a ½ xícara de acordo com a necessidade ao longo do dia. (Para dar um sabor azedinho e de enzimas digestivas, adicione ½ xícara de suco de abacaxi sem açúcar).

Loção para irritações de pele (por plantas venenosas)

Para esta receita você pode usar gel de babosa industrializado ou o gel caseiro (confira a receita na página 114). Se usar o gel caseiro, adicione 500 UI de vitamina C a cada xícara; ela serve de conservante. Uma opção de tratamento complementar para aliviar o estresse e a dor causados por algumas plantas venenosas (como carvalho-venenoso e hera-venenosa) é uma colher de chá de tintura de valeriana de acordo com a necessidade ao longo do dia.

- 1 parte de bardana (folhas)
- 1 parte de tanchagem (folhas)
- 1 parte de milefólio (folhas e flores)
- Vinagre de maçã (de preferência o não pasteurizado)
- Gel de babosa
- Óleo essencial de hortelã-pimenta

Modo de preparo:
Encha um pote de vidro com partes iguais de folhas de bardana, tanchagem, milefólio e despeje o vinagre. Deixe o pote em uma janela em que bata sol, por duas a três semanas. Peneire e reserve o líquido. Para cada xícara de vinagre, adicione ½ xícara de gel de babosa e quatro ou cinco gotas de óleo essencial de hortelã-pimenta.

Como usar:
Agite bem antes de usar. Aplique nas áreas afetadas para acalmar, aliviar e curar irritações de pele.

Gel de babosa e confrei para artrite

- Confrei (raiz e folha)
- ¼ de xícara de gel de babosa
- 1 a 2 gotas de óleo essencial de hortelã, hortelã-pimenta ou gualtéria

Modo de preparo:
Faça ¼ de xícara de chá forte (infusão) de confrei seguindo as instruções da página 29. Misture bem com o gel de babosa e o óleo essencial. Guarde em um pote de vidro na geladeira, onde pode durar por cinco a sete dias.

Como usar:
Agite bem antes de usar. Aplique em juntas e músculos doloridos por artrite, fazendo uma massagem delicada.

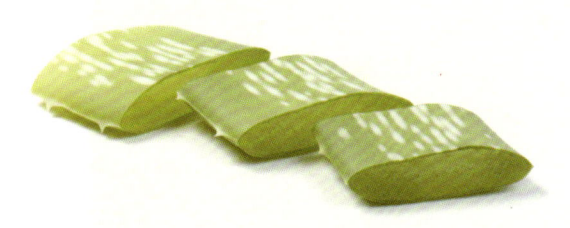

Bardana / *Arctium lappa*

Planta silvestre e um tanto teimosa, é o terror dos agricultores, mas uma dádiva para os fitoterapeutas. A bardana é simplesmente uma das ervas mais seguras, saborosas e purificantes usadas tanto no Ocidente quanto na medicina chinesa tradicional. Sabe o que é bom? Ela nasce em vários tipos de condições e hábitats, e o melhor: você pode colhê-la de graça.

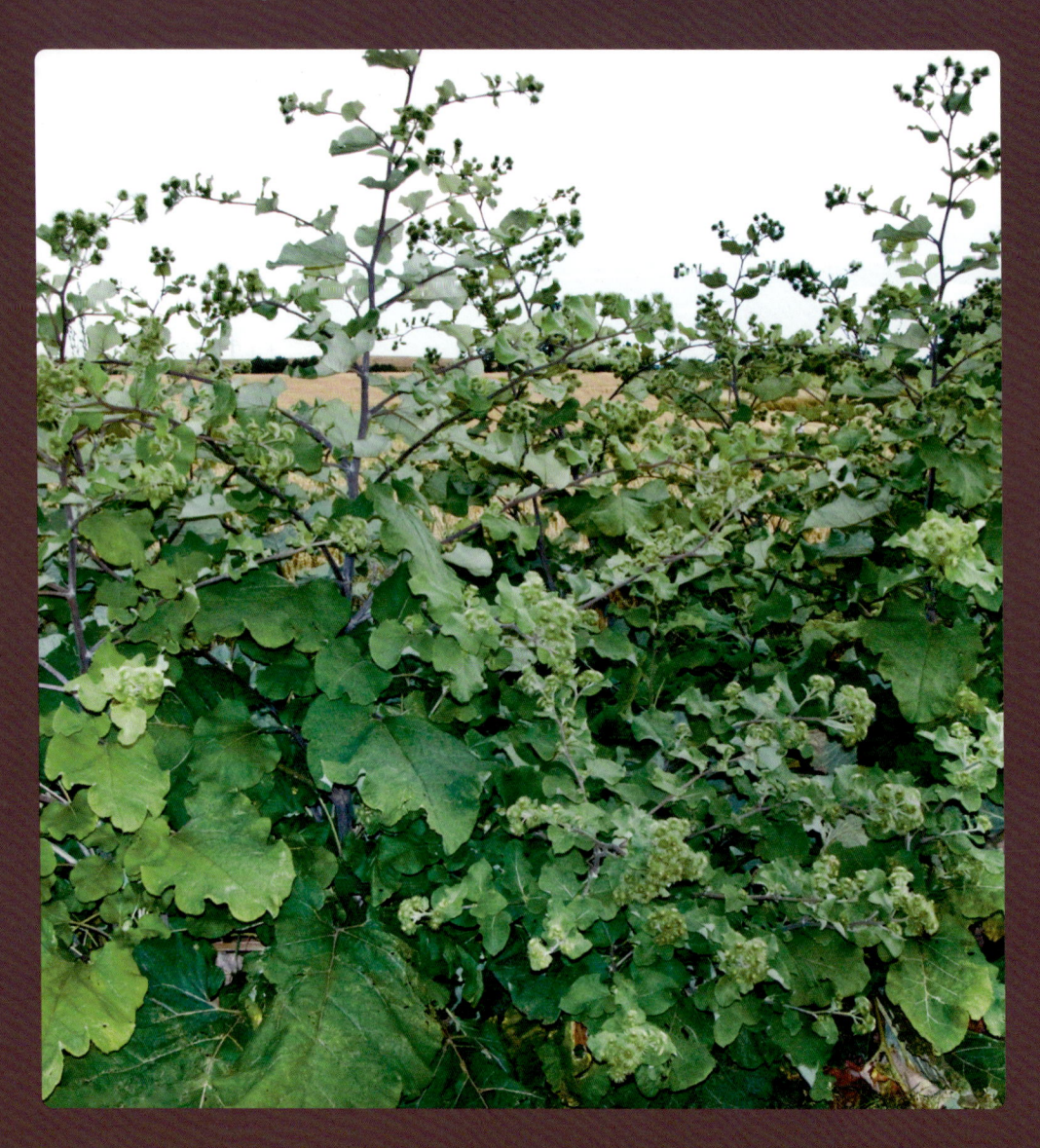

CULTIVO DA BARDANA

Para a maioria das pessoas, a questão é descobrir como *não* cultivar a bardana. Agressiva e teimosa, ela cresce bem em todo o continente americano. Sua vagem redonda e espinhosa, formato estratégico para que ela grude em tudo e todos que encostarem nela – inclusive em animais, pássaros e pessoas; ela não faz distinção –, é um mecanismo eficaz de dispersão que, inclusive, foi o que inspirou a criação do velcro. A bardana é fácil de cultivar, cresce bem em solo pobre, solo fértil, solo pedregoso, o que for. Sobrevive em temperaturas congelantes, mas se sai igualmente bem em lugares de clima mais quente. É resistente à seca, mas gosta de uma boa chuva de vez em quando. Grande e robusta, com folhas grandes e largas e flores que se parecem com as do cardo, fica linda no jardim. No entanto, cada vagem produz centenas de sementes; então, a não ser que você queira uma plantação de bardana, retire as sementes no outono antes que amadureçam. E se você tiver animais de estimação, principalmente animais de pelo longo, recomendo fortemente que retire as sementinhas das bardanas, ou será necessário tosar os bichinhos. Acredite: já reguei meias cheias de sementes de bardana, e elas brotaram!

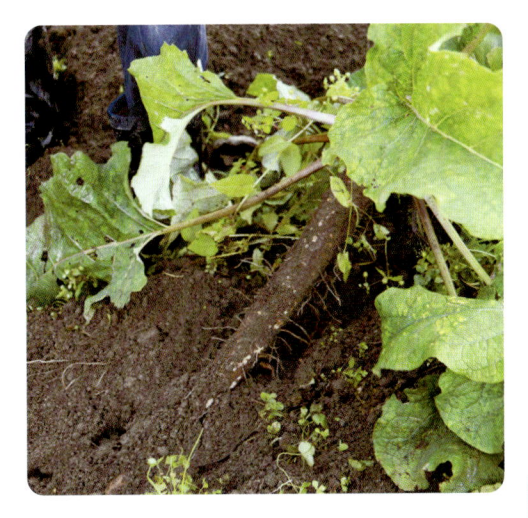

A raiz de bardana é uma planta medicinal, versátil e eficiente.

USOS MEDICINAIS

A bardana é uma das melhores plantas para tratar problemas de pele. Pode ser usada interna e externamente para tratar eczema, psoríase e outros desequilíbrios da pele. É minha erva preferida para tratar jovens com problemas de pele, acne, furúnculos e outros "de natureza eruptiva" devido à mudança de hormônios da adolescência ou a uma alimentação desequilibrada (açúcar e fast-food em excesso). Pode não ser o único remédio que existe para corrigir totalmente o problema, mas ajuda – isso se você conseguir convencer o jovem a experimentá-la. Um bom argumento é que ela é saborosa. Dê para seu filho adolescente experimentar o chá de *root beer* misturado com água gaseificada (confira na página 119); ele é aromatizado com gengibre, canela e estévia (para adoçar) e tem gosto de *root beer* (refrigerante norte-americano à base de raízes) das antigas. Ou, se for mais fácil, ofereça a tintura de bardana. Não adianta ter o melhor remédio do mundo para deixá-lo esquecido na prateleira.

A bardana também é ótima para limpeza de peles secas, irritadas e com coceira. Prepare uma decocção usando a raiz, molhe um pano no líquido e aplique diretamente na pele.

Ou misture esse mesmo chá à água da banheira.

Além de ser um remédio específico para o fígado, a bardana também é calmante, ou seja, serve para atenuar problemas de natureza explosiva e agitada. Seu marido se irrita fácil? Fica quente e vermelho, com sinais de "estresse hepático" – indigestão, gases, talvez algum sobrepeso? Então a bardana é a melhor opção. Faça uma tintura usando a mesma quantidade de raiz de bardana e raiz de dente-de-leão. Ofereça uma colher de chá duas ou três vezes ao dia por quatro a seis semanas. Claro, se ele cortasse frituras, carne vermelha e queijo também ajudaria muito, mas essa tintura pode auxiliar a nutrir e tonificar o fígado e reduzir os sintomas explosivos.

Os cientistas vêm estudando o potencial anticancerígeno e antitumoral da raiz de bardana, que inclusive é um dos compostos do Essiac, uma fórmula anticancerígena nativo-americana muito conhecida e usada até hoje. A raiz de bardana também possui efeitos benéficos ao sistema linfático, que é parte importante do sistema imunológico.

A bardana é recomendada em casos de estagnação ou congestão linfáticas, que causam inchaço nos gânglios linfáticos. Percebeu esse inchaço? Beba três a quatro xícaras de chá de bardana por dia para fazer um detox. Parece muito, não é? Sim, mas também é uma forma de reduzir o consumo de outras bebidas não tão saudáveis. Faça um litro de chá por dia e leve sempre com você para tomar a garrafa inteira. Em poucos dias o inchaço deve ter diminuído.

Partes usadas

Principalmente a raiz, mas sementes e folhas podem ser usadas na forma de cataplasmas e pomadas.

Componentes-chave

Cálcio, magnésio, fósforo, ferro, cromo, inulina, sesquiterpenos, glicosídeos amargos, flavonoides e óleos voláteis.

Toxicidade/Contraindicações

Nenhum risco; a bardana é uma das plantas mais usadas e seguras.

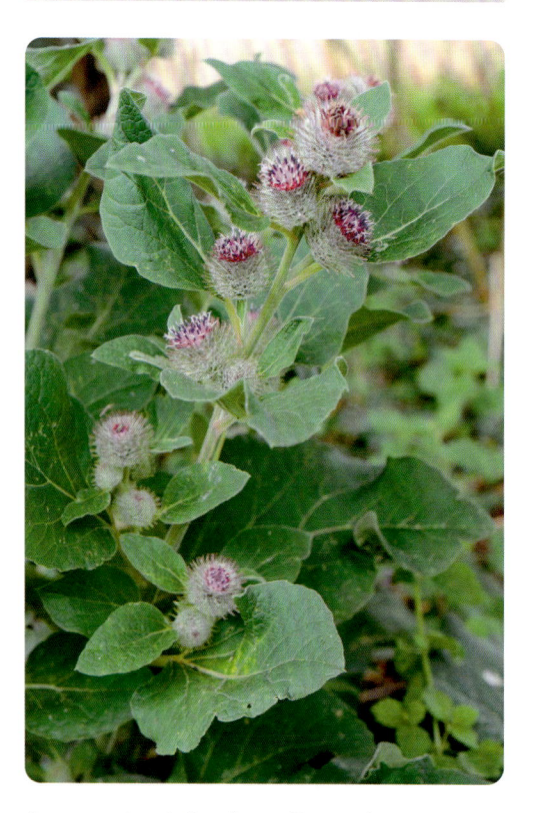

As sementes de bardana são usadas em pomadas e cataplasmas para acalmar erupções cutâneas.

Chá de root beer

Para fazer esta receita você pode usar as raízes frescas ou secas da bardana. Para adoçar, eu uso estévia, que é um pequeno arbusto de folhas verdes e extremamente doces – 50 vezes mais doces que o açúcar. A estévia não tem calorias, não danifica dentes nem gengivas e não é prejudicial para diabéticos e outras pessoas com problemas de glicose no sangue. É usada em vários lugares como alternativa saudável ao açúcar.

- 1 parte de bardana picada (raiz)
- 1 parte de canela em pau quebrada
- 1 parte de salsaparrilha (raiz)
- ½ parte de dente-de-leão (raiz) (quanto mais melhor, mas deixa o chá amargo)
- ¼ de parte de gengibre picado (não em pó) ou ralado na hora
- Uma pitada de estévia (em geral basta ½ colher de chá para cada 900 mL)
- Água gaseificada (opcional)

Modo de preparo:

Prepare uma decocção com bardana, canela, salsaparrilha, dente-de-leão e gengibre, seguindo as instruções da página 30. Ajuste os sabores a gosto e depois coe. Beba quente ou gelado. Com água gaseificada fica uma delícia – use ¼ de xícara de água com gás para ¾ de xícara do chá com gelo.

Como usar:

Esse chá é gostoso e pode ser bebido só por prazer, mas para fins medicinais, por exemplo, é ótimo para tratar acne ou eczema. Beba 2 a 3 xícaras diariamente por duas semanas. Faça uma pausa de uma semana e repita caso os sintomas persistam.

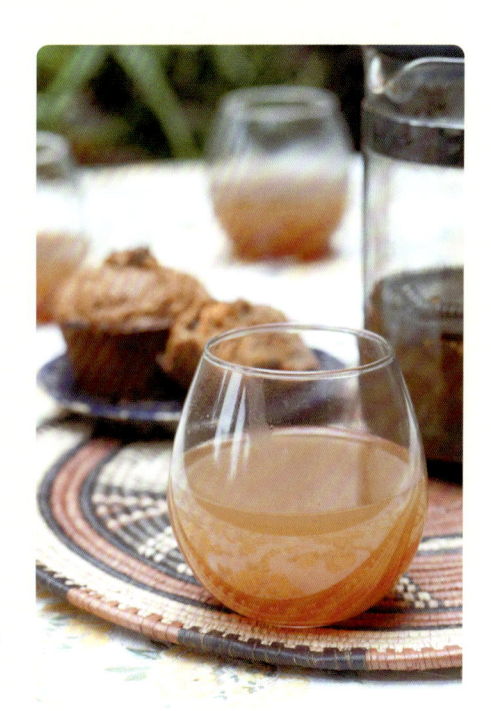

Gobo (raiz de bardana) no vapor

Este prato pode ser encontrado em bons restaurantes japoneses.

Modo de preparo:

Limpe as raízes frescas de bardana e remova a casca caso ela esteja dura. Rale a raiz e cozinhe-a rapidamente no vapor (por 3 a 5 minutos), regue com um fio de óleo de gergelim torrado e mexa bem. Se quiser, finalize com gergelim torrado.

Como usar:

Coma! É um remédio em sua melhor forma.

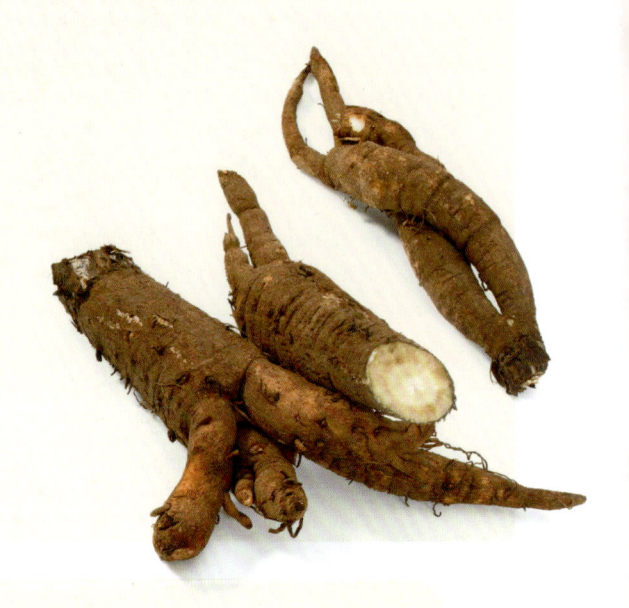

Tintura resfriante para o fígado

Está sentindo muito calor? Uma forma de saber se o seu organismo está aquecendo demais é verificar se a sua pele está vermelha ou avermelhada, se você tem estado muito agitado, com temperamento explosivo e personalidade "esquentada". O calor faz bem para o corpo, mas em excesso pode causar hipertensão, problemas cardiovasculares e distúrbios do fígado.

- » 1 parte de bardana (raiz)
- » 1 parte de dente-de-leão (raiz)
- » ¼ de parte de canela em pau
- » Álcool 40%, vinagre de maçã ou glicerina não pasteurizada

Modo de preparo:

Prepare uma tintura com as ervas, seguindo as instruções da página 40.

Como usar:

Tome ½ a 1 colher de chá três ou quatro vezes por dia durante quatro a seis semanas. Continue tomando a tintura por mais tempo, se achar necessário. Bardana, dente-de-leão e canela são considerados alimentos funcionais sem efeitos colaterais, mesmo a longo prazo.

Calêndula / *Calendula officinalis*

Esta pequena flor solar ilumina muitos jardins. Além de resistente e linda, é um ótimo remédio e também é comestível! Antigamente, a flor da calêndula era muito usada em sopas e guisados. Como tem uma floração estendida (o ano todo, em alguns locais mais quentes), acreditava-se que suas flores estimulassem um humor solar e uma boa saúde no decorrer dos meses mais frios. Se você tiver calêndula no jardim, use-a nas saladas, que ficarão lindamente douradas com suas flores. Elas iluminam qualquer refeição e enchem os olhos até dos mais chatos para comer. Dica de deleite gastronômico: faça uma omelete com urtiga cozida, queijo feta e flores de calêndula.

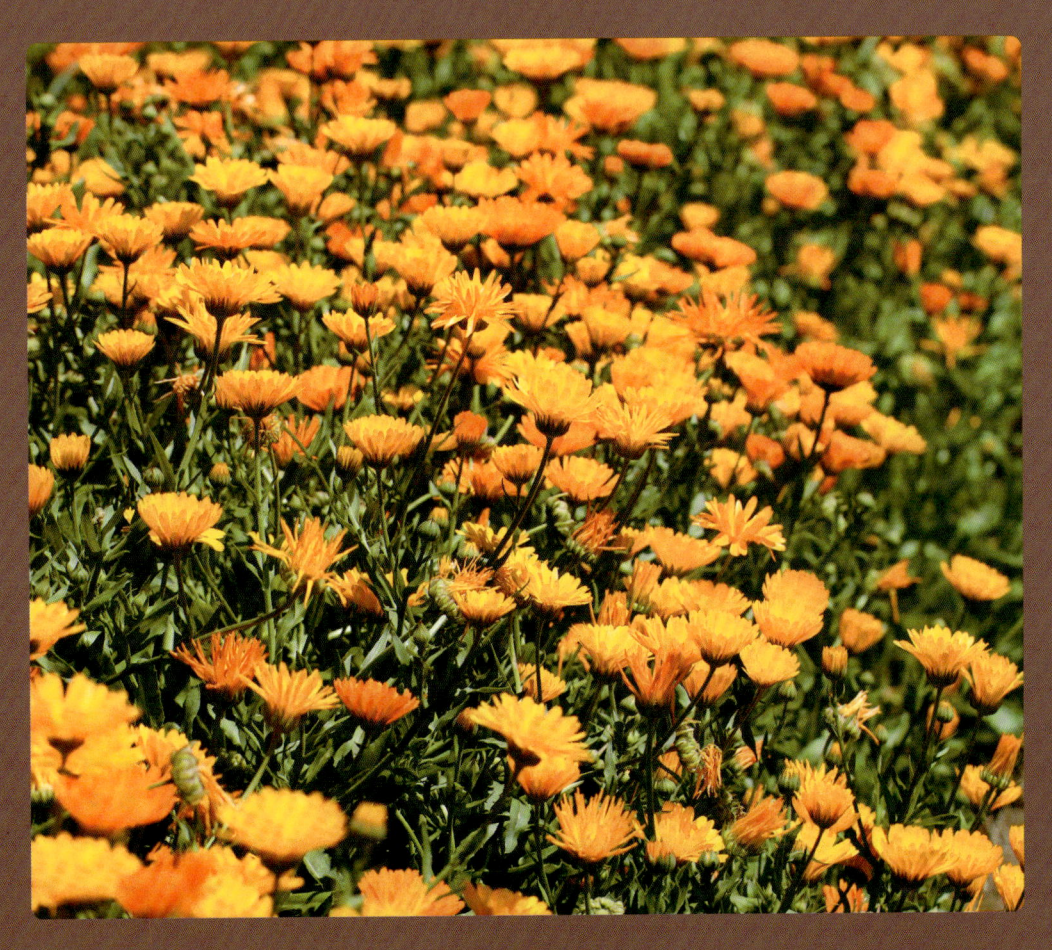

CALÊNDULA

CULTIVO DA CALÊNDULA

A calêndula é uma das melhores flores para se cultivar. Começa a florescer cedo e, mesmo quando a primeira neve cai no meu jardim, não é raro que ainda esteja florescendo. Plante as sementes diretamente na terra.

Em climas mais temperados, pode-se semear a calêndula no outono para que sua floração aconteça no início da primavera. Em Vermont, apesar de algumas calêndulas se autossemearem e rebrotarem na primavera, tenho o costume de coletar sementes no outono e plantá-las na primavera. Quanto mais você retirar as lindas bolinhas douradas e amarelas da calêndula, mais flores ela vai dar. Ao contrário de vários tipos de flor, essa lindeza não é das mais exigentes. Ela gosta de sol direto, uma terra boa e fértil (embora também cresça em terra pobre) e regas ocasionais. Cresce bem se for cercada de cuidados e quase tão bem mesmo que seja esquecida. Quando as flores estão no ponto de colheita, ficam pegajosas por causa de uma resina que possui várias propriedades antifúngicas. Portanto, as flores pegajosas são boas.

USOS MEDICINAIS

Ótima para o tratamento de feridas ou contusões, a flor de calêndula cicatriza feridas e estimula a reparação e o crescimento das células. Também é um excelente antisséptico e anti-inflamatório. De uso interno e externo, também ajuda a controlar infecções, sendo um ingrediente comum em cremes e pomadas, e a tratar contusões, queimaduras, feridas, ulcerações, infecções e erupções cutâneas. A flor da calêndula é maravilhosa para a pele dos bebês, pois é potente e calmante ao mesmo tempo, sendo ideal para tratar crosta láctea, assaduras e outras irritações cutâneas. O chá de calêndula é bom para interromper a proliferação do fungo cândida, comum em lactentes – também conhecido como "sapinho".

Esse chá também é útil em uso tanto interno quanto externo (em

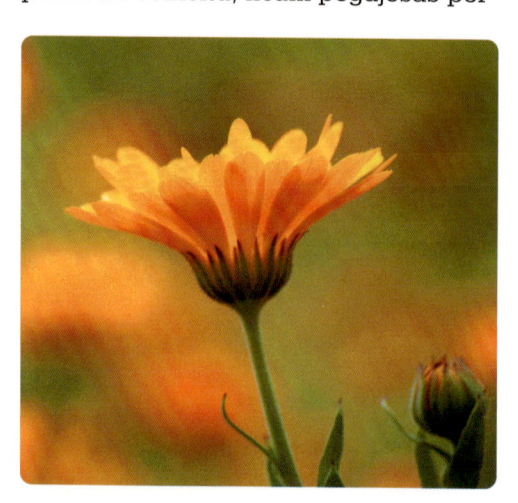

No jardim, a calêndula é uma das flores mais resistentes. Ela consegue florescer até quando a neve começa a cair.

Parte usada
Flores.

Componentes-chave
Carotenoides, flavonoides, mucilagem, saponinas, compostos amargos, óleo volátil e resinas.

Toxicidade/Contraindicações
A calêndula tem um histórico irretocável, e não há nenhum relato de toxicidade. Use-a com alegria e à vontade.

loções de limpeza ou cataplasmas) e é eficaz contra a febre moderada, impedindo-a de aumentar muito. As leves propriedades antissépticas da flor ajudam no tratamento de problemas gastrointestinais, como úlceras (se misturada com raiz de malvaísco), de cãibras (se misturada com valeriana ou casca do tronco de viburno), indigestão (se misturada com hortelã-pimenta) e diarreia (sozinha ou misturada com raiz de amoreira).

    A calêndula é uma das melhores ervas para nutrir e purificar o sistema linfático. É a ela que recorro para tratar gânglios inchados. Sozinha ou misturada com outras plantas purificadoras do sistema linfático, como bardana, trevo-vermelho, amor-de-hortelã e morugem, a calêndula estimula a drenagem linfática e elimina congestões do corpo. O sistema linfático é uma parte importante do sistema imunológico, mas não tem mecanismo de bombeamento, então depende dos movimentos do corpo para que os fluidos linfáticos se movam rapidamente e com mais facilidade. Você se alonga? Dança? Pula? Tem se movimentado? Se você não se movimenta, os gânglios linfáticos podem ficar congestionados e lentos. Quer melhorar a saúde do seu fluxo linfático? Movimente-se e tome chás de calêndula, trevo-vermelho e bardana.

Óleo de calêndula

Colha as flores de calêndula quando estiverem abrindo, se possível em dias secos e ensolarados, quando a resina estará mais forte. Ao colher os botões você pode ficar com os dedos grudentos por causa da resina das flores, mas isso é um bom sinal.

Modo de preparo:

Pegue um pote de vidro com capacidade para 900 mL e encha-o até ¾ da altura com botões de calêndula. Preencha o pote com azeite de oliva (para preparações medicinais) ou óleo de amêndoa, semente de uva ou de damasco (para preparações cosméticas), deixando um espaço de 2,5 cm até a boca. Guarde o pote em local quente e ensolarado e deixe o óleo e as ervas descansarem em infusão por três a quatro semanas. Coe e devolva o óleo ao pote. (Para obter um óleo ainda mais concentrado, adicione um punhado extra de botões de calêndula ao mesmo óleo coado e deixe descansar por mais três a quatro semanas.) Guarde o pote em local fresco e longe da luz solar direta (pode ser na geladeira), onde o óleo pode durar até um ano.

Como usar:

Aplique o óleo de calêndula diretamente na pele, sobre erupções cutâneas, eczema e gânglios linfáticos inchados. Esse óleo é maravilhoso para massagens e um ótimo complemento para qualquer receita de cosmético que leve óleo na composição.

Pomada de calêndula

Esta é uma das pomadas preferidas dos fitoterapeutas, sendo muito usada para tratar problemas de pele, como feridas, cortes e erupções cutâneas. Também é ótima para tratar crosta láctea e assaduras em bebês e crianças pequenas. O óleo essencial de lavanda traz um aroma extra e também contribui com suas propriedades antibacterianas, antifúngicas e antimicrobianas.

» 1 xícara de óleo de calêndula (confira a receita na página 123)
» ¼ de xícara de cera de abelha ralada
» 4 a 6 gotas de óleo essencial de lavanda
» 1 pitada de cúrcuma em pó (para dar cor)

Modo de preparo:

Esquente o óleo em fogo bem baixo e misture a cera de abelha (reserve uma colher de sopa). Assim que a cera derreter, coloque uma colher de sopa da mistura em um prato e leve-o ao congelador por 1 ou 2 minutos, até a pomada esfriar. Verifique a consistência. Caso queira uma pomada mais firme, adicione o resto da cera de abelha; se quiser uma pomada mais mole, adicione um pouco mais de óleo.

Quando conseguir a consistência desejada, adicione o óleo essencial, ajustando a quantidade conforme a intensidade de aroma de sua preferência. Junte a cúrcuma para realçar a cor laranja.

Distribua a pomada em pequenos frascos ou latas. Deixe esfriar antes de tampá-los e guarde em um local fresco e escuro, onde a pomada pode durar no mínimo um ano.

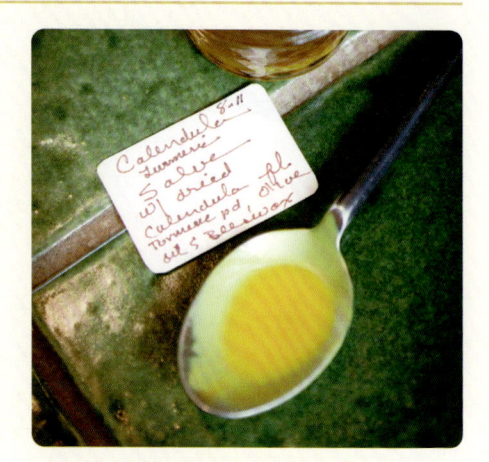

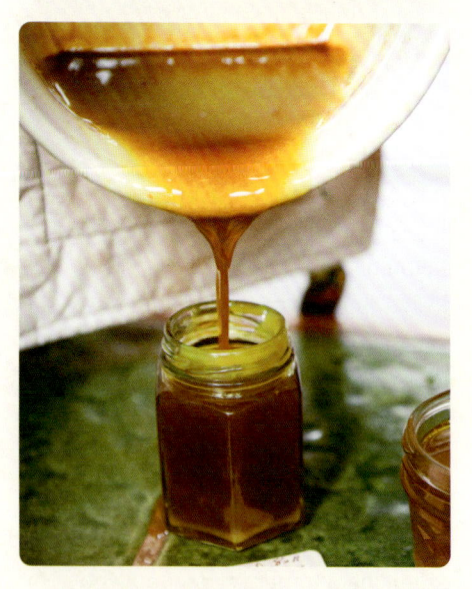

Como usar:

Aplique uma pequena quantidade da pomada de calêndula nas áreas afetadas para tratar erupções cutâneas, feridas, cortes, assaduras ou crosta láctea, fazendo uma massagem delicada.

O famoso hidratante facial da Rosemary

Creme rico, espesso e maravilhosamente hidratante, talvez esta seja uma das minhas fórmulas mais famosas. Esse hidratante é perfeito para a pele. Dependendo das ervas usadas para fazê-lo, pode ser muito eficaz contra problemas de pele. Quando feito com óleo de calêndula e óleo essencial de lavanda, por exemplo, pode ser usado como pomada cicatrizante para bebês, como calmante para peles ásperas ou irritadas ou simplesmente como um divino cosmético para peles maduras e "envelhecidas".

- ¾ de xícara de óleo de calêndula, feito com partes iguais de óleo de semente de uva e óleo de semente de damasco (confira a receita na página 123)
- ⅛ de xícara de manteiga de cacau
- ⅛ de xícara de óleo de coco
- 1 colher de sopa de cera de abelha ralada
- ¼ de xícara de gel de babosa industrializado
- ¾ de xícara de água destilada
- Algumas gotas de óleo essencial de lavanda

Modo de preparo:

Em uma panela, misture o óleo de calêndula, a manteiga de cacau, o óleo de coco e a cera de abelha em fogo bem baixo até derreterem. Despeje em um copo medidor ou uma tigela e deixe esfriando por algumas horas ou durante uma noite, até a mistura ficar um pouco firme, grossa e cremosa.

Coloque a mistura no liquidificador. Em uma tigela separada, misture a babosa, a água e o óleo essencial. Ligue o liquidificador na velocidade mais potente e vá despejando lentamente a mistura de água, babosa e óleo, até que a mistura se incorpore ao que já estava no liquidificador. O aparelho vai "engasgar" conforme a mistura for engrossando e ficando branca e cremosa.

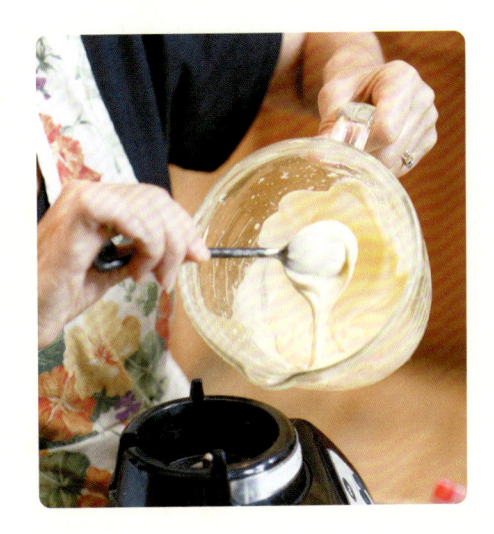

Desligue o liquidificador e distribua o creme em pequenos frascos. Tampe e guarde-os em local fresco e escuro, onde o creme pode durar até um ano.

Como usar:

Use sempre que quiser. Apesar de ser um creme facial, você pode usar no corpo todo. Ele é maravilhoso para peles secas e sensíveis.

Camomila / *Matricaria recutita*
(e espécies relacionadas)

Essa planta tão conhecida e valorizada é um verdadeiro prodígio medicinal. A camomila é a prova de que delicadeza não é sinônimo de fraqueza; mesmo sendo extremamente suave, ela é potente e eficaz. As farmacopeias (documentos médicos oficiais) de 26 países aprovam a camomila para tratar problemas que vão desde cólicas e indigestão até espasmos musculares, tensão, inflamações e infecções. Essa baixinha é uma gigante em toda botica caseira.

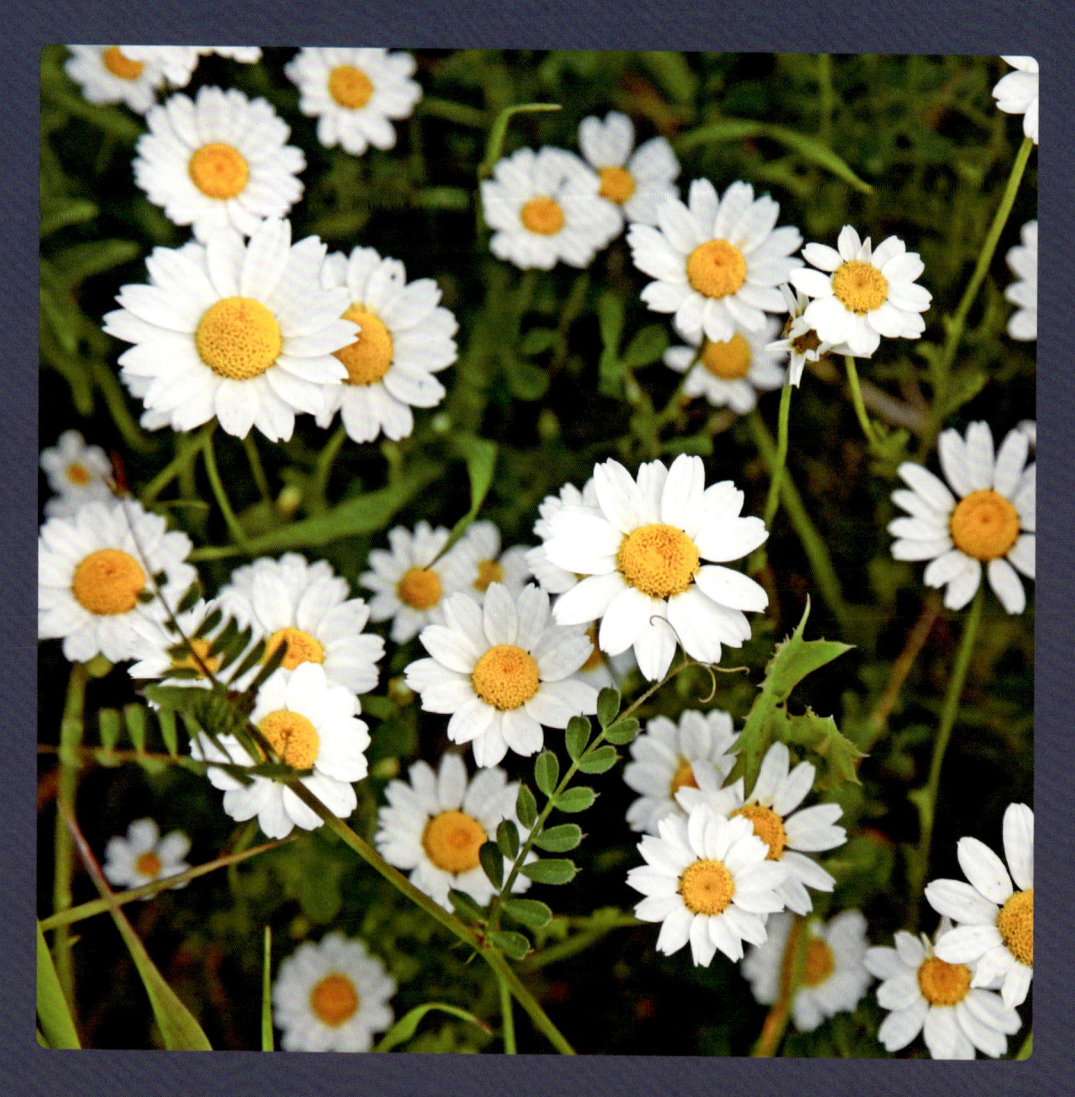

CULTIVO DA CAMOMILA

Facilmente cultivada a partir de sementes, a camomila cresce melhor quando semeada diretamente na terra no início da primavera. Prefere solos secos, leves e com boa drenagem, mas não é nem um pouco exigente. Quando plantada em solo fértil, produz uma folhagem maior e mais farta, mas não necessariamente mais flores. Na verdade, a camomila produz flores mais abundantes e potentes quando é cultivada em regiões de solo mais pobre. Prefere sol direto, mas também gosta de tempo mais fresco; em lugares de clima quente, fica mais frondosa. Se você mora em uma região quente, comece a cultivar bem no início da primavera para que as flores tenham a oportunidade de se abrir antes do calor do verão. Em algumas áreas, você pode ter duas colheitas – uma no início da primavera e outra no final do outono.

Quando as flores estiverem totalmente abertas e perfumadas, abra os dedos na posição de dentes de garfo e retire-as puxando entre os dedos direto para a cesta. Essa técnica funciona bem melhor do que tirar cada florzinha individualmente. As colheitadeiras comerciais usam ancinhos reais – os mesmos usados em colheitas de mirtilo, para colher flores em grandes quantidades.

A camomila fica linda em canteiros perto de caminhos; ao encostar nas flores, elas liberam uma deliciosa fragrância frutada, que lembra abacaxi e maçã. Antigamente, a camomila era conhecida como a "médica das plantas", e acreditava-se que ela era capaz de curar qualquer praga que contaminasse as plantas à sua volta.

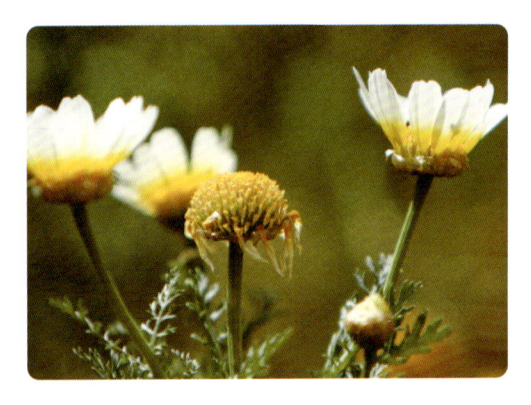

Uma das melhores maneiras de colher as pequenas e perfumadas flores de camomila é passar os dedos abertos como um garfo delicadamente na planta, recolhendo várias flores de cada vez.

Até hoje continua sendo muito usada como planta de companhia em jardins, sendo cultivada perto de outras plantas para mantê-las saudáveis e livres de pragas.

USOS MEDICINAIS

As flores de camomila são ricas em azuleno, um óleo volátil que contém vários princípios ativos que atuam como anti-inflamatórios e antitérmicos, fazendo dela uma boa opção para o tratamento de artrite e outros problemas inflamatórios. Em um estudo clínico, das 12 pessoas que beberam chá de camomila em vez de tomar o analgésico habitual na hora de dormir (para aliviar dores gerais),

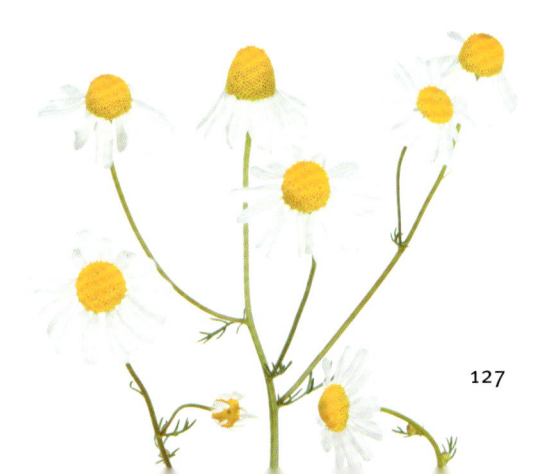

CAMOMILA

dez entraram em um estado profundo de repouso e conseguiram dormir 10 minutos depois de se deitarem.

Outros estudos confirmam o que os fitoterapeutas já sabem há muito tempo: essa planta comum é ótima para os sistemas nervoso e digestório. As flores produzem um chá calmante, excelente para aliviar o estresse e o nervosismo, promovendo uma boa noite de sono e auxiliando na digestão. No caso de lactentes e crianças, o chá de camomila é muito usado para acalmar cólicas e problemas digestivos. Também pode ser adicionado à água da banheira caso você queira um banho super-relaxante e calmante. A camomila também produz um excelente óleo de massagem, ideal para aliviar estresse, ansiedade e dores musculares.

Partes usadas

Principalmente as flores, mas as folhas também podem ser utilizadas.

Componentes-chave

Azuleno e outros óleos voláteis, flavonoides, taninos, glicosídeos amargos, salicilatos, cumarinas, cálcio, magnésio, fósforo.

Toxicidade/Contraindicações

Algumas pessoas são alérgicas a camomila. Em caso de coceira nos olhos ou ouvidos, nariz escorrendo, garganta arranhada ou outros sinais de alergia, interrompa o uso.

Chá calmante de camomila

Não há nada mais simples que o preparo do chá de camomila. Seja com flores frescas ou secas, poucas coisas trazem mais calma e paz à alma.

Modo de preparo:

Prepare uma infusão das flores seguindo as instruções da página 29. Use 1 colher de chá de flores secas ou 2 colheres de chá de flores frescas para cada xícara de água, ou 30 gramas de flores secas ou 60 gramas de flores frescas para cada 900 mL de água. Deixe descansar, tampado, por 15 a 20 minutos. Como a camomila tem componentes amargos, quanto mais tempo ela descansar na água quente, mais amargo o chá vai ficar. Para que o chá fique mais agradável e menos amargo, deixe as flores por menos tempo na água.

Como usar:

Beba 2 a 3 xícaras diariamente ou sempre que precisar. A camomila tem efeitos duradouros quando usada durante várias semanas. É bom misturar com outras ervas auxiliares do sistema nervoso, como erva-cidreira e pétalas de rosa. É excelente para bebês, crianças e adultos.

Chá de camomila para olheiras

Ajuda a aliviar estresse, tensão ocular e inchaço nos olhos.

Modo de preparo:
Coloque dois saquinhos de chá de camomila em água quente e deixe-os descansando por 2 minutos ou até afundarem totalmente. Retire e deixe-os esfriar até atingirem uma temperatura tolerável para consumo.

Como usar:
Coloque um saquinho de chá diretamente sobre cada olho. Deite-se e relaxe. Deixe os saquinhos na mesma posição por 15 a 20 minutos.

Banho antiestresse

Entrar num banho de ervas é como entrar em uma xícara gigante de chá: os poros se abrem, absorvendo as propriedades medicinais das ervas, e a água morna promove o relaxamento enquanto faz a higienização. Cura na sua melhor forma.

Modo de preparo:
Misture as seguintes ervas secas, um punhado de cada: camomila, capim-cidreira e pétalas de rosa. Coloque a mistura em um saco grande de tule, em um coador de chá extragrande ou até mesmo em uma meia-calça velha. Prenda esse saquinho na saída da torneira da banheira. Deixe a água quente (o mais quente possível) cair passando nas ervas por alguns minutos. Ajuste a temperatura da água para que fique confortável e termine de encher a banheira.

Como usar:
Diminua as luzes, acenda uma vela e mergulhe na calmante essência de ervas. Para aumentar ainda mais o efeito relaxante, tome um chazinho quente de camomila.

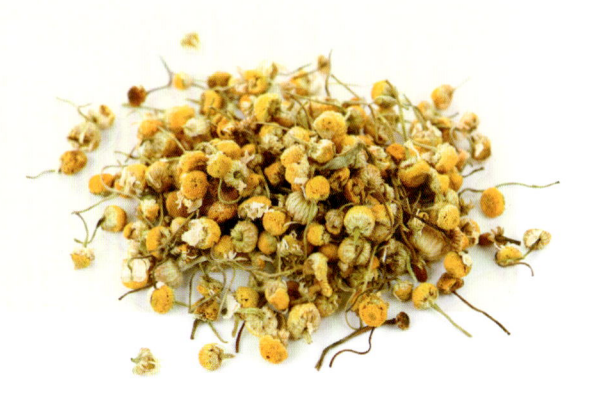

CAMOMILA

Dente-de-leão / *Taraxacum officinale*

Metade do mundo adora, usa como remédio e come regularmente essa planta. A outra metade declarou guerra e entra nessa luta com um arsenal pesado de pesticidas, fungicidas e herbicidas. Quem será que está ganhando? O dente-de-leão, com certeza. A beleza do dente-de-leão está, em parte, na sua resistência – será que há alguma relação entre essa característica e suas propriedades medicinais? Essa planta inofensiva consegue se desenvolver bem apesar das adversidades. Por mais que você tente eliminá-lo das hortas e jardins, o corajoso dente-de-leão volta, ano após ano, destemido e espalhando raios dourados em busca do sol na primavera.

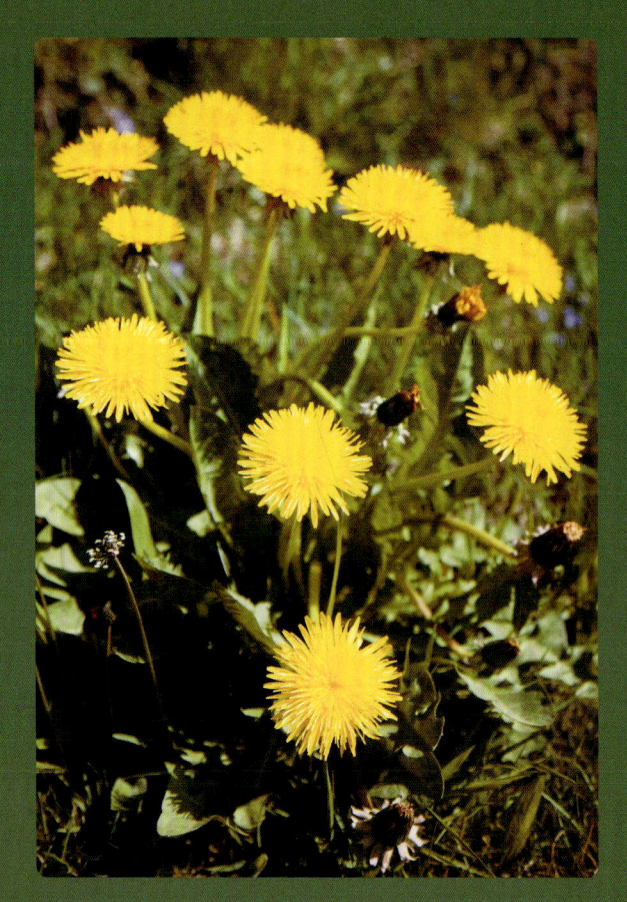

CULTIVO DO DENTE-DE-LEÃO

O dente-de-leão é uma planta tão resistente, tão difundida e tão abundante que dificilmente se justifica plantá-lo. Na primavera, os campos ficam repletos dessas flores brilhantes. Pare de aparar a grama e em questão de semanas você terá uma safra de dente-de-leão fresquinho. Mas se por acaso você não tiver acesso constante às folhas e raízes do dente-de-leão, não se preocupe: é bem fácil plantá-lo e cultivá-lo. Essa planta não é exigente! Cresce em qualquer lugar, mas prefere solos ricos, ligeiramente úmidos e com luz direta do sol. Faça a semeadura no outono para colher as folhas no início da primavera. Na verdade, você pode colher as folhas do dente-de-leão em qualquer época, florescendo ou não, mas as folhinhas mais jovens são bem mais frescas, menos amargas e mais tenras. As raízes podem ser colhidas no final do outono, mas não aguarde muito para retirar; quanto mais velhas, mais amargas e lenhosas elas ficam. E mesmo que você não tenha motivo, plante o dente-de-leão também! Abelhas e outros polinizadores agradecem!

Partes usadas
Raiz, folhas e flores.

Componentes-chave
Vitaminas A, B, C e D, ferro, potássio, cálcio, inulina, sesquiterpenos e carotenoides.

Toxicidade/Contraindicações
Algumas pessoas são alérgicas ao látex leitoso das flores e dos caules do dente-de-leão. Em caso de irritação após o uso, suspenda o tratamento.

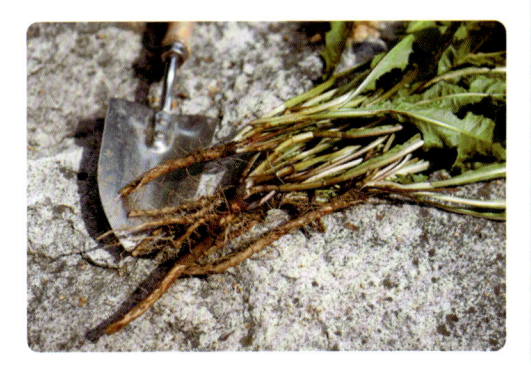

Essas raízes de dente-de-leão estão no ponto perfeito para serem colhidas.

USOS MEDICINAIS

Todo pé de dente-de-leão pode ser usado como remédio e alimento. Sua raiz é um tônico hepático clássico, ou um "purificador do sangue", com efeitos estimulantes e descongestionantes no fígado. Rica em compostos amargos, também otimiza a digestão. Ao estimularem os receptores na língua, esses componentes sinalizam para o sistema digestório: "Prepare-se, a comida já vem aí!" (As folhas têm efeito

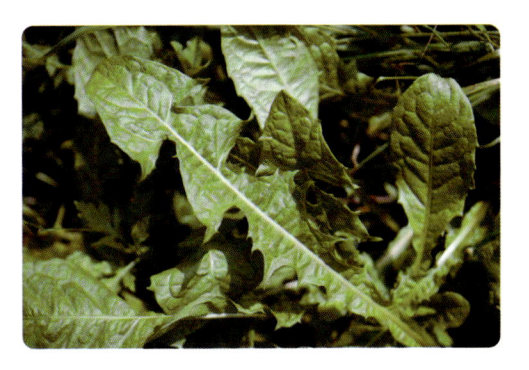

As folhas de dente-de-leão são mais saborosas quando colhidas jovens, mas podem ser consumidas a qualquer momento durante o período de crescimento.

DENTE-DE-LEÃO

semelhante.) A raiz também estimula a produção de bile, que, por sua vez, ajuda a quebrar o colesterol e a gordura.

A raiz do dente-de-leão é levemente amarga. Se tiver raízes tenras, pique-as como cenoura e acrescente a refogados e sopas. Fatiadas e em conserva também ficam uma delícia. Utilize-as em qualquer receita com picles que vai ser sucesso.

A folha de dente-de-leão é usada há muito tempo como diurético leve em casos de retenção hídrica e problemas urinários ou renais. Ao contrário dos diuréticos sintéticos, a folha do dente-de-leão é uma boa fonte de potássio, então repõe esse importante nutriente em vez de esgotá-lo. Também é uma boa fonte de ferro, cálcio, vitaminas e uma série de oligoelementos, além de ser um alimento precioso no mundo todo. Na Europa e no Mediterrâneo, essas folhas são cozidas no vapor, muitas vezes acompanhadas de outras folhas, e servidas com azeite de oliva e suco de limão. Fica uma delícia! Acompanhada de uns pedacinhos de queijo feta, o banquete estará completo.

Por terem um toque amargo, quando são cozidas ou usadas para fazer chá, o ideal é misturá-las com ervas mais suaves. Meu modo de preparo preferido é cozinhá-las e deixá-las marinando durante a noite em molho italiano com bastante mel. Fica gostoso demais! O molho suaviza as folhas e reduz o amargor.

Até as flores são alimento e remédio. Você pode usá-las para fazer um delicioso licor ou então refogar com manteiga – ficam crocantes e deliciosas, como cogumelos fritos. As flores e os caules soltam um látex leitoso que ajuda a remover verrugas. Funciona, mas tem que ser persistente: aplique o látex fresco diretamente na verruga várias vezes ao dia por duas a três semanas, até ela desaparecer.

Tintura de dente-de-leão e bardana para o fígado

A combinação das raízes de dente-de-leão com as de bardana é muito usada para limpar e ativar o fígado. Esta tintura é boa para casos de indigestão, problemas de pele como acne e eczema e qualquer problema de saúde que envolva o fígado.

- » 1 parte de bardana (raiz)
- » 1 parte de dente-de-leão (raiz)
- » Álcool 40%, vinagre de maçã não pasteurizado ou glicerina

Modo de preparo:
Prepare uma tintura das raízes, seguindo as instruções da página 40.

Como usar:
Tome ½ a 1 colher de chá três vezes ao dia.

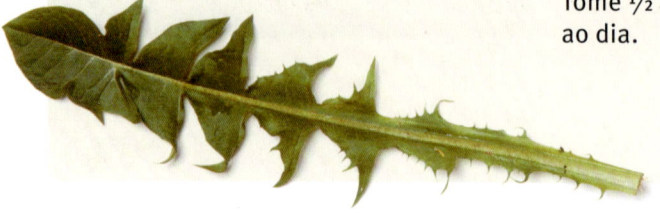

Horta vrasta para a saúde do fígado e dos rins

Receita grega clássica, feita com verduras silvestres, a horta vrasta é um prato apreciado em todo o Mediterrâneo, feito com folhas de dente-de-leão, urtiga, beldroega e outras plantas silvestres. Embora seja um ótimo acompanhamento para qualquer refeição, também pode ser um bom remédio para quem tem distúrbios hepáticos, problemas de digestão e/ou congestão hepática. Fácil de digerir e muito nutritiva, é uma comida boa para dias exaustivos.

Modo de preparo:

Pegue folhas frescas de dente-de-leão, urtiga, beldroega e outras que tiver. Lave-as e cozinhe-as no vapor por 5 a 8 minutos ou até murcharem. Escorra, reservando o líquido para usar em sopas. Coloque as folhas cozidas em uma tigela e regue com azeite de oliva e suco fresco de limão. Se gostar, finalize com queijo feta esfarelado.

Como usar:

Embora você possa comer horta vrasta sempre que quiser, para fins medicinais, coma ¼ a ½ xícara duas ou três vezes ao dia.

Chá de dente-de-leão e chicória

Quer diminuir o seu consumo de café? Está sentindo os efeitos do excesso de cafeína? Esse saboroso chá de dente-de-leão e chicória não tem os efeitos estimulantes do café, mas pode ajudá-lo a diminuir o seu consumo diário. Tem um sabor amargo, encorpado e intenso, muito parecido com o do café. Experimente também com leite, creme de leite ou mel.

Modo de preparo:

Preaqueça o forno a 180°C. Pique porções iguais de raízes frescas de dente-de-leão e chicória. Espalhe-as uniformemente numa assadeira. Torre-as por 30 a 40 minutos ou até que fiquem escuras. Deixe esfriarem. Moa as raízes torradas num moedor elétrico de café ou liquidificador. Para trazer ainda mais benefícios, adicione ¼ a ½ parte de raiz de chicória e de dente-de-leão.

Como usar:

Prepare uma decocção das raízes seguindo as instruções da página 30. Sugiro tomar ½ a 1 xícara de chá duas ou três vezes ao dia, mas pode ser quanto quiser.

Obs.: *Você também pode desfrutar de um café ao estilo de Nova Orleans misturando ½ parte do chá de dente-de-leão e chicória com ½ parte de café.*

DENTE-DE-LEÃO

Mocha de dente-de-leão

Kami McBride, fitoterapeuta comunitária do norte da Califórnia, já ajudou centenas de pessoas a diminuir o consumo de café com essa deliciosa mistura para mocha. É uma bebida saborosa e agradável, sem as características irritantes da cafeína.

- 3 colheres de sopa de dente-de-leão torrado (raiz) (confira as instruções de torra na página 133)
- 1 colher de sopa de nibs de cacau cru (ou chocolate cru)
- ½ xícara de leite ou leite de amêndoa
- 1 colher de chá de melado ou mel
- ½ colher de chá de canela em pó
- ½ colher de chá de extrato de baunilha
- Uma pitada de noz-moscada ou cravo-da-índia em pó

Modo de preparo:

Usando 3 xícaras de água, faça a decocção da raiz de dente-de-leão torrada e dos nibs de cacau, deixando a mistura ferver em fogo baixo por 30 minutos. Coe e acrescente os demais ingredientes, misture bem e reaqueça se necessário.

Como usar:

Beba como quiser. Se quiser reduzir o consumo de café, experimente trocá-lo por esse mocha de dente-de-leão, talvez com café misturado, para sentir um pouco do gosto.

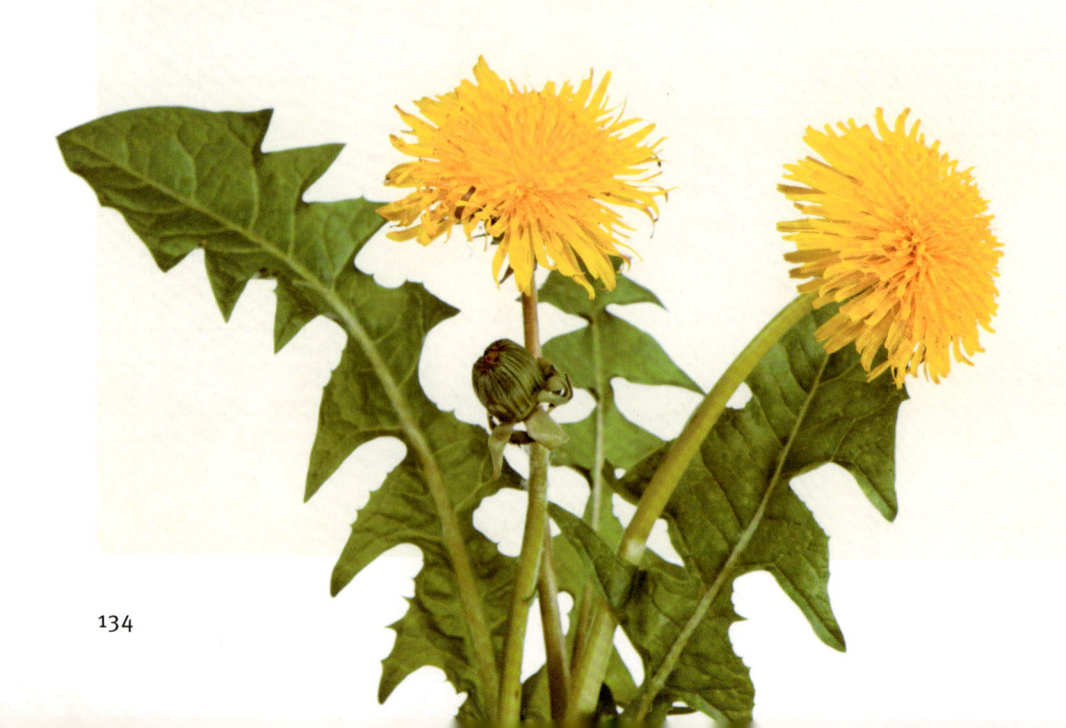

Equinácea /Echinacea purpurea

A equinácea é sem dúvida uma das ervas mais populares do nosso tempo, e com razão. É uma das melhores ervas para o sistema imunológico, ajuda a fortalecer as defesas do organismo e a combater doenças e infecções. Muitos fitoterapeutas e praticantes de medicina natural a consideram a erva imunológica mais importante da medicina ocidental. É uma ótima planta, resistente e fácil de cultivar, além de ter pouco ou nenhum efeito colateral e de não deixar acúmulos residuais no corpo. É impossível não gostar dela! Chamada de "grande diplomata das ervas", a equinácea, talvez mais do que qualquer outra planta medicinal, ajudou a tirar a fitoterapia da obscuridade no século XX.

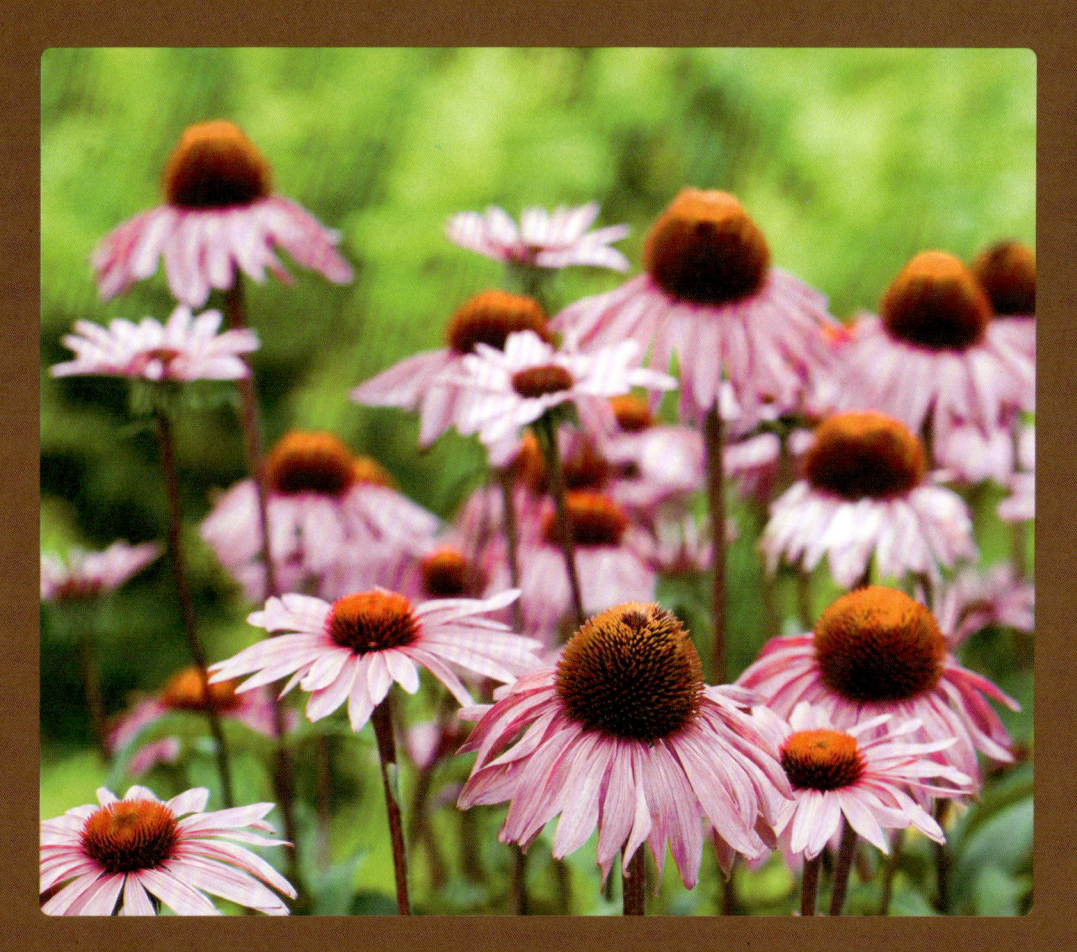

CULTIVO DA EQUINÁCEA

A equinácea brilha em qualquer jardim. Também conhecida como flor-de-cone (a *E. purpurea* é conhecida como flor-de-cone roxa), é descomplicada, forte, vigorosa e fácil de cultivar – o que talvez seja um reflexo de suas propriedades de reforço imunológico. A equinácea adora sol direto e clima quente, apesar de exigir meia-sombra em locais de clima muito quente. Pense nos Apalaches, nas pradarias e no Centro-Oeste dos Estados Unidos, de onde a equinácea é nativa. Ela aceita viver em solos pobres, mas, como a maioria das plantas, consegue se desenvolver e se adaptar bem, contanto que suas necessidades mais básicas sejam atendidas. Aguenta a seca, mas também se dá bem na serra, onde é comum estarmos mais "encharcados do que secos".

Partes usadas
Raiz, folhas, flores e sementes.

Componentes-chave
Polissacarídeos, ácido cafeico, equinacósido, sesquiterpenos, taninos, ácido linoleico, betacaroteno e vitamina C.

Toxicidade/Contraindicações
Algumas pessoas apresentam reações alérgicas à equinácea. Caso sinta coceira nos olhos ou ouvidos, coriza, garganta arranhando ou outros sinais de alergia, interrompa o uso.

USOS MEDICINAIS

Uma série de pesquisas, muitas das quais realizadas na Alemanha e em outros países europeus, confirmou que a equinácea aumenta a resistência natural do organismo a infecções, estimulando e auxiliando a função imunológica. Ela aumenta a atividade dos macrófagos e das células T, a primeira linha de defesa contra antígenos estranhos. É também rica em polissacarídeos, que ajudam a proteger as células contra invasões de vírus e bactérias. Tem propriedades antifúngicas e antibacterianas. Mesmo sendo potente, é segura e tem poucos efeitos colaterais; até crianças pequenas e idosos podem consumi-la.

A equinácea sempre funciona melhor se usada no início dos sintomas da doença, antes que ela se instale. É eficaz contra infecções brônquicas e respiratórias, dor de garganta, infecções orais e em qualquer situação em que o sistema imunológico precise de uma força. Sob forma de chá ou tintura, a equinácea pode ser tomada ao primeiro sinal de resfriado ou gripe para estimular o funcionamento do sistema imunológico. Tome em pequenas doses frequentes (confira na página 46 as instruções de dosagem) para afastar doenças.

Spray de equinácea para dor de garganta

Este spray refresca e cura dores e/ou infecções de garganta.

- ¼ de xícara de tintura de equinácea
- ⅛ de xícara de glicerina vegetal ou mel
- ⅛ de xícara de água
- 1 a 2 gotas de óleo essencial de hortelã-pimenta

Modo de preparo:

Misture a tintura de equinácea, a glicerina e a água. Adicione o óleo essencial gota a gota até o spray ficar com o sabor desejado. Envase o líquido em um frasco com gatilho de spray.

Como usar:

Pulverize diretamente no fundo da boca, em direção à garganta, uma vez a cada 30 minutos ou sempre que necessário.

ACERTE NA ESCOLHA DA EQUINÁCEA

Evite equináceas colhidas em qualquer lugar, a menos que você conheça o fornecedor e confie em sua conduta. Por causa da grande procura nos últimos 50 anos – resultado da crescente preocupação da população mundial com problemas imunológicos –, a equinácea vem sendo extraída de seus hábitats naturais de forma ilegal e impiedosa. Várias espécies já estão ameaçadas de extinção. A boa notícia é que a maioria das equináceas à venda atualmente vem de produção orgânica, com inúmeras variedades medicinais disponíveis. Sugiro a *Echinacea purpurea* por ser fácil de cultivar, funcionar bem e ser mais comum que as outras espécies.

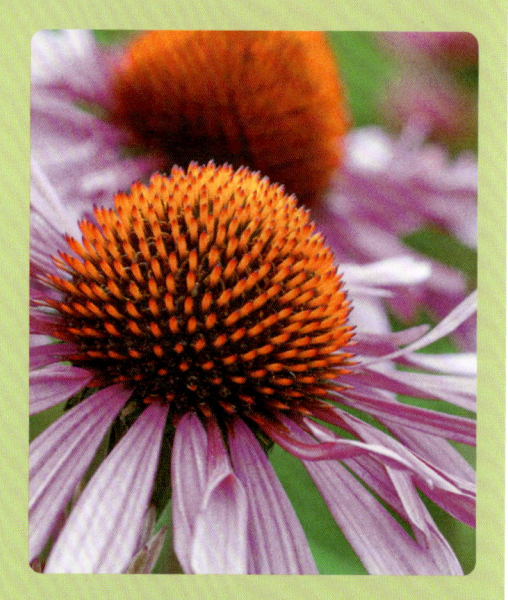

As lindas flores da Echinacea purpurea *são medicinais e um deleite também para a alma.*

Tintura de equinácea

Se quiser fazer apenas uma tintura para o inverno, opte por esta:

Modo de preparo:

» No final da primavera, junte folhas de equinácea, coloque-as soltas (sem apertar) em um pote de vidro de boca larga e adicione álcool 40% (conhaque, vodca ou gim) em quantidade suficiente para atingir a altura de 5 cm a 7,5 cm. Deixe o pote um local quente, lembrando-se de agitar diariamente.

» Quando os botões começarem a amadurecer no pé, retire os mais novos e coloque-os também no frasco das folhas.

» No final da estação, quando as flores abrirem (mas antes de atingirem o ápice), retire várias flores e adicione-as ao frasco. Complete com álcool, se necessário, para que permaneça na altura de 5 a 7,5 cm acima das flores e folhas. Se o pote ficar muito cheio, você pode transferir o líquido para um pote de boca mais larga. Continue se lembrando de agitar diariamente.

» No outono, quando as plantas começam a morrer, a energia retorna às raízes. Reserve uma tarde no fim do outono para desenterrar um pé de equinácea e extrair suas raízes. A planta deve ter entre dois e três anos, ou seja, a raiz já deverá estar madura o suficiente para ter força medicinal, mas sem estar exageradamente lenhosa.

Lave bem as raízes, esfregando com uma escovinha, descascando e quebrando-as de acordo com a necessidade. Em seguida, corte-as em pedacinhos e adicione ao frasco de tintura, completando com álcool conforme necessário.

Deixe a tintura em infusão por três a quatro semanas. Coe e envase. A quantidade resultante (de 900 mL) deve ser suficiente para passar o inverno.

Como usar:

Para evitar doenças agudas, como uma virose, um resfriado ou uma gripe, tome ½ colher de chá de hora em hora. Se essa dosagem não funcionar direito e você sentir que o sistema imunológico precisa de uma forcinha extra, aumente para ½ colher de chá a cada 30 minutos. Diminua a dosagem quando começar a se sentir melhor.

Para tratar uma infecção crônica, tome ¼ a ½ colher de chá duas ou três vezes ao dia durante duas semanas. Interrompa por uma ou duas semanas e retome o ciclo de acordo com a necessidade. Embora eu prefira a tintura feita de equinácea fresca, você também pode fazê-la usando a planta seca.

Atenção:
Não é recomendado ingerir grandes quantidades de equinácea, não porque ela seja tóxica, mas porque geralmente não é necessário, podendo até surtir o efeito contrário. As doses altas servem apenas para mobilizar o sistema imunológico a combater as fases iniciais da infecção aguda. Você deve diminuir a dose 24 horas depois de começar o tratamento.

Linimento do dr. Kloss

Este é meu linimento preferido. A receita é do famoso médico fitoterapeuta Jethro Kloss e foi publicada no seu livro clássico Back to Eden *(De volta ao Éden), lançado em 1939. Esse linimento serve tanto como antisséptico quanto para inflamação dos músculos. Uso-o há mais de 40 anos. Se existe antisséptico melhor, não conheço. Não deixe de fazê-lo.*

- 30 g de equinácea em pó (raiz)
- 30 g de hidraste orgânico em pó (raiz)
- 30 g de resina de mirra em pó
- 7 g de pimenta-de-caiena em pó
- 1 litro de álcool isopropílico

Modo de preparo:

Siga as instruções de preparo da tintura. Como essa preparação contém álcool isopropílico, é fundamental identificá-la para uso exclusivamente externo.

Como usar:

Aplique diretamente no ferimento ou passe nas áreas infectadas usando algodão ou haste flexível de algodão. Repita quantas vezes forem necessárias até a infecção ceder.

Tintura de equinácea "comum"

Se você não tem horta nem tempo de fazer a tintura a partir da planta fresca, ainda dá para fazer uma tintura de equinácea mais simples. Ela vai funcionar bem – talvez não tão bem quanto a feita com erva fresca, simplesmente porque as diferentes partes da planta têm força diferente para cada propriedade semelhante.

Modo de preparo:
Prepare a tintura usando raiz de equinácea fresca ou seca, seguindo as instruções da página 40.

Como usar:
Para sintomas de origem aguda, tome ¼ a ½ colher de chá de hora em hora ou quantas vezes forem necessárias.

Para inflamações e infecções crônicas, tome ½ colher de chá três vezes ao dia por duas semanas, faça uma pausa de duas semanas e repita o ciclo de acordo com a necessidade.

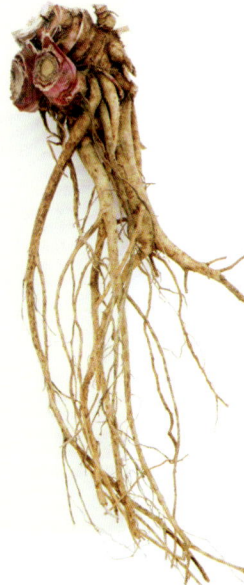

Erva-cidreira / *Melissa officinalis*

É muito raro encontrar plantas que são saborosas e bons remédios ao mesmo tempo. No nome da espécie da erva-cidreira, o *officinalis* indica que ela é usada como erva "oficial" dos boticários. O nome do gênero, *Melissa*, deriva de *melisso-phyllon*, termo grego que significa "folha de abelha". Quem já cultivou a erva-cidreira sabe que as abelhas gostam muito dessa planta, que é um verdadeiro ponto de encontro para elas. Camuflando suas qualidades medicinais nas folhas aromáticas, a erva-cidreira é considerada um dos membros mais importantes da grande família da hortelã. É indicada para doenças cardiovasculares, dor de cabeça, depressão e ansiedade, distúrbios nervosos e combate a agentes infecciosos, como vírus e bactérias.

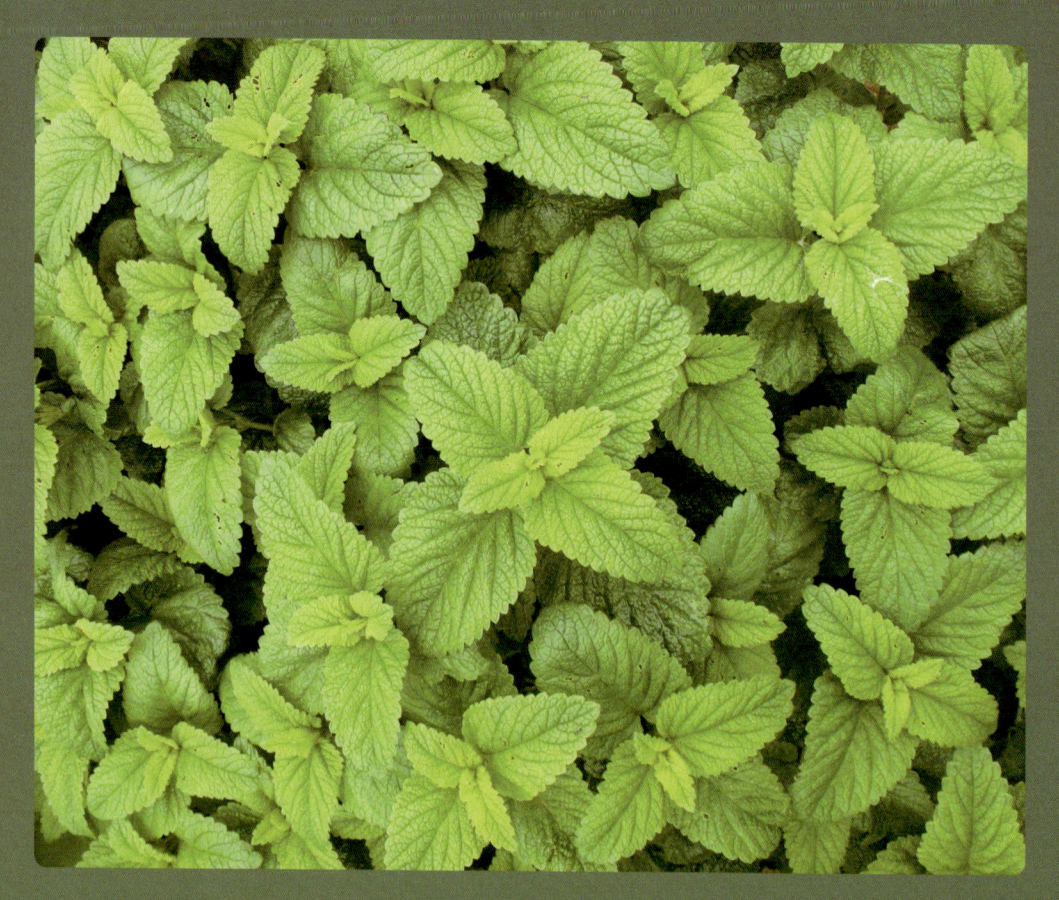

CULTIVO DA ERVA-CIDREIRA

Planta perene de crescimento rápido e resistente ao frio intenso e ao inverno mais ameno, a erva-cidreira pode ser cultivada como planta anual em regiões mais frias. Como se autopropaga com facilidade, se você tiver alguns pés de cidreira bem assentados já deve conseguir um bom canteiro com facilidade. Ela prefere solo úmido, mas com boa drenagem; gosta de meia-sombra, mas também se desenvolve bem sob sol direto. Você pode fazer a semeadura direta no outono ou iniciar o cultivo das sementes dentro de casa, ainda na primavera.

No jardim, a erva-cidreira sempre chama a atenção das visitas não pela aparência marcante ou pelas lindas flores (nesse aspecto ela é bem simples), mas por causa da fragrância e do sabor irresistíveis. Plante-a ao alcance das mãos, pois assim os visitantes poderão tocá-la, perfumar as mãos e talvez até mascar as folhinhas. As folhas de erva-cidreira podem ser colhidas em qualquer momento durante o período de desenvolvimento, mas são mais saborosas antes de florescerem. E quando elas começarem a dar flor, corte-as para garantir mais uma leva de folhinhas. Elas preservam seu maravilhoso aroma mesmo depois de secas (consulte instruções de secagem na página 19).

USOS MEDICINAIS

"A erva-cidreira é a erva soberana do cérebro: fortalece a memória e é implacável para afastar a melancolia", escreveu John Evelyn, famoso fitoterapeuta do século XVII. Paracelso a chamava de "elixir da vida" e Dioscórides a usava para "adoçar o espírito". Acho intrigante a quantidade de vezes que a ciência moderna corroborou os conhecimentos adquiridos com a rica e dinâmica história das ervas. No caso da erva-cidreira, estudos modernos mostram que a alta concentração de óleos voláteis da planta, especificamente o citral e o citronelal, acalma o sistema nervoso e o digestório, com ação antiespasmódica. O chá de erva-cidreira e camomila é excelente para problemas estomacais e sensação de esgotamento. Como também tem leve efeito sedativo, a cidreira ajuda em casos de insônia causada por luto e tristeza. Faça um chá de erva-cidreira com flor de maracujá e botões de flor de lavanda e beba uma ou duas horas antes de se deitar.

A erva-cidreira está no topo da lista de ervas mais usadas para tratar dor

Partes usadas

Parte aérea da planta; a folha é rica em óleos essenciais.

Componentes-chave

Citral, citronelal, taninos, compostos amargos, polifenóis, vitamina C, cálcio, magnésio, catequina, resinas e flavonoides.

Toxicidade/Contraindicações

É considerada um inibidor da tireoide. Pessoas com hipotireoidismo ou baixa atividade da tireoide devem usar a erva-cidreira apenas sob orientação de um profissional de saúde.

ERVA-CIDREIRA

de cabeça e depressão. Eu a uso no chá para depressão sazonal (confira a receita na página 153), que combina erva-cidreira com erva-de-são-joão, aveia e espinheiro-branco (bagas, flores e folhas) e é uma deliciosa bebida para trazer de volta a luz e a esperança a corações deprimidos ou em luto.

A erva-cidreira é fantástica para as crianças. Acalma as mais inquietas e auxilia no tratamento de DDA e TDAH. Também ajuda a tranquilizá-las depois de pesadelos – ofereça uma pequena dose antes de dormir. Outra forma fantástica de acalmar crianças é dar um banho morno de camomila, fazer uma massagem bem delicada com óleo de lavanda e oferecer uma colher de sopa de glicerita de erva-cidreira (tintura à base de glicerina) um pouco antes de dormir.

Além das propriedades calmantes, a erva-cidreira é rica em polifenóis de forte ação antiviral. Isso explica, pelo menos em parte, seu efeito contra herpes e herpes-zóster. Entre

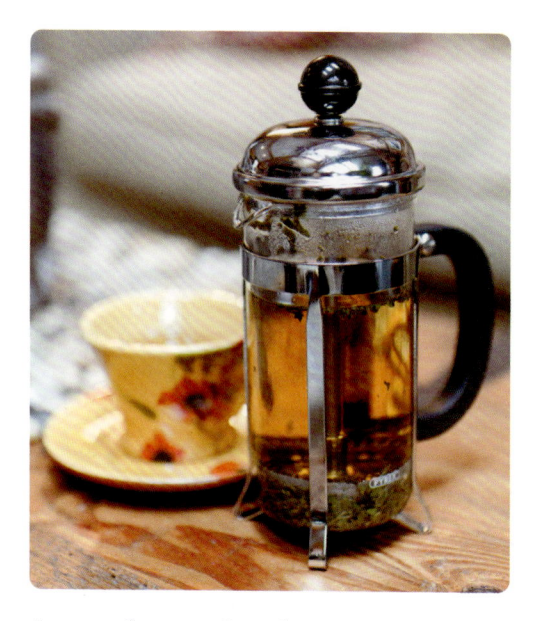

A prensa francesa é excelente para preparar chás de infusão de ervas.

os fitoterapeutas, é comum misturar erva-cidreira com alcaçuz, combinação que rende um ótimo remédio contra o vírus do herpes.

Por ser tão deliciosa, é comum que a cidreira seja usada para chás, mas ela também é um excelente ingrediente culinário. Experimente

ERVA-CIDREIRA PARA LONGEVIDADE

Minha querida amiga e professora de ervas, Adele Dawson, era uma grande fã de erva-cidreira, plantava aos montes em seu jardim. Quando eu ia visitá-la com os meus alunos de fitoterapia, ela nos recebia à porta com uma bandeja de copos verdes brilhantes, cheios de seu remédio diário preferido: uma bebida de erva-cidreira, borragem, limão e laranja em rodelas finas, uma dose de conhaque, meia xícara de mel, uma garrafa de clarete e meio litro de água com gás. Misture gelo em quantidade suficiente para esfriar a bebida, coe e decore com as azuis e estreladas flores da borragem. Adele viveu até os 90 anos e seguiu os passos de Llywelyn, o Grande, príncipe de Glamorgan (País de Gales) do século XIII, que bebia chá de erva-cidreira todos os dias e supostamente viveu até os 108 anos.

adicionar essas deliciosas folhinhas a saladas, sopas, pratos de grãos e vitaminas – as preparações ficarão com um refrescante sabor de limão.

A tintura de erva-cidreira também é muito saborosa. Experimente a feita com glicerina – adoça o coração de qualquer um.

Água carmelita

Criada pelas freiras carmelitas no século XVII, antigamente a água carmelita era uma fórmula secreta à base de erva-cidreira. Atualmente muitas versões são vendidas, mas nem todas levam cidreira. Esse remédio é usado como tônico suave e auxilia a digestão.

- » 3 partes de erva-cidreira (folhas)
- » 1 parte de angélica
- » ½ parte de semente de coentro
- » ½ parte de casca de limão
- » ¼ de parte de noz-moscada
- » Conhaque (40%)
- » Mel (opcional)

Modo de preparo:

Prepare uma tintura com as ervas e o conhaque seguindo as instruções da página 40. Se desejar, antes de envasar adicione ¼ de xícara de mel aquecido para cada litro de tintura e agite para misturar bem.

Como usar:

Beba um *shot* antes do jantar. Ajuda a relaxar e melhora a digestão.

Remédio para cólica

Esse chá é útil para quem sofre de indigestão provocada por estresse nervoso, mas também ajuda muito bebês e idosos com problemas de estômago.

- » 3 partes de erva-cidreira (folhas)
- » 2 partes de camomila
- » 1 parte de endro (sementes e folhas)

Modo de preparo:

Prepare uma infusão com as ervas seguindo as instruções da página 29.

Como usar:

Para bebês com cólicas, ofereça 1 ou 2 colheres de chá antes de dar o peito ou a mamadeira. Para adultos, use de acordo com a necessidade.

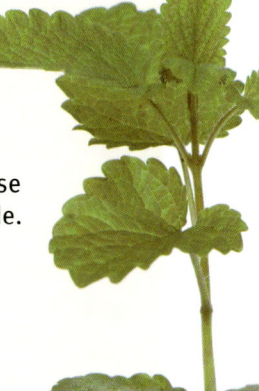

ERVA-CIDREIRA

Glicerita de erva-cidreira

Maravilhosamente relaxante e calmante, essa é provavelmente a tintura mais deliciosa de todos os tempos! Tão saborosa quanto um refresco, pode ser servida depois do jantar. Não contém álcool, então é ótima para crianças e para quem prefere evitá-lo.

Modo de preparo:
Encha um pote de vidro de boca larga com folhas de erva-cidreira. Prepare uma solução usando três partes de glicerina e uma parte de água e despeje a mistura no frasco. Tampe e deixe descansar em local quente por três a quatro semanas. Coe e envase o líquido. Guarde em temperatura ambiente, e a glicerita poderá durar alguns meses.

Como usar:
Para adultos, tomar ½ a 1 colher de chá de acordo com a necessidade. Para crianças, ajustar a dose de acordo com tamanho e peso. (Confira a tabela de dosagens na página 48.)

Banho de erva-cidreira

Ao mesmo tempo relaxante e estimulante, este banho afasta as energias negativas e eleva o ânimo. E ainda é superdivertido!

- » 2 partes de erva-cidreira fresca ou seca (folhas)
- » 1 parte de camomila
- » 1 parte de lavanda (flores)
- » 1 parte de pétalas de rosa

Modo de preparo:
Misture as ervas. Coloque ½ xícara ou mais da mistura em um saco grande de pano, um filtro de café extragrande ou uma meia-calça velha e feche dando um nó. Prenda na saída da torneira da banheira. Deixe a água quente (o mais quente possível) cair passando pelas ervas por alguns minutos. Retire o saquinho e termine de encher a banheira de água, ajustando a temperatura a gosto.

Como usar:
Fique no banho por, no mínimo, 30 minutos. Se tiver amarrado as ervas em um saco de pano, use-o para fazer uma massagem delicada no corpo. Saia, seque-se e complete o tratamento de cura passando o óleo de massagem de lavanda (confira na página 176).

Erva-de-são-joão
/ *Hypericum perforatum*

A erva-de-são-joão tem uma história rica e colorida. Da Antiguidade grega até a Idade Média, diziam que ela era dotada de poderes mágicos, sendo usada para afastar o mal e proteger contra doenças. Dioscórides, o famoso fitoterapeuta grego, mencionava o uso da erva-de-são-joão para o nervo ciático e outros problemas com nervos. Teofrasto a recomendava para feridas externas e cortes, e tanto Galeno quanto Paracelso a armazenavam em suas farmacopeias. Com o passar dos anos, a erva-de-são-joão manteve a fama, embora seus usos – e a terminologia que explica seu funcionamento – tenham mudado. Mas ela segue sendo popular no rol das valiosas ervas medicinais.

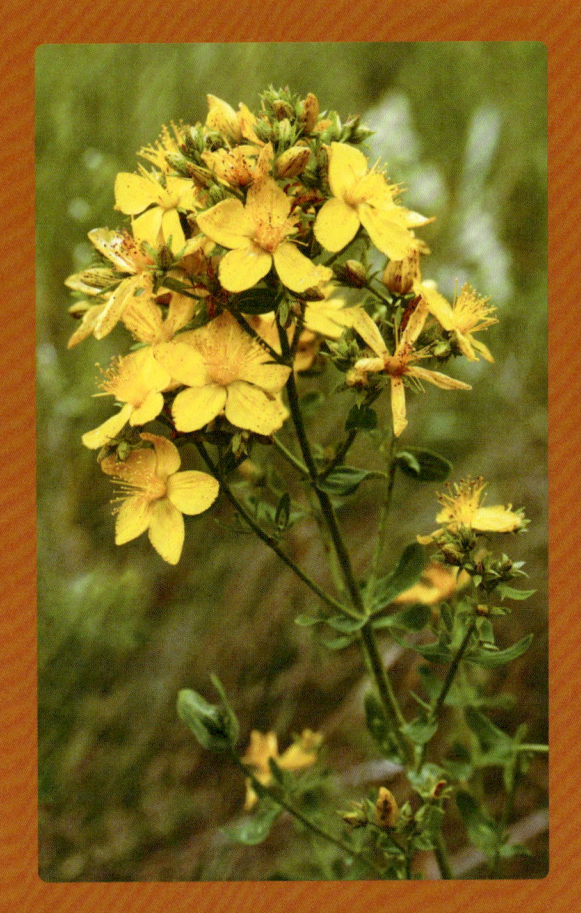

CULTIVO DA ERVA-DE-SÃO-JOÃO

Uma boa notícia para os novatos na jardinagem: a erva-de-são-joão é muito resistente. Como é considerada daninha, a maioria dos jardineiros faz de tudo para eliminá-la de hortas e canteiros. Perene e amiga do sol direto e de solos mais secos, não é uma planta exigente e cresce bem a meia-sombra e em terra mais úmida. Desenvolve-se bem no frio e em clima moderado e prefere solo com pH de 6 a 7. É uma planta esguia, de caules longos e sobressalentes, e chega a medir 90 cm a 120 cm. No auge da floração, as flores da erva-de-são-joão formam um lindo tapete solar. Germina facilmente a partir de sementes, embora seja necessário estratificá-las (periodo de descanso no frio) para que germinem melhor. Depois de assentada no canteiro, começa a se autossemear. Compre mudas em bons viveiros (é difícil encontrá-la) para começar o plantio. E é sempre bom lembrar: compre mudas da espécie *H. perforatum*. Existem várias espécies, inclusive algumas que considero até mais bonitas para paisagismo, mas em termos medicinais a *H. perforatum*, que é silvestre, é imbatível.

Cultivada em muitos cantos do mundo, ela nasce naturalmente em campos ensolarados, em encostas secas e até mesmo em matagais de beira de estrada. A *H. perforatum* se diferencia por causa das minúsculas glândulas sebáceas na folha, que, quando vistas contra a luz, revelam um aspecto de minialfinetes.

Colher erva-de-são-joão é uma deliciosa atividade para fazer à tarde,

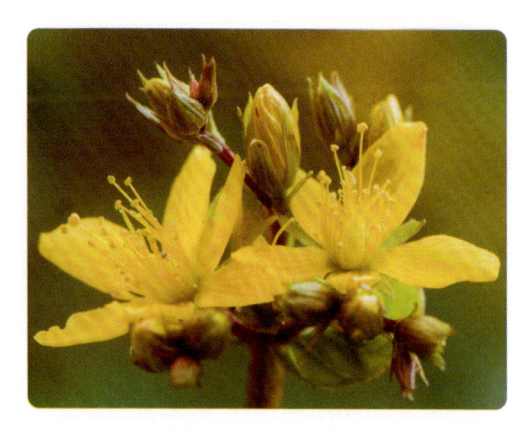

A erva-de-são-joão está no ponto certo de colheita quando os botões ficam cheios e prontos para abrir.

apreciada há várias gerações. Faça a colheita em dias de sol, com as flores secas.

As flores estão em seu auge quando os botões começam a se abrir. Para saber se estão no ponto, aperte um botão: se ele expelir um jato roxo ou vermelho-escuro, é sinal de que está pronto. Se não soltar nada é porque ainda está cedo ou já passou da hora. O ideal é verificar todos os dias, pois o período ideal para colheita é curto.

USOS MEDICINAIS

A erva-de-são-joão pode ajudar muito no tratamento de depressão leve, ansiedade, estresse, tensão, lesões neurológicas e depressão sazonal. No início dos anos 2000, após aparecer numa reportagem do noticiário americano *60 Minutes* como remédio para depressão e ansiedade, sua popularidade foi às alturas, e da noite para o dia houve um crescimento nas vendas de até 400%. A erva-de-são-joão é potente, mas não é uma droga nem tem efeitos instantâneos, como acontece com as medicações sintéticas.

Assim como ocorre com muitas ervas, ela precisa ser usada durante um determinado período de tempo para ter efeito total. Para combater o estresse e a depressão com eficácia, a erva-de-são-joão deve ser tomada por duas a três semanas, em ciclos que duram meses. Infelizmente isso não foi informado no noticiário, então muitas pessoas que correram para trocar os antidepressivos pela erva acabaram decepcionadas.

Quando usada de forma correta e adequada, a erva-de-são-joão é um excelente antidepressivo. Desde o início dos anos 1980, sua eficácia vem sendo comprovada por extensos estudos clínicos e científicos. A hipericina, um dos constituintes ativos da erva, aumenta o metabolismo da serotonina e da melatonina, incrementando a capacidade do organismo de receber e armazenar luz. A hiperforina, outro constituinte importante, contribui para a estabilidade emocional ao retardar a absorção de neurotransmissores do bom humor, como dopamina, serotonina e noradrenalina, permitindo que eles circulem por mais tempo pelo corpo.

Seja por uso interno ou externo, ela tem propriedades antibacterianas, antivirais e anti-inflamatórias. Há também alguns estudos promissores sobre a capacidade da erva de inibir o vírus HIV, mas essas pesquisas ainda estão em andamento.

O encorpado óleo vermelho obtido das flores amarelas da erva-de-são-joão é simplesmente um dos melhores remédios para lesões na pele. Pode ser aplicado topicamente para acalmar e curar contusões, torções, queimaduras e lesões de todos os tipos. Além de aliviar a dor, também estimula a reparação dos tecidos, o que acelera a recuperação.

Partes usadas
Principalmente o botão de flor, mas as folhas também são usadas.

Componentes-chave
Hipericina, hiperforina, pseudo-hipericina, procianidinas, taninos e flavonoides.

Toxicidade/Contraindicações
A erva-de-são-joão pode causar fotossensibilidade (sensibilidade à luz solar) em alguns indivíduos. Caso sinta a pele irritada, vermelha e com coceira, interrompa o uso.

Se você usa antidepressivo e deseja substituí-lo ou complementá-lo com a erva-de-são-joão, busque orientação médica antes.

Embora não haja relatos que contraindiquem a erva-de-são-joão na gravidez, alguns fitoterapeutas desaconselham seu uso interno por gestantes; eu aconselho as gestantes que queiram usar erva-de-são-joão a buscar orientação médica antes.

ERVA-DE-SÃO-JOÃO

Óleo de erva-de-são-joão

Talvez um dos óleos fitoterápicos mais tradicionais, o colorido óleo vermelho das flores da erva-de-são-joão é usado há séculos como item de primeiros socorros para queimaduras, contusões e outros traumas na pele. E faz sucesso até hoje. Recentemente, numa viagem pela Suíça, parei em um pequeno restaurante de família para almoçar, e os parapeitos das janelas eram decorados por frascos coloridos de óleo de erva-de-são-joão descansando ao sol.

Para obter o melhor óleo de erva-de-são-joão, o ideal é usar botões com flores e folhas (a proporção é mais ou menos de 70% de botões para 30% de flores e folhas). Colha os botões quando estiverem totalmente maduros e prontos para abrir, e as flores assim que abrirem. Para saber se estão no ponto certo, aperte-os: se os dedos ficarem manchados de vermelho, é porque estão. Se não, espere... mas não demore! Se perder a oportunidade – a flor atinge o ápice numa janela de um ou dois dias –, você terá que esperar um ano inteiro para fazer o óleo.

Modo de preparo:

Coloque a erva-de-são-joão recém-colhida em um pote de vidro e cubra com 2,5 cm a 5 cm de azeite. Os botões flutuam um pouco, mas acabam descendo. Coloque o pote sob sol direto (janelas ensolaradas são boas opções) e deixe descansar por duas a três semanas. À medida que as ervas impregnarem o azeite, ele vai adquirir uma cor vermelha intensa, quase fluorescente. Quanto mais intensa for a cor, melhor o produto. Quando estiver pronto, coe e envase.

Como usar:

Espalhe o óleo sobre queimaduras, contusões, cortes e outras lesões na pele.

Também é útil para tratar otites; misture um pouco com óleo de alho (confira na página 63). É uma boa erva para curar lesões neurológicas, então pode ajudar em casos de paralisia facial, esclerose múltipla e outras doenças do sistema nervoso.

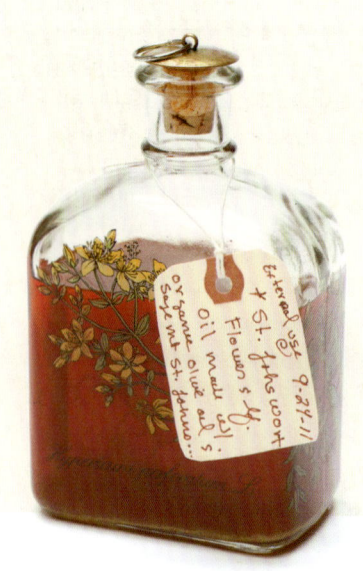

Variação

Há quem prefira usar o liquidificador para bater o azeite com as flores; esse método ajuda a agilizar a maceração e também impede que as flores boiem.

Pomada de erva-de-são-joão

Excelente para assaduras, queimaduras, cortes e feridas, fiz essa pomada pela primeira vez em 1974. Gostei tanto que nunca mais parei.

- » Azeite
- » Cera de abelha
- » 1 parte de calêndula (flores)
- » 1 parte de confrei (folhas)
- » 1 parte de erva-de-são-joão (folhas e flores)

Modo de preparo:

Prepare um óleo das ervas com o azeite, seguindo as instruções da página 35. Em seguida, use esse óleo (em quantidades iguais) e a cera de abelha para fazer uma pomada, seguindo as instruções da página 38.

Como usar:

Use uma pequena quantidade em qualquer ferimento, corte ou queimadura na pele que precise de tratamento.

Linimento de erva-de-são-joão

Aprendi esta receita com minha colega, a fitoterapeuta Nancy Phillips. É o meu linimento preferido e minha primeira opção para tratar dores, espasmos e cãibras musculares e dores nas articulações (inclusive as causadas por artrite e bursite).

Modo de preparo:

O preparo deste linimento envolve duas etapas: comece preparando 1 litro de tintura de erva-de-são-joão, seguindo as instruções da página 40, mas nesse caso use álcool de cereais puro (80% ou mais) e não o álcool 40%. Paralelamente, prepare pelo menos 1 litro de óleo de erva-de-são-joão, seguindo as instruções da página 148.

Depois de deixar descansando por três a quatro semanas, quando o óleo e a tintura adquirirem um tom vermelho rico e intenso, coe.

Misture 1 litro de tintura com 1 litro de óleo e adicione várias gotas de óleo essencial de gualtéria. Identifique com etiquetas e guarde em local fresco, onde o produto pode durar vários meses.

Como usar:

Use sempre que sentir dor em músculos, articulações ou ossos. Ele alivia a dor e vai fundo nos músculos para aliviar espasmos e relaxar nós de tensão.

Chá iluminador de erva-de-são-joão

Dizem que as flores da erva-de-são-joão ajudam a trazer luz para a nossa vida. Experimente acender essa luz tomando esse chá.

- » 2 partes de erva-de-são-joão (flores)
- » 1 parte de aveia leitosa (aveia recém-amadurecida)
- » 1 parte de erva-cidreira
- » 1 folha de hortelã
- » Uma pitada de estévia

Modo de preparo:
Prepare uma infusão com as ervas (incluindo a estévia), seguindo as instruções da página 29.

Como usar:
Beba 3 a 4 xícaras diariamente, conforme necessário.

Tintura de erva-de-são-joão para depressão sazonal

A depressão sazonal não é algo incomum onde moro, no extremo norte do mundo, onde os invernos são longos e escuros. Sair ao ar livre, manter uma vida ativa, respirar o ar frio e usar esta tintura ajuda a preservar a luz do sol no nosso coração.

- » 2 partes de erva-de-são-joão (flores)
- » 1 parte de aveia leitosa (aveia recém-amadurecida)
- » 1 parte de espinheiro-branco (folhas, flores e bagas)
- » Álcool 40%

Modo de preparo:
Prepare uma tintura com as ervas e o álcool, seguindo as instruções da página 40.

Como usar:
Tome ½ a 1 colher de chá duas vezes ao dia durante três semanas. Faça uma pausa de uma semana. Depois desse período, repita o ciclo de acordo com a necessidade. Você também pode tomar a tintura por cinco dias, interromper por dois dias e depois repetir o ciclo conforme necessário.

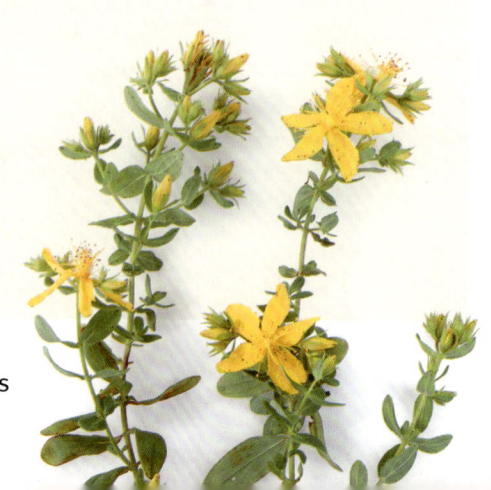

Espinheiro-branco
/ Crataegus laevigata

O espinheiro-branco abrilhanta muitas paisagens mundo afora. Quando minha avó emigrou da Armênia para os Estados Unidos, ela plantou um espinheiro-branco no quintal de cada casa onde morou. Herdei uma árvore que descende de uma dessas árvores, uma mudinha jovem que peguei na nossa fazenda no norte da Califórnia, onde passei a infância, e carreguei para Vermont. No início, ela não gostou de sair de sua zona de conforto para uma região tão fria, mas sobreviveu e agora deixa meu quintal mais bonito.

O espinheiro-branco é resistente e pode viver mais de 200 anos. Alguns são baixos e retorcidos, outros crescem formando cercas vivas grossas, como se pode ver no interior da Irlanda e da Inglaterra, e ainda há os espécimes antigos e imponentes, como os vistos nas zonas rurais italianas. Nos Estados Unidos, muitos dos espinheiros-brancos descendem de espécimes que nossos ancestrais trouxeram dos países de origem. As saborosas bagas são consumidas em caldas, compotas e geleias, e também produzem bons remédios, assim como a flor e a folha dessa planta.

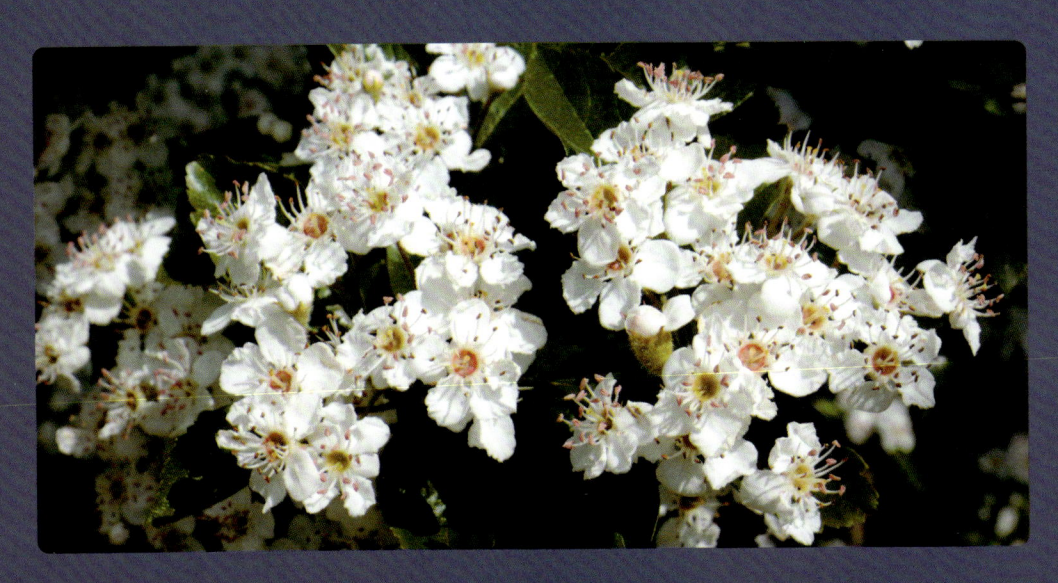

CULTIVO DO ESPINHEIRO-BRANCO

O espinheiro-branco tolera várias condições climáticas. Ele é bem fácil de cultivar, mas procure escolher um que se adapte ao lugar onde você mora.

E lembre-se: seu crescimento é lento, mas ele pode viver até 200 anos. Dependendo da espécie, pode se tornar pequeno e arbustivo ou uma árvore grande e frondosa. É uma bela árvore, com cachos de flores brancas na primavera e bagas vermelhas brilhantes (um verdadeiro banquete para os pássaros) no outono.

Em geral, o espinheiro-branco cresce bem sob sol direto ou meia-sombra, às margens de matas ou florestas. Não faz grandes exigências em relação ao pH do solo, mas se eu pudesse escolher iria de solo rico e alcalino. Embora seja possível encontrar muitas variedades de espinheiro-branco em viveiros, ela é uma árvore que se semeia facilmente sozinha. Também é fácil desenterrar as mudas jovens que nascem aos montes sob a árvore-mãe e transplantá-las para um novo local.

USOS MEDICINAIS

O espinheiro-branco é considerado a melhor erva para o coração. Suas bagas, folhas e flores o nutrem e tonificam, pois são ricas em bioflavonoides, antioxidantes e procianidinas. Seu efeito vasodilatador permite que o sangue flua mais livremente, limpando coágulos e desfazendo entupimentos. Fortalece o músculo cardíaco e ajuda a regularizar a pressão arterial. Também contribui para manter o colesterol em níveis saudáveis. É excelente para prevenir problemas cardíacos e tratar pressão alta ou baixa, doenças cardiovasculares, edemas, anginas e arritmias cardíacas. (Como não fica armazenado no corpo nem tem efeito cumulativo, é importante tomá-lo regularmente quando o objetivo for tonificar o coração.)

O espinheiro-branco ajuda a estabilizar o colágeno e promove a

Partes usadas
Frutas, flores, folhas e galhos jovens.

Componentes-chave
Flavonoides, vitamina B, vitamina C, colina, acetilcolina, quercetina, triterpenoides, crategeina, rutina e procianidina.

Toxicidade/Contraindicações
De acordo com a maioria dos fitoterapeutas, os remédios à base de espinheiro-branco são seguros quando combinados com medicamentos alopáticos para o coração. A erva funciona como um mecanismo de nutrição e apoio, diferente da ação das drogas medicamentosas, que provocam mudanças químicas no organismo. Mas, se você está tomando medicação para o coração, verifique com o seu médico (que, espero, seja cabeça aberta) antes de usar o espinheiro-branco ou qualquer outro tipo de remédio, seja alopático ou herbal.

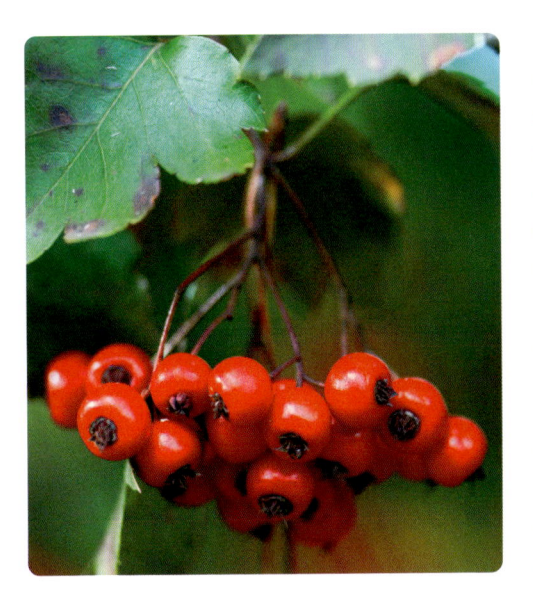

Existem muitas variedades de espinheiro; no fim do verão todas exibem seus belos cachos de bagas vermelhas brilhantes.

saúde e a reparação dos ligamentos, tendões e músculos. É excelente para fortalecer os capilares, ou seja, é bom para quem adquire hematomas com facilidade. Experimente a tintura, o chá ou as cápsulas de espinheiro-branco por três ou quatro semanas e note como a quantidade de hematomas se reduz.

Ele também é um dos meus remédios favoritos para ajudar a melhorar quadros mentais de luto e tristeza profundos. O chá feito com a combinação de capim-cidreira, grãos de aveia leitosa e erva-de-são-joão é maravilhoso para aliviar os profundos sentimentos de dor que vêm com as perdas.

Chá para depressão sazonal

Este chá ajuda muito a aliviar dores da alma e sentimentos profundos de perda. Também é bom para casos de depressão sazonal, quando a falta de sol nos longos meses do inverno provoca sensação de tristeza e letargia.

- » 2 partes de espinheiro-branco (folhas, flores e bagas)
- » 1 parte de aveia leitosa
- » 1 parte de erva-cidreira
- » 1 parte de erva-de-são-joão (flores e folhas)
- » Mel ou estévia (opcional)

Modo de preparo:
Prepare uma infusão das ervas, seguindo as instruções da página 29. Se quiser, adoce com mel ou estévia.

Como usar:
Beba 3 a 4 xícaras por dia, até que a alegria e a esperança voltem.

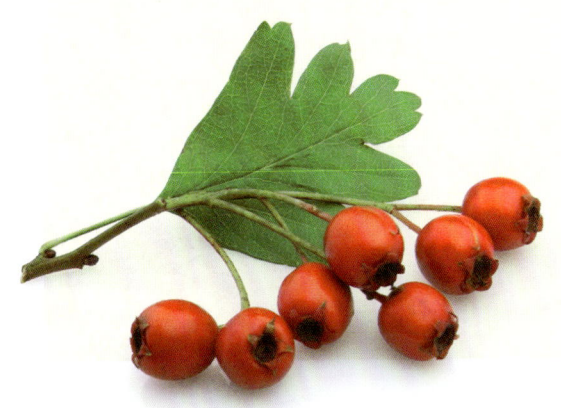

ESPINHEIRO-BRANCO

Mix de especiarias para o coração

Este delicioso mix de especiarias para o coração cai bem com tudo: mingau, cereais matinais, torradas, saladas de fruta, sucos e vitaminas. Deixe a mistura numa espécie de saleiro, na mesa.

- » 2 partes de espinheiro-branco em pó (bagas)
- » 1 parte de canela em pó
- » ½ parte de gengibre em pó
- » ⅛ de parte de cardamomo em pó

Modo de preparo:
Misture as especiarias e guarde num saleiro sobre a mesa.

Como usar:
Polvilhe em qualquer preparação comum que precise de mais sabor.

Pastilhas do coração

Um delicioso tônico para o coração!

- » 2 partes de espinheiro-branco em pó (bagas)
- » 1 parte de canela em pó
- » 1 parte de tília em pó (flor)
- » ¼ de parte de gengibre em pó
- » ⅛ de parte de cardamomo em pó
- » Mel ou melado (para adoçar)
- » Alfarroba ou cacau em pó (como espessante)

Modo de preparo:
Siga as instruções da página 43.

Como usar:
Consuma uma ou duas balinhas por dia.

ESPINHEIRO-BRANCO

Tintura de espinheiro-branco

Para quem é ocupado demais até para tomar um chazinho, essa tintura de espinheiro-branco é uma excelente maneira de cuidar do coração todos os dias, sem trabalho nenhum.

Modo de preparo:

» Na primavera, colha brotos frescos das folhas, coloque-os (sem apertar) em um pote de vidro de boca larga e adicione álcool 40% em quantidade suficiente (conhaque, vodca ou gim) para cobrir até uma altura de 5 cm a 7 cm. Coloque em local quente, lembrando de agitar o vidro todos os dias.

» No final da primavera, assim que as flores começarem a abrir, pegue um punhado e adicione ao frasco. Complete com mais álcool, se necessário, para manter a mesma altura de 5 cm a 7 cm.

» No outono, colha algumas bagas vermelhas maduras e brilhantes e adicione ao pote. Complete com álcool, se necessário. Deixe as ervas descansarem no álcool por quatro a seis semanas, lembrando-se de agitar o pote todos os dias. Em seguida, coe e envase o líquido.

Como usar:

Para cuidar da saúde do coração, tome 1 colher de chá de tintura uma ou duas vezes ao dia durante três a quatro semanas. Interrompa por uma semana e depois reinicie o ciclo.

Variação

Embora eu prefira preparar tinturas com o espinheiro-branco fresco, você também pode usar as folhas, flores e bagas secas. Compre matéria-prima de origem confiável, coloque em um frasco de boca larga e cubra com álcool 40%.

Deixe descansar em um local quente e ensolarado por quatro a seis semanas, lembrando-se de agitar o pote todos os dias para potencializar suas propriedades e energizá-lo. Coe e envase o líquido.

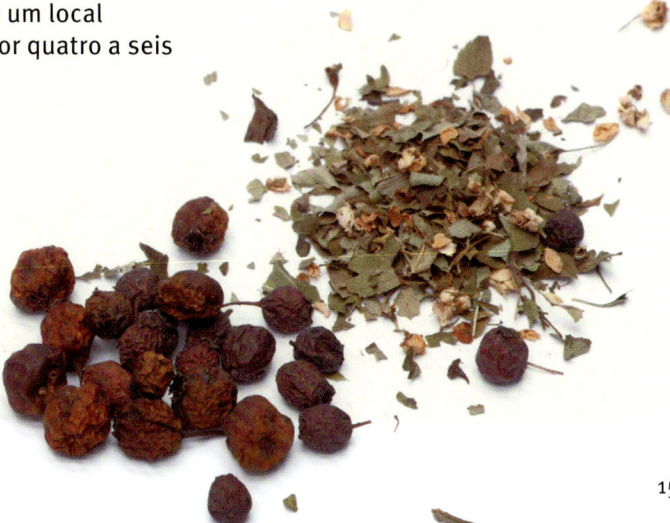

Hidraste / *Hydrastis canadensis*

O hidraste é possivelmente uma das plantas mais úteis e valiosas nativas da América do Norte e uma das maiores contribuições do continente para a medicina mundial. Era uma erva medicinal comumente usada pelas primeiras populações nativas da Costa Leste americana, e muito do que se sabe atualmente sobre seus usos vem dos curandeiros nativos.

Com seus alcaloides e compostos amargos que combatem infecções, o hidraste é um poderoso remédio e uma das primeiras ervas que procuro em casos de infecção, tanto interna como externa. Pode ser usado para tratar um amplo leque de doenças, desde infecções de pele até congestão brônquica e distúrbios digestivos.

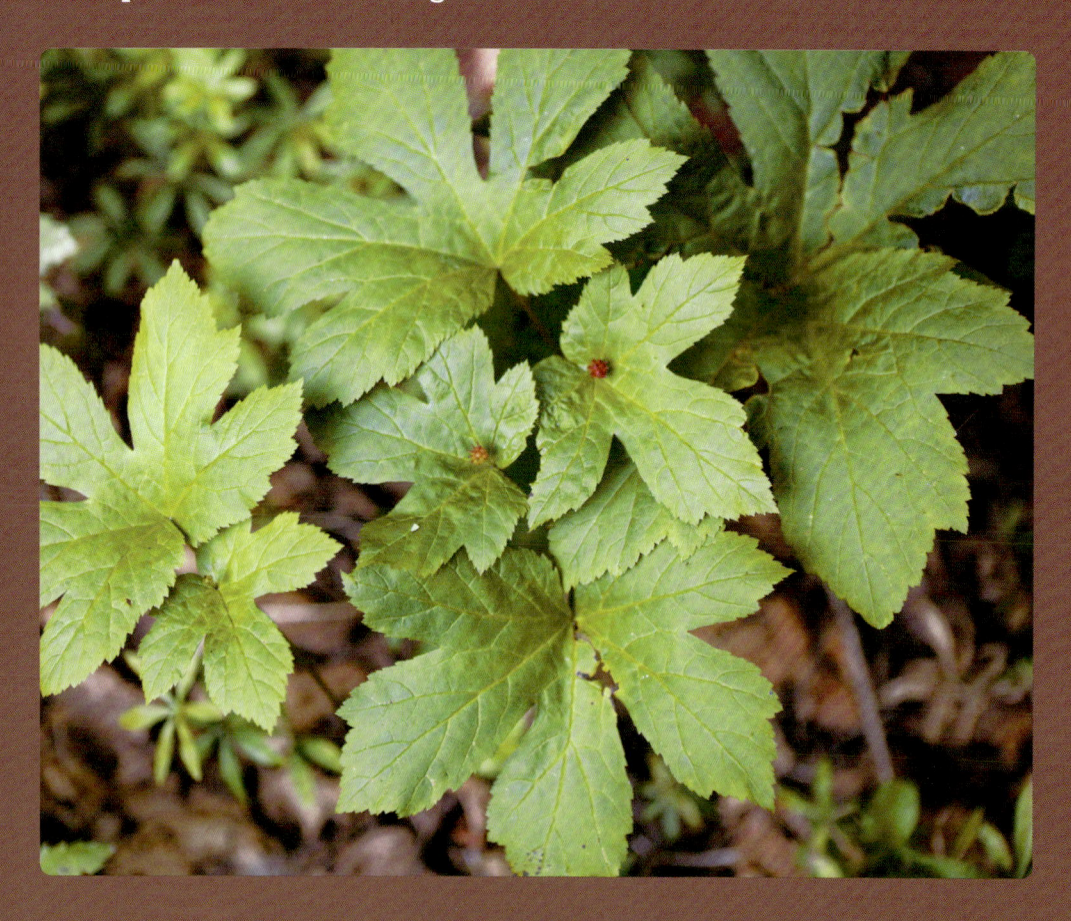

Por ser uma erva tão eficaz e valiosa, a procura por hidraste é grande. Até recentemente, as populações das florestas detinham grande parte desse vegetal, mas hoje o hidraste encontra-se em risco de extinção nos hábitats nativos.

Ao comprar hidraste, procure o produto orgânico. Ou plante em casa! E cuidado: não use hidraste coletado diretamente na natureza.

CULTIVO DO HIDRASTE

Planta perene, muito exigente e de crescimento lento, o hidraste cresce naturalmente apenas em climas bastante frios, então não são comuns no Brasil (embora sejam facilmente encontradas em lojas de especiarias). Simulando as condições climáticas desses biomas na horta, você terá boas chances de obter uma plantação de hidraste. Mas quais são essas condições? O hidraste adora solos férteis, com bastante húmus, pH entre 6 e 7 e pelo menos 70% de sombra. Para quem tem bordo, bétula ou faia no quintal, é uma boa ideia plantar o hidraste sob alguma dessas árvores. Ele não cresce bem sob sempre-vivas nem carvalhos, pois essas espécies alteram o pH do solo. Cultivar o hidraste a partir de sementes não é fácil. É possível, mas para isso é preciso fazer uma estratificação por até três meses. Por outro lado, iniciar o cultivo pelos rizomas é bem mais fácil – você pode inclusive dividir um rizoma em pedacinhos, tomando o cuidado de escolher partes que tenham "olhinhos", ou seja, brotamentos se formando. Plante no outono dando distância de 15 cm a

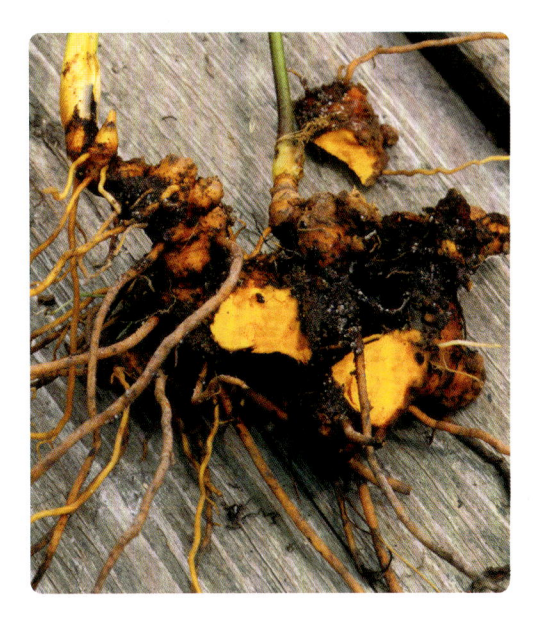

Os pequeninos rizomas do hidraste são ótimos. É uma das melhores e mais potentes ervas medicinais nativas da América do Norte.

Partes usadas
Raiz e folhas (mas a raiz é mais forte).

Componentes-chave
Hidrastina, berberina, resinas, óleo volátil, flavonoides, ácido clorogênico.

Toxicidade/Contraindicações
Se usado internamente por um longo período de tempo (mais de três ou quatro semanas) ou em quantidades excessivas, o hidraste irrita as mucosas, causando inflamação. Se precisar usá-lo a longo prazo, use durante três semanas, faça uma pausa de uma semana e reinicie o ciclo. Se as mucosas ficarem mais irritadas e inflamadas com o uso de hidraste, interrompa o uso.

20 cm entre eles e profundidade de aproximadamente 1,5 cm. A raiz vai estar no ponto depois de três anos de cultivo.

USOS MEDICINAIS

Considerado um antibiótico natural, muitas vezes o hidraste é equiparado à equinácea no combate a infecções, resfriados e gripes. É particularmente eficaz no tratamento de infecções das mucosas, encontradas nos sistemas respiratório, digestório, cutâneo e reprodutivo. É comum em loções de limpeza para infecções oculares como conjuntivite, em duchas vaginais (mas cuidado, pois pode ter efeito secativo caso a fórmula não seja bem elaborada), enxaguantes bucais para aftas e gengiva e tratamentos tópicos para eczema e psoríase. A raiz de hidraste em pó é muito usada em cataplasmas para infecções de pele, abscessos e feridas. E, graças a seus ricos compostos amargos, também é útil no tratamento de fígado, vesícula biliar e outros problemas digestivos.

E atenção! O chá da raiz de hidraste é *extremamente* amargo. As pessoas geralmente preferem consumi-la em forma de tintura ou em cápsulas.

Pomada de hidraste

Esta pomada tem excelentes propriedades desinfetantes, sendo boa para tratar infecções de pele, inclusive micoses como o pé de atleta.

- » 1 parte de chaparral em pó (folhas)
- » 1 parte de hidraste orgânico em pó (raiz)
- » 1 parte de resina de goma de mirra em pó
- » Azeite de oliva
- » Cera de abelha ralada

Modo de preparo:

Prepare uma infusão das ervas com o azeite, seguindo as instruções da página 35. Adicione a cera de abelha ao óleo, seguindo as instruções da página 38, para transformá-lo em pomada.

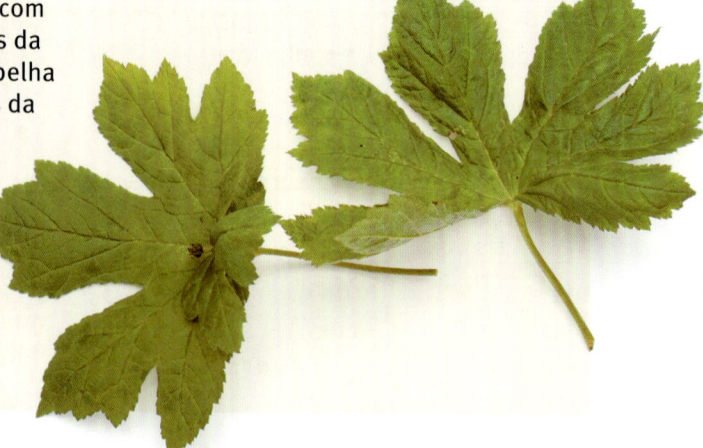

Como usar:

Aplique uma pequena quantidade direto na área infectada e massageie delicadamente. Repita duas ou três vezes todos os dias ou de acordo com a necessidade.

Solução para infecções oculares

Esta solução pode ser usada para tratar infecções oculares, como conjuntivite.

» 1 colher de chá de hidraste orgânico (raiz)
» 1 colher de chá de malvaísco (raiz) ou casca de olmo-vermelho

Modo de preparo:

Despeje ½ xícara de água fervente por cima das ervas, tampe e deixe em infusão por 45 minutos a uma hora. Coe bem, usando um filtro de café ou uma peneira de malha bem fina forrada com musselina. É fundamental não deixar nenhuma partícula das ervas na loção. Envase o líquido. Guarde na geladeira, onde pode durar até três dias.

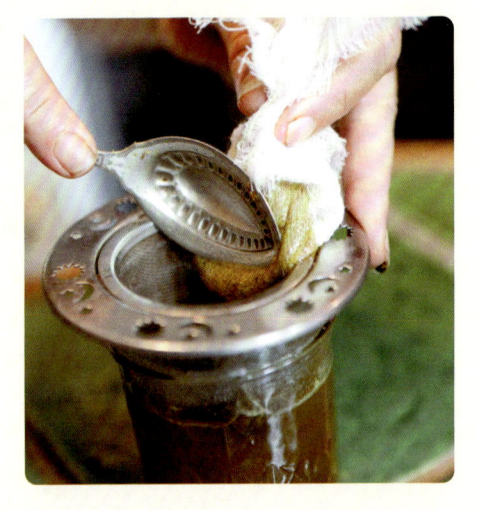

É fundamental peneirar bem todas as partículas de ervas do líquido usado para a solução.

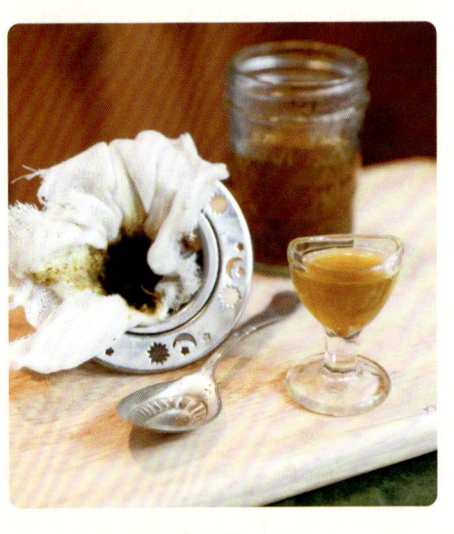

Como usar:

Você pode usar um copo de vidro específico para lavagem dos olhos ou simplesmente uma colher de chá que possa ser mantida firmemente no olho. O chá frio ajuda a reduzir o inchaço nos olhos, mas geralmente o chá morno é melhor e mais calmante. Você pode aquecer o chá antes de usar, se desejar.

Coloque aproximadamente uma colher de chá no copo para lavagem dos olhos, segure firmemente contra um dos olhos e comece a piscar rápido e/ou deixe o olho aberto, movendo-o de um lado para o outro. Jogue o líquido fora, lave o copinho e repita o processo no outro olho.

Repita esse procedimento três ou quatro vezes ao dia durante três a quatro dias. Se a infecção piorar, interrompa o uso e procure atendimento médico.

Para usar, despeje o líquido morno em um copo para lavagem de olhos ou numa colher de chá e segure contra o olho.

Pasta de argila e hidraste

A pasta de argila e hidraste é um excelente remédio para aliviar irritações causadas por plantas como carvalho-venenoso e hera-venenosa, além de picadas de inseto. Nos meses de verão sempre mantenho um potinho comigo, pois nesse período aumenta a quantidade de insetos que picam. O hidraste, a argila e o sal têm efeito secativo e extrativo. O óleo de hortelã-pimenta refresca a pele e alivia a coceira e a queimação.

- » 1 colher de sopa de hidraste orgânico em pó (raiz)
- » 1 colher de sopa de argila verde ou vermelha
- » 1 colher de sopa de linimento do dr. Kloss (opcional; confira a receita na página 139)
- » ½ colher de chá de sal marinho (ou sal celta ou outro com alto teor de sais minerais)
- » 5 a 10 gotas de óleo essencial de hortelã-pimenta

Modo de preparo:

Misture o hidraste, a argila, o linimento (se usar) e o sal com uma quantidade de água suficiente para formar uma pasta. Adicione o óleo essencial e mexa bem. Armazene-o em um pote de vidro hermético. A pasta pode durar meses; caso ela seque durante o armazenamento, basta adicionar um pouco de água para reconstituí-la.

Como usar:

Aplique a pasta de argila direto na área afetada. A capacidade de extração da pasta depende da espessura da camada aplicada. Em geral, basta uma camada fina, mas, se o problema não melhorar, aplique uma camada mais espessa.

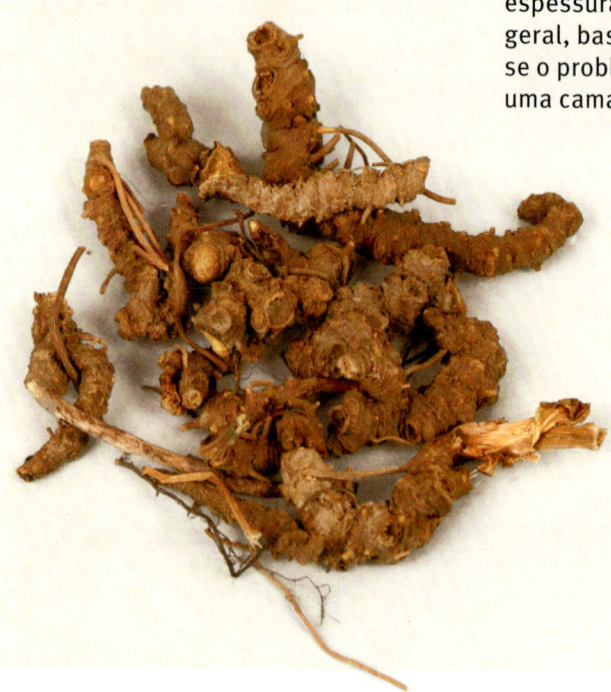

Hortelã / Mentha spicata

Erva refrescante e revigorante, a hortelã é considerada a mais antiga das mentas – a maior parte da vasta prole da menta, inclusive a hortelã-pimenta, descende da hortelã. Embora fique escondida no meio das plantas mais coloridas e passe despercebida na despensa de ervas, a hortelã ainda é um valioso e saboroso item da botica doméstica.

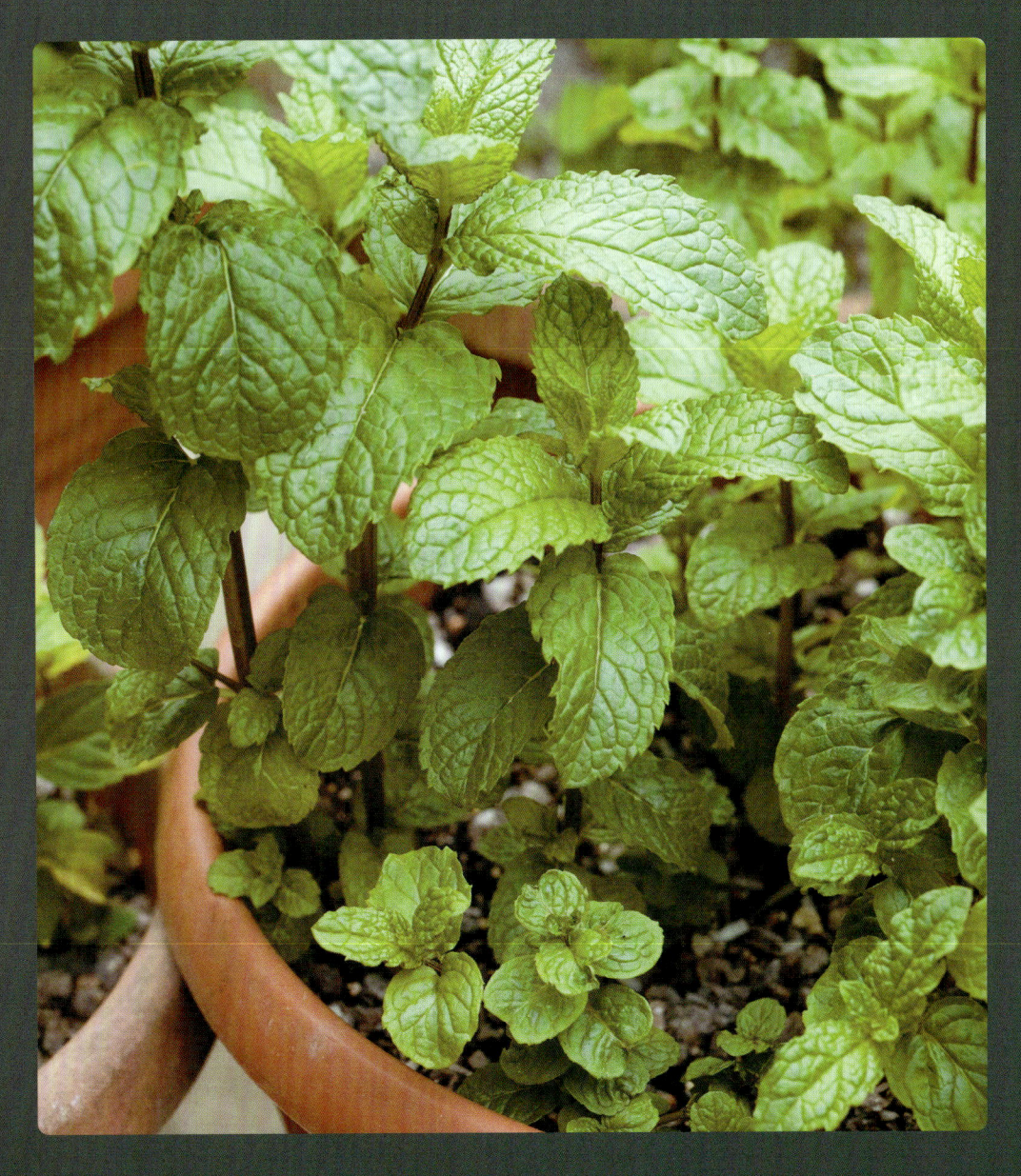

CULTIVO DA HORTELÃ

A hortelã é uma planta perene e de crescimento rápido. Vive bem em locais de frio intenso a moderado. Como a maioria das mentas, espalha-se por meio de caules rastejantes. É possível cultivá-la por enraizamento de estacas, mas não recomendo tentar germinar a partir de sementes. Como acontece com a maioria das mentas, as sementes deixam a desejar, e as plantas nascidas delas não são tão fortes quanto a planta-mãe. A hortelã se desenvolve melhor perto da água. Fica linda perto de lagos; se não tiver um na sua casa, tente plantá-la em solo fértil perto de uma torneira ou de calhas de telhado, para que se beneficiem da água que escorrer. A hortelã não é uma planta tão exigente quanto ao tipo de solo, mas prefere solos férteis, úmidos e à meia-sombra. Caso pretenda cultivá-la perto de outros tipos de menta, mantenha-as separadas (confira o boxe da página 167).

USOS MEDICINAIS

Embora muitas vezes a hortelã seja menos eficaz que a prima mais intensa, a hortelã-pimenta, há momentos em que prefiro usá-la nas minhas fórmulas. Mais doce, mais suave e menos picante que a hortelã-pimenta, ela tende a ser uma opção melhor para as crianças: quando misturada com erva-dos-gatos, é excelente para febre; com erva-cidreira em proporções iguais, para abrandar quadros de hiperatividade e ansiedade.

A hortelã tem ação levemente digestiva, e funciona como um ótimo aperitivo para antes ou depois do jantar. Faça um chá bem forte e misture com água gaseificada, finalizando com frutas.

A hortelã é uma erva com propriedades anfotéricas e se move na direção que o corpo precisa. É levemente estimulante, mas também ajuda no relaxamento, por isso é ideal para fórmulas fortalecedoras do sistema nervoso – calmante e energizante ao mesmo tempo. Também tem capacidade de aquecer e resfriar: à medida que o mentol evapora, deixa uma sensação refrescante na pele e no sistema digestório; à medida que a erva penetra, estimula o fluxo sanguíneo, provocando sensação de aquecimento.

O conhecido sabor refrescante da hortelã é usado em tudo – de cremes dentais e enxaguatórios até bebidas como refrigerantes e chás. Fica uma delícia em saladas, cereais, sopas frias, compotas e saladas de frutas. Seu sabor

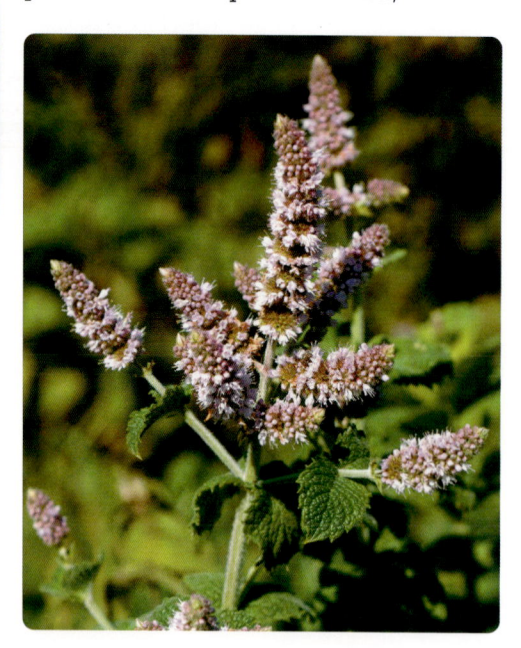

Considerada a mãe de todas as mentas, acredita-se que a hortelã seja a espécie mais antiga delas.

maravilhoso pode disfarçar o gosto menos agradável de outras ervas em fórmulas compostas. A hortelã ajuda a "adoçar" a boca depois de um acesso de vômito, afastando o gosto desagradável que fica. Basta adicionar uma gota do seu óleo essencial à água ou fazer uma xícara de chá e usá-lo para gargarejar e enxaguar a boca várias vezes. Também ajuda a atenuar enjoos estomacais, sendo muitas vezes misturada com gengibre para esse objetivo. É um excelente ingrediente para fórmulas de ervas energizantes e fica uma delícia no mel para uma fonte rápida de energia.

Partes usadas
Principalmente as folhas, mas também as flores.

Componentes-chave
Óleos essenciais, vitaminas do complexo B, vitamina C, potássio, flavonoides e taninos.

Toxicidade/Contraindicações
Geralmente considerada segura.

Chá gelado de hortelã

Não sei dizer se chá gelado de hortelã pode ser considerado medicinal, a não ser no sentido mais puro. Mas a verdade é que esse chá é delicioso, saudável, nutritivo e faz bem. As mentas contêm diversas vitaminas e sais minerais, incluindo betacaroteno, vitamina C, potássio, flavonoides, mentol e óleos essenciais.

Modo de preparo:
Faça uma infusão forte de hortelã, seguindo as instruções da página 29 e dobrando a quantidade da erva. Adicione cubos de gelo ou deixe esfriar na geladeira. Adoce com estévia ou mel, adicione folhas de hortelã, rodelas de limão e sirva (também fica bom com frutas vermelhas ou misturado à água com gás).

Como usar:
Beba e aproveite. Para os dias de calor, não há nada melhor.

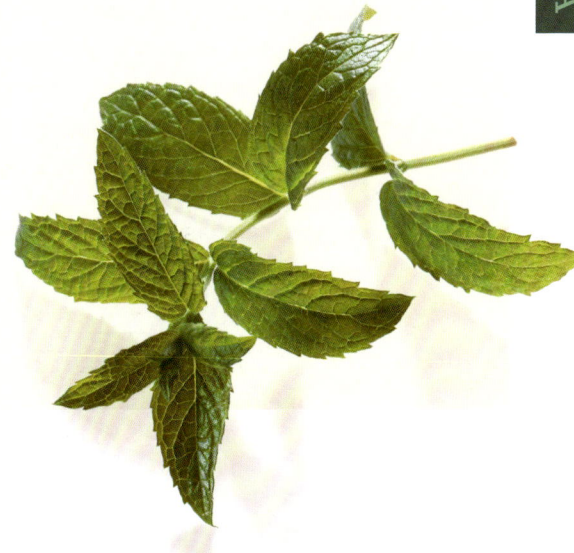

Fórmula antitérmica para crianças

Esta é uma fórmula testada e consagrada pelo tempo para baixar febre leve de crianças. Em caso de febre persistente ou alta, procure atendimento médico.

- » 1 parte de erva-dos-gatos (folhas)
- » 1 parte de sabugueiro (flores)
- » 1 parte de hortelã (folhas)
- » Estévia (opcional)
- » Melado (opcional)

Modo de preparo:
Prepare uma infusão com as ervas (incluindo a estévia, caso use), seguindo as instruções da página 29. Se quiser, adoce a gosto com melado.

Como usar:
Para crianças de 3 a 6 anos de idade, dê ¼ de xícara a cada duas horas até a febre ceder. Para crianças menores de 3 anos, reduza a quantidade para uma colher de chá a cada ano de idade.

Chá de descanso noturno

Chá calmante e edificante, perfeito para tomar depois do trabalho ou de um dia longo e estressante.

- » 2 partes de hortelã (folhas)
- » 1 parte de camomila
- » 1 parte de erva-cidreira
- » ½ parte de pétalas de rosa
- » Uma pitada de estévia para adoçar (opcional)

Modo de preparo:
Prepare uma infusão das ervas (incluindo a estévia), seguindo as instruções da página 29.

Como usar:
Beba 1 a 2 xícaras à noite, depois do jantar, relaxando na cadeira de balanço, na varanda, admirando o pôr do sol...

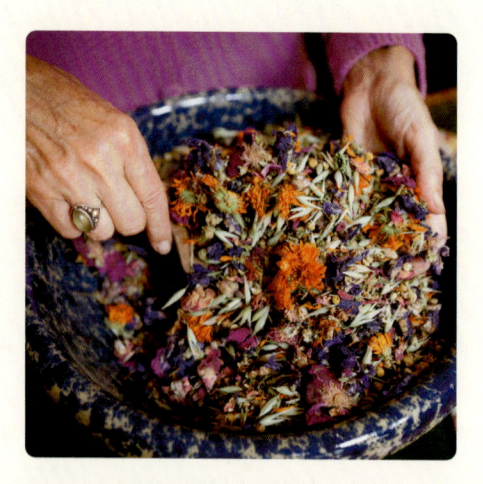

Depois de aprender a fazer misturas para chá, você pode criar suas próprias combinações, como esta com aveia, calêndula e malva.

HORTELÃ

Glicerita calmante para estresse infantil

Remédio suave e calmante para crianças (e também para adultos).

- 1 parte de camomila
- 1 parte de erva-cidreira
- 1 parte de hortelã (folhas)
- Solução de glicerina a 75% (três partes de glicerina para uma parte de água)

Modo de preparo:
Prepare uma tintura com as ervas e a solução de glicerina, seguindo as instruções da página 40, e deixe as ervas descansarem por três a quatro semanas.

Como usar:
Para crianças de 3 a 6 anos de idade, dê ½ colher de chá duas ou três vezes ao dia. Para crianças de 6 a 10 anos de idade, dê ¾ a 1 colher de chá duas ou três vezes ao dia. Para crianças menores de 3 anos, ajuste a dose de acordo com o peso e o tamanho (confira a tabela na página 48).

Pôr do sol no Emerald Valley

Esta é outra mistura de chá noturno que adoro. Dei a ela o nome de Emerald Valley, onde abri minha primeira escola de fitoterapia, a California School of Herbal Studies, em 1978. O vale, localizado a 25 km da costa do Pacífico, tinha crepúsculos que eram verdadeiras explosões de cores.

- 2 partes de hortelã (folhas)
- 1 parte de hibisco (flores)
- 1 parte de erva-cidreira
- ¼ de parte de canela em pau quebrada
- ¼ de parte de gengibre (recém-ralado é o ideal, mas também serve o seco)
- Uma pitada de estévia ou mel para adoçar (opcional)

Modo de preparo:
Prepare uma infusão com as ervas (incluindo a estévia), seguindo as instruções da página 29. Beba 1 xícara ou 2 à noite, depois do jantar.

Hortelã-pimenta
/ Mentha x piperita

Comparada a uma verdadeira explosão de energia verde, a hortelã-pimenta renova, refresca e fortalece sem esgotar as reservas de energia. Quando precisar de um estímulo leve, experimente o chá de hortelã-pimenta e manjericão: você se sentirá restaurado. Faça um tônico cerebral de hortelã-pimenta, ginkgo biloba, centella asiática e alecrim para ajudar a reforçar a memória e melhorar o raciocínio. Poucas ervas são tão versáteis, deliciosas, seguras, eficazes, disponíveis e fáceis de cultivar quanto a hortelã-pimenta.

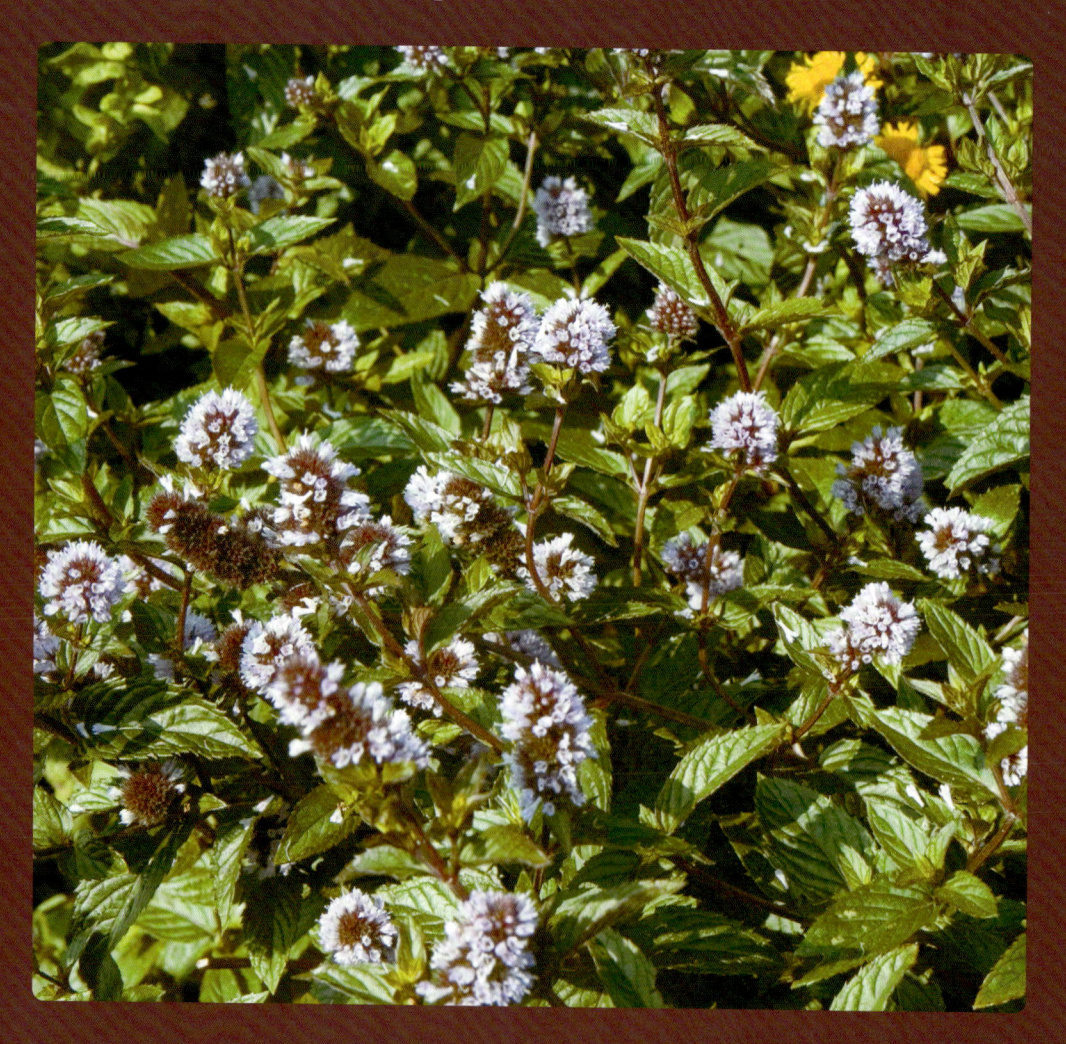

CULTIVO DA HORTELÃ-PIMENTA

A hortelã-pimenta prefere solos férteis, úmidos e com boa drenagem, luz direta do sol ou meia-sombra. Desenvolve-se melhor nas regiões de clima temperado, mas, mesmo que você more em regiões mais frias, não deixe de tentar plantá-la. A hortelã-pimenta, como a maioria das plantas desse gênero, tem um espírito de liberdade e sobrevivência.

Essa erva nasce fácil a partir de divisões radiculares e estaquia. Na verdade, o aspecto mais desafiador no cultivo dessa espécie ou de qualquer outra hortelã é contê-la. Sugiro plantá-la em um vaso para evitar que domine o jardim, mas a melhor maneira de evitar sua propagação é continuar colhendo-a e usá-la em chás, temperos, remédios caseiros e drinques!

USOS MEDICINAIS

Conhecida como auxiliar da digestão, a hortelã-pimenta é a melhor opção para alívio de náuseas e gases. Como antiespasmódico, ajuda a relaxar os músculos e reduz dores e espasmos de estômago; seu sabor puro e refrescante cai bem depois de um período de indigestão ou vômito. Uma ou duas gotas de óleo essencial de hortelã-pimenta misturadas com água morna afastam rápido o gosto e o hálito ruins depois de uma crise de vômito. Ingrediente muito comum em cremes dentais, enxaguantes bucais e gomas de mascar, a hortelã-pimenta é provavelmente o sabor que melhor representa hálito fresco e boca limpa. Até produtos de limpeza acrescentam hortelã-pimenta a sua fórmula graças ao cheiro de limpeza e frescor que ela deixa. Use no desinfetante para limpar o banheiro; vai dar outro ânimo ao ambiente.

No entanto, as propriedades analgésicas da hortelã-pimenta não são tão conhecidas. É uma das minhas ervas preferidas para aliviar

Partes usadas
Folhas e flores.

Componentes-chave
Óleos voláteis (mentol e mentona), flavonoides, ácido fenólico, triterpenos, cálcio, magnésio e potássio.

Toxicidade/Contraindicações
Perfeitamente segura; não há reações conhecidas nem efeitos colaterais prejudiciais.

SEPARAÇÃO DAS MENTAS

As mentas são plantas que se misturam e "cruzam" com facilidade. Se a sua ideia é cultivar mais de um tipo de menta, corre o risco de terminar com vários tipos dessa planta, mas a maioria não vai ter sabor nem aroma tão bons quanto os das plantas-mãe. Além disso, em termos medicinais não serão tão ativas. Por isso, tente manter as mentas separadas, ou pelo menos em canteiros ou vasos diferentes – elas não sabem dividir bem o espaço.

dor de cabeça, dor por picadas de abelha, queimaduras e até dor de dente. Para queimaduras, adicione uma ou duas gotas de seu óleo essencial a duas colheres de sopa de mel e aplique direto na queimadura. O mel é um excelente antisséptico para queimaduras e a hortelã alivia a dor, geralmente em minutos. O chá pode ajudar a reduzir a intensidade e a duração da dor de cabeça, especialmente se for causada por problemas digestivos. Para indigestão e dores de cabeça provocadas por indigestão, experimente o chá feito com as mesmas quantidades de camomila e hortelã-pimenta.

Graças ao delicioso sabor tão conhecido, a hortelã-pimenta é muito usada com outras ervas, também medicinais, mas de sabor menos palatável. É rica em vários nutrientes, como cálcio, magnésio e potássio. Adicione a sucos e vitaminas, sopas, saladas e pestos – sabor e nutrição garantidos.

Chá tônico rejuvenescedor

Um chá levemente estimulante, perfeito para um bom despertar matinal ou uma tarde revigorante.

- » 1 parte de hortelã-pimenta (folhas)
- » 1 parte de chá-verde (opcional)
- » 1 parte de manjericão-santo (folhas)

Modo de preparo:
Prepare uma infusão com as ervas, seguindo as instruções da página 29.

Como usar:
Beba uma xícara ao longo do dia, conforme necessário. Por causa da cafeína do chá-verde, evite consumi-lo à noite, pois pode interferir no sono.

Tintura para dor de cabeça

Bom para quem é propenso a dores de cabeça causadas por indigestão.

- » 2 partes de hortelã (folhas)
- » 1 parte de camomila
- » 1 parte de matricária (folhas e flores)
- » 1 parte de cones de lúpulo
- » Álcool 40%

Modo de preparo:
Prepare uma tintura com as ervas e o álcool, seguindo as instruções da página 40.

Como usar:
Tome ¼ a ½ colher de chá antes e depois das refeições.

Chá digestivo

Este chá simples é uma das fórmulas mais conhecidas para dor de estômago e indigestão.

- » 1 parte de hortelã-pimenta (folhas)
- » 1 parte de camomila
- » 1 parte de endro (folhas e sementes)

Modo de preparo:
Prepare uma infusão com as ervas, seguindo as instruções da página 29.

Como usar:
Beba ½ xícara do chá morno antes e depois das refeições.

Pó dental de hortelã-pimenta

Você sabia que dá para produzir cremes dentais caseiros bons, saborosos e de baixo custo? Como se não bastasse, ainda é fácil de fazer! Procure os tubos para o seu creme dental caseiro em lojas especializadas.

- » ¼ de xícara de argila branca em pó fina
- » 1 colher de chá de bicarbonato de sódio
- » 1 colher de chá de sal marinho fino
- » Gotas de óleo essencial de hortelã-pimenta

Modo de preparo:
Misture bem a argila em pó, o bicarbonato, o sal e o óleo essencial. Deixe secar ao ar livre e guarde em um pote hermético.

Como usar:
Misture o pó dental com chá de hortelã ou água em quantidade suficiente para formar uma pasta úmida – se fizer muita quantidade de pó, umedeça apenas uma porção suficiente para uma ou duas semanas de cada vez, para evitar que estrague. Se você gostar do sabor doce da grande maioria dos cremes dentais – eu não gosto –, adicione uma colher de chá de glicerina vegetal à pasta. Use para escovar os dentes, assim como faz com cremes dentais comerciais.

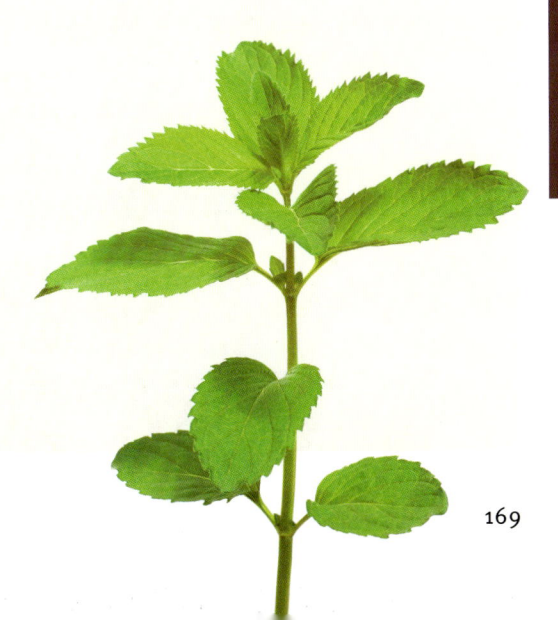

Lavanda /L. angustifolia

O que seria do mundo sem a lavanda? Para início de conversa, ela é uma planta linda, perfumada e resistente, capaz de deixar qualquer espaço mais bonito com seus belos picos lilases e aroma tão conhecido. Abelhas, borboletas e pessoas migram para onde quer que a lavanda esteja. E como se não bastasse tamanha beleza, essa linda planta também tem um leque enorme de usos medicinais. Está na lista de quase todo mundo quando o assunto é "ervas essenciais".

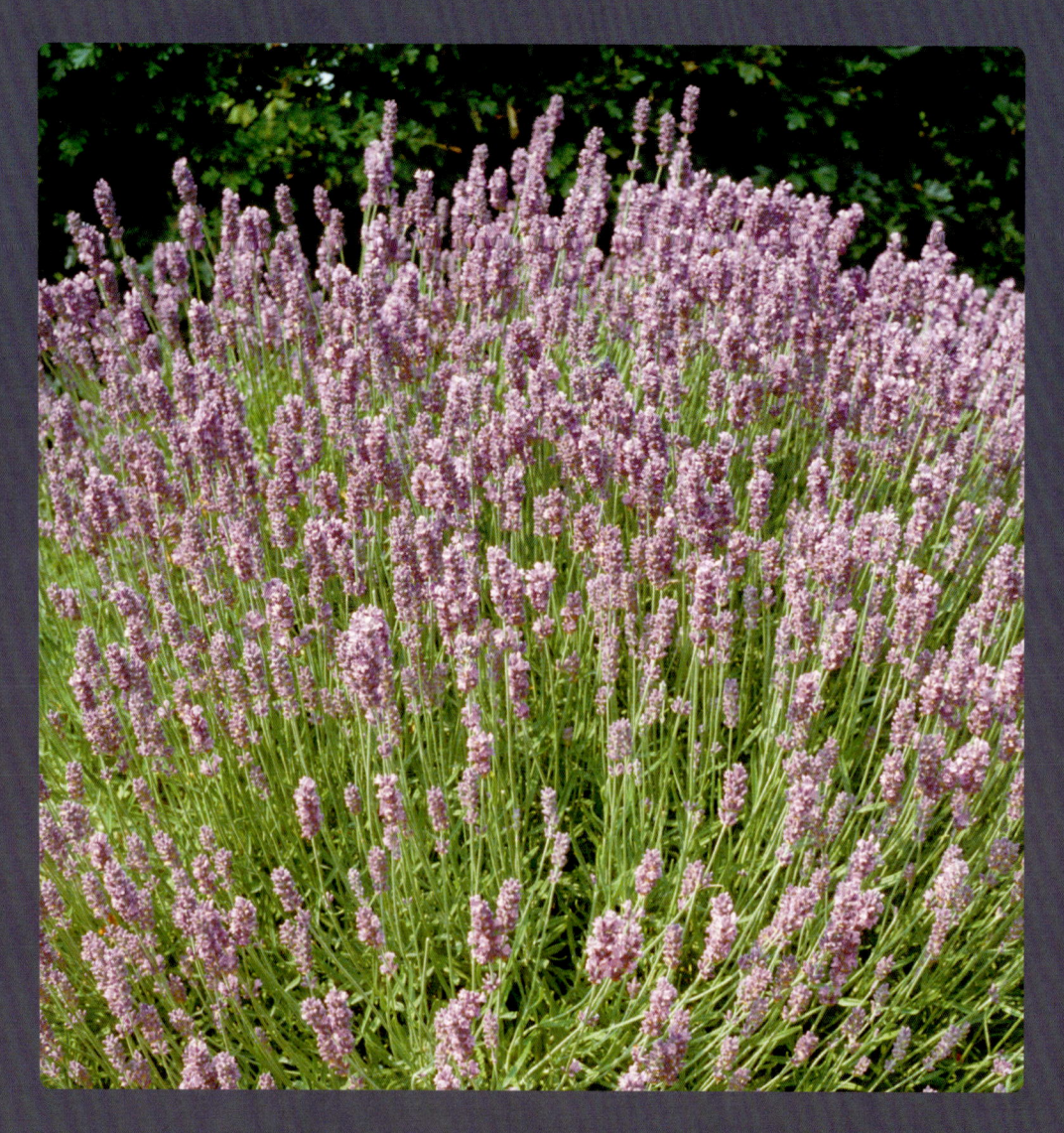

CULTIVO DA LAVANDA

A lavanda gosta de locais ensolarados e quentes e de solo com boa drenagem. Seu hábitat natural é no Mediterrâneo, no sul da França. Tolera bem a meia-sombra, mas adora sol direto. É resistente ao frio, mas precisa de um pouco mais de proteção nesse tipo de região.

Há um debate em andamento sobre quais tipos de lavanda são mais medicinais e para quais finalidades. Geralmente, a *L. angustifolia* é muito apreciada pelas propriedades medicinais. No meu jardim, tenho algumas limitações de espécies por questões climáticas, mas existem vários tipos de lavanda desenvolvidos para florescer em regiões mais frias – Hidcote, Munstead e Grosso, por exemplo. Eu já obtive bons resultados cultivando as variedades Hidcote e Munstead. Não são as lavandas mais felizes do mundo, mas, contanto que caia neve suficiente para proteger suas raízes, elas vão renascer ano após ano. E embora esses tipos não sejam tão valorizados por suas propriedades medicinais como os outros, eu me adaptei para usar o que tenho à minha disposição.

Se você leva jeito com plantas, talvez até consiga germinar a lavanda a partir da semente, mas fica o aviso: a tentativa pode ser decepcionante. Isso porque a lavanda pode levar várias semanas para germinar, e se você der sorte a taxa de germinação ainda costuma ser baixa, inferior a 50%. Para iniciantes, sugiro comprar três ou quatro mudas saudáveis num viveiro. Antes de elas estarem totalmente assentadas, você pode retirar partes

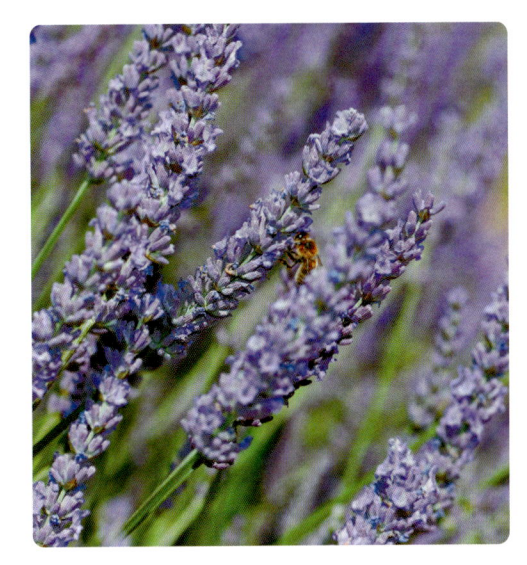

A lavanda tem muitas variedades. Cada uma contribui com seu charme e beleza próprios no jardim.

de raízes e estacas para ampliar o canteirinho de lavanda.

Dependendo da variedade cultivada, a lavanda pode crescer bastante. Deixe entre as plantas um espaço de 30 cm a 60 cm ou siga as recomendações específicas das respectivas variedades. O solo deve ser bem drenado e levemente arenoso. O ideal é que o pH fique entre 6,4 e 8. E apesar de a lavanda gostar de um bom banho de vez em quando, não exagere na rega. Lembre-se das condições climáticas mediterrâneas, com dias longos, quentes e ensolarados e chuvas ocasionais. Se na sua região as temperaturas chegam a −6°C, recomendo cobrir os pés de lavanda para preservá-los no inverno.

Para garantir matéria-prima de qualidade, colha as flores quando os botões estiverem começando a abrir. A maioria das pessoas espera tempo demais, mas o fato é que, se a lavanda for colhida quando a flor estiver totalmente aberta, as propriedades medicinais não serão tão fortes nem duradouras.

USOS MEDICINAIS

A lavanda tem um profundo efeito calmante e revigorante. Antidepressivo suave, pode amenizar a depressão e a melancolia. Combinada com matricária, ajuda a melhorar enxaquecas e dores de cabeça. É também uma das melhores ervas de banho para aliviar tensão, estresse e insônia. Depois de um dia longo e estressante, experimente um banho de banheira com gotas de óleo essencial de lavanda. Ou jogue um saquinho de gaze ou musselina com flores de lavanda na água. Você vai se sentir melhor imediatamente. Não tem tempo para banho na banheira? Esfregue duas ou três gotinhas do óleo essencial de lavanda nas mãos e massageie a nuca, o pescoço, a cabeça e os pés para uma sensação calmante. Você também pode fazer uma massagem relaxante com o óleo misturando 8 a 10 gotas de óleo essencial de lavanda com 120 mL de óleos vegetais – os óleos de uva, amêndoa e semente de damasco são ótimas opções.

Usada tradicionalmente para inspirar coragem e força, a lavanda também é uma ótima pedida para fortalecer o coração e a mente em situações estressantes. Muitas mulheres usam lavanda no parto. Para proporcionar sensação de alívio, experimente esfregar diretamente uma ou duas gotas de óleo essencial de lavanda nos pés e/ou costas, ou encostar um cataplasma quente de flores de lavanda na lombar. A lavanda também é uma das ervas usadas tradicionalmente no banho de recém-nascidos no momento de recebê-los no mundo. Acho esse ritual especialmente importante na época em que vivemos, com nossas crianças tão alienadas do mundo natural.

Os efeitos antibacterianos, antifúngicos e antissépticos da lavanda já foram confirmados por inúmeros estudos clínicos. A lavanda ajuda no tratamento de agentes infecciosos, como estafilococos, estreptococos e os vírus de gripe e resfriados. Sozinha ou associada ao óleo de melaleuca, pode ser aplicada direto na pele para tratar infecções fúngicas como micoses de pele e unhas. Também pode ser usada em duchas ginecológicas para tratar candidíases, além de ser um ótimo

Partes usadas
Principalmente as flores, mas também as folhas.

Componentes-chave
Flavonoides, linalol, eucaliptol, limoneno, cumarinas e taninos.

Toxicidade/Contraindicações
Em geral, a lavanda é considerada segura, mas recomenda-se que gestantes evitem usá-la internamente em grandes quantidades.

antisséptico para desinfeccionar e curar arranhões, feridas e queimaduras.

Conhecida como antiespasmódica, a lavanda entra em formulações de auxílio à digestão e é especialmente útil para acalmar espasmos gástricos, que podem ser sintomas de síndrome do intestino irritável e doença de Crohn.

Apesar de a flor de lavanda poder ser usada em todos os tipos de preparação medicinal, o seu óleo essencial é considerado um importante item de primeiros socorros. Ele é excelente! Sempre levo comigo em viagens, e posso dizer que já foi útil em várias situações. Quantas vezes, após um dia inteiro de viagem, já não tomei banho na banheira com gotinhas de lavanda? E, em situações de turbulência no avião, bastou abrir o frasquinho, inspirar e respirar fundo para me acalmar. Já usei lavanda para desinfetar maçanetas e copos em áreas onde a gripe estava à solta e vi bons resultados quando usada em queimaduras, aliviando a dor e desinfeccionando e curando o ferimento. Sem contar com sua capacidade lendária de aliviar dores por picadas de insetos.

Sim, eu sei que me empolgo quando falo de plantas medicinais, mas a lavanda faz sucesso há tantos séculos que é difícil não engrossar o coro da multidão e aplaudir suas muitas virtudes.

Compressas de lavanda para os olhos

Estas compressas são muito usadas para aliviar cansaço visual e ajudar pessoas com dificuldade para dormir. São maravilhosas para quem pega voos noturnos. Eu já sou conhecida por conseguir dormir a noite toda, apesar do barulho do avião, e acordar plena e revigorada – e melhor: com as compressas no mesmo lugar!

Modo de preparo:
Corte um pedaço de tecido (seda ou algodão macio são as melhores opções) em formato 25 cm x 13 cm. Costure para unir três lados do retângulo, deixando uma ponta aberta. Vire o tecido do avesso e encha de lavanda seca (flores). Cuidado para não encher demais o saquinho. O ideal é que a compressa acompanhe o contorno dos olhos.

Você pode adicionar uma ou duas gotas de óleo essencial de lavanda às ervas do saquinho se quiser um perfume mais forte – mas saiba que as flores secas já soltam bastante perfume. Em seguida, costure a última ponta e feche a almofadinha.

Como usar:
Coloque a almofadinha por cima dos olhos (também pode ser no pescoço ou na lombar), encoste e relaxe. Para obter mais benefícios, você pode esquentar a almofadinha em forno quente (desligado) ou no micro-ondas (cuidado para não queimar!).

Spray antisséptico e calmante de lavanda

Adorável, calmante, antisséptico e seguro! Não surpreende que a lavanda em spray faça tanto sucesso!

- 7 colheres de sopa de água
- 1 colher de sopa de vodca ou extrato de hamamélis
- 5 a 10 gotas de óleo essencial de lavanda
- Frasco pulverizador (120 mL)

Modo de preparo:

Misture a água, a vodca e o óleo essencial no frasco.

Como usar:

Agite bem antes de usar, pois o óleo essencial sobe. Use o spray quando precisar de sua essência calmante. Use no carro, no quarto, no banheiro, onde quiser. Como a lavanda também é um excelente antisséptico, use o spray em banheiros, em quartos de hotel e para higienizar as mãos.

Chá calmante de lavanda e erva-cidreira

Para acalmar o estresse, experimente esse chá relaxante. Fica uma delícia gelado ou em temperatura ambiente.

Modo de preparo:

Prepare 1 litro de chá de lavanda extraforte e 1 litro de chá de capim-cidreira, também extraforte, seguindo as instruções da página 29. Prepare 2 litros de limonada fresca (limões, mel e água a gosto). Misture a limonada com os chás e mexa bem.

Como usar:

Beba sempre que quiser.

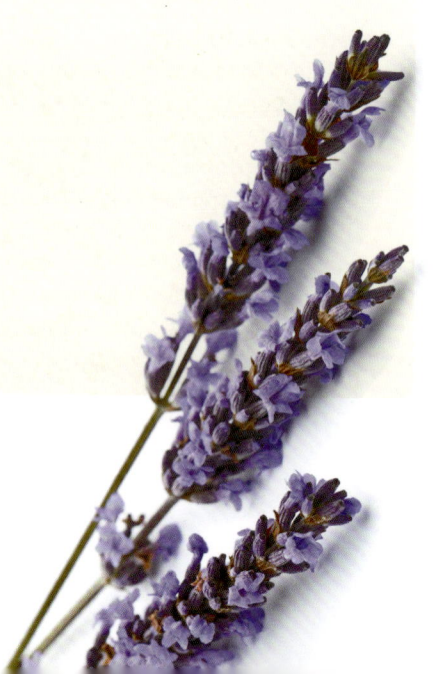

Tintura de lavanda e matricária para enxaquecas

A papoula é opcional nesta receita, mas recomendo usá-la. As sementes, flores e folhas de papoula-da-califórnia são ótimas, mas, caso não consiga providenciá-las, você pode usar outras variedades.

- 1 parte de lavanda
- 1 parte de papoula-da-califórnia (sementes, folhas e flores) ou semente de papoula comum
- 1 parte de matricária (folhas)
- Álcool 40%, vinagre de maçã não pasteurizado ou glicerina

Modo de preparo:
Siga as instruções da página 40.

Como usar:
Para tratar enxaquecas frequentes a longo prazo, tome ½ colher de chá duas vezes ao dia por até três meses. Faça uma pausa de três a quatro semanas e repita o ciclo se for necessário. Para situações agudas (como o início de uma enxaqueca ou dor de cabeça), tome ¼ de colher de chá a cada 20 a 30 minutos por até duas horas.

Obs.: *Durante a menstruação as mulheres devem interromper o uso dessa tintura, pois ela pode estimular o sangramento. A propósito, a matricária às vezes é usada para fazer descer menstruação atrasada.*

ALÍVIO PARA DOR DE CABEÇA

Quando tiver dor de cabeça, experimente este remédio das antigas: tome várias gotas de tintura de lavanda e depois faça um carinho nos pés com um escalda-pés também de lavanda (adicione algumas gotas do óleo essencial à água quente), esfregue uma gota ou duas de óleo essencial de lavanda na nuca e faça uma massagem; coloque uma compressa de lavanda (confira o modo de preparo na página 173) sobre os olhos por 10 a 15 minutos. Melhor ainda: peça que alguém massageie seus pés usando o óleo de massagem de lavanda (confira na página 176) enquanto você descansa confortavelmente no sofá com as compressas nos olhos.

Óleo de lavanda calmante para massagem

É bem fácil fazer esse óleo de massagem: misture óleo essencial de lavanda a um óleo fixo (termo técnico para óleo vegetal de oleaginosas ou sementes, diferente dos óleos essenciais, ou voláteis, obtidos por destilação a vapor de fontes vegetais). Para obter maiores benefícios medicinais, use flores de lavanda também.

- 43 g de lavanda seca (botões das flores)
- 120 mL de óleo vegetal (de oleaginosas ou sementes – amêndoas, semente de damasco ou uva ou uma mistura de óleos)
- 5 a 10 gotas de óleo essencial de lavanda

Modo de preparo:

Coloque a lavanda em um pote de vidro com boca larga e capacidade para 900 mL. Despeje o óleo sobre a lavanda, tampe o pote e deixe-o descansando em local quente e ensolarado por duas a três semanas. (Se quiser acelerar o processo, aqueça levemente o óleo e a lavanda em banho-maria por 45 minutos a uma hora.) Peneire a lavanda do óleo e adicione o óleo essencial, gota a gota, até que o aroma fique do seu agrado. Envase e guarde-o em local fresco, longe de luz solar direta, onde o óleo pode durar pelo menos seis meses.

Como usar:

Deixe um frasco do óleo ao lado da cama para usar em massagens noturnas e um frasco no banheiro para usar como óleo corporal ou em massagens calmantes após um banho quente.

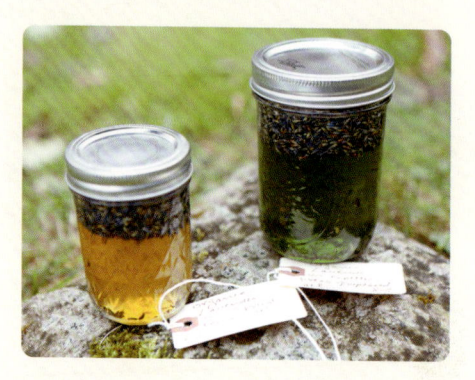

As flores de lavanda secas podem descansar por duas a três semanas nesse óleo.

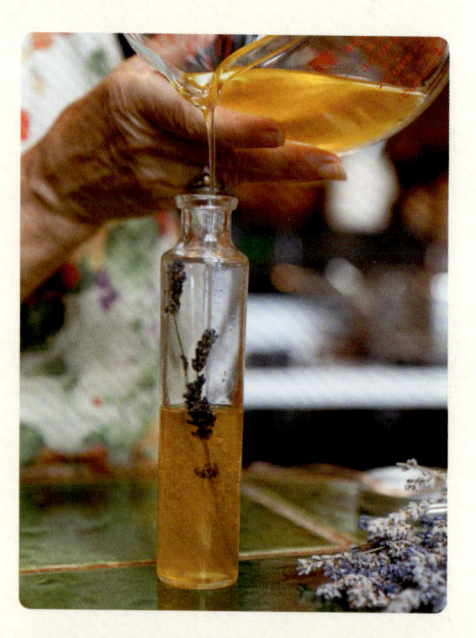

Para um visual mais delicado, adicione um raminho ou dois de lavanda seca no frasco do óleo.

Malvaísco / *Althaea officinalis*

O malvaísco pertence à grande e benéfica família da malva, que também inclui a malva-rosa, o quiabo e várias plantas medicinais interessantes. Pouquíssimas malvas são tóxicas, então é uma bela família vegetal para se ter por perto. A maioria é doce e deliciosa, emoliente (efeito calmante interno e externo) e útil como alimento e remédio.

Muito antes de se tornar conhecido e respeitado como planta medicinal, o malvaísco já era valorizado por sua deliciosa raiz e apreciado como alimento por romanos, gregos e outros povos da Antiguidade. Foram os franceses que transformaram o malvaísco em *marshmallow*, o famoso doce branquinho: depois de ferver a seiva pastosa das raízes de malvaísco com ovos e açúcar, batiam a mistura até deixá-la leve e aerada. A guloseima espessa e rica em mucilagem era muito usada para acalmar tosses e aliviar incômodos digestivos em bebês. Com o passar dos anos, o extrato da raiz foi substituído por gelatina e o açúcar por xarope de milho, então a receita foi definitivamente transformada no doce branco e esponjoso que faz sucesso até hoje.

O malvaísco original e sua contraparte moderna, o doce, não têm muitas coisas em comum.

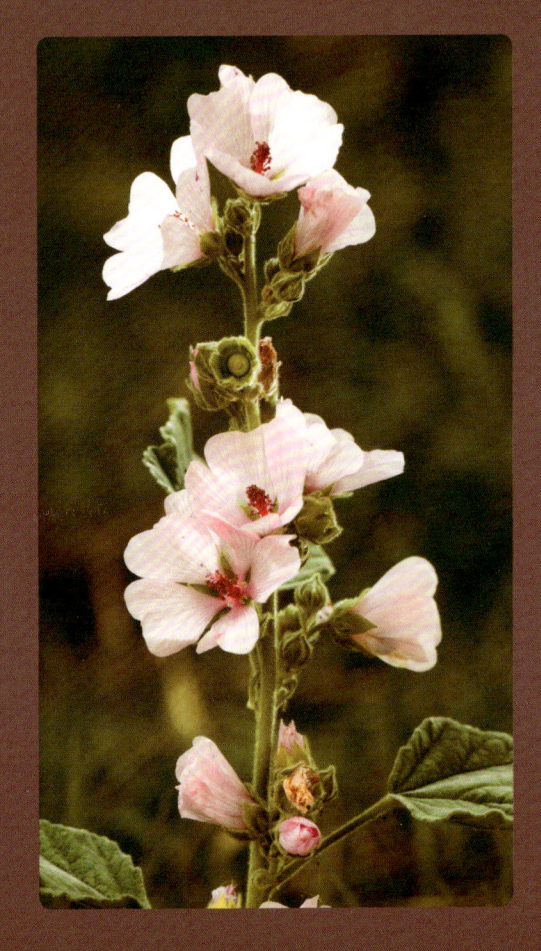

CULTIVO DO MALVAÍSCO

Planta perene de crescimento rápido, o malvaísco é generosamente adornado com folhas de um verde-claro acinzentado e flores cor-de-rosa. Não é muito exigente, e assim que se assenta cresce com rapidez e facilidade. Chega a atingir um metro de altura, então reserve um espaço amplo para ele. Também é conhecido como malva-do-brejo, pois seu hábitat natural são os pântanos. Tende a preferir áreas pantanosas e úmidas, e se desenvolve bem sob sol direto ou meia-sombra; prefere solo argiloso e úmido e regas leves a moderadas. Prefere clima temperado, mas consigo cultivá-lo até no norte dos Estados Unidos, graças à espessa camada de neve que protege as raízes da planta durante o inverno. Seu cultivo não é comum no Brasil, mas ele é facilmente encontrado em lojas de especiarias. Embora germinem rapidamente e de forma estável, as sementes devem primeiro ser estratificadas (resfriadas em condições semelhantes às do inverno). Se você está começando na fitoterapia agora, pode ter mais sorte com uma ou duas mudas compradas em viveiro. Na hora de comprar, verifique se está levando mesmo *Althaea officinalis*, pois, apesar de existirem muitas variedades de malvas, o malvaísco é o mais medicinal.

USOS MEDICINAIS

A raiz de malvaísco é composta de mais de 11% de mucilagem e 37% de amido, o que faz dela um tônico excepcionalmente rico e nutritivo. Em contato com a água, as moléculas grandes de açúcar presentes na raiz incham, o que leva à formação do gel doce e mucilaginoso pelo qual ela é tão famosa. Por seu sabor doce e suas ricas propriedades mucilaginosas, o malvaísco é um remédio popular para acalmar todos os tipos de inflamação. É ótimo para o tratamento de irritações do sistema respiratório, do sistema digestório e da pele, e especialmente útil para acalmar irritações e inflamações intestinais. Provavelmente é mais conhecido por sua ação calmante da bexiga e dos rins – inclusive é um ingrediente importante em muitas medicações para tratamento de infecções urinárias e dos rins. Ajuda a neutralizar o excesso de ácido no estômago, sendo útil em casos de úlcera gástrica.

Mesmo não tendo as melhores propriedades antivirais, antibacterianas ou anti-infecciosas, a ação calmante e emoliente torna a raiz de malvaísco um excelente auxiliar para tratar tosse seca, pois lubrifica e hidrata os pulmões. Por esse motivo, é comum misturá-la com ervas

Partes usadas
Raiz principalmente, embora folhas e flores também sejam usadas.

Componentes-chave
Polissacarídeos, flavonoides, betaína, cumarinas, betacaroteno, vitamina B e cálcio.

Toxicidade/Contraindicações
O malvaísco é uma erva perfeitamente benigna, usada há muito tempo de forma segura.

mais agressivas e/ou irritantes para abrandar esses efeitos.

Uma pasta de malvaísco misturada com chá de camomila ou água rende um excelente cataplasma para hidratar peles secas e rachadas. Um banho de imersão com malvaísco também acalma peles secas e com coceira, inclusive com eczema. O malvaísco também é bom para manter o bumbum dos bebês macios e sequinhos. (Confira a receita na página 180.)

Cápsulas para infecção urinária

Esta é uma das minhas receitas favoritas para tratar infecção urinária. Quando ingerida com cranberry (suco ou in natura), é muito eficaz e cura tudo, menos os casos mais resistentes de infecção urinária.

- » 1 parte de malvaísco em pó (raiz)
- » 2 partes de uva-de-urso em pó (folhas)
- » 1 parte de equinácea em pó (raiz)
- » 1 parte de hidraste orgânico em pó (raiz)
- » Cápsulas vegetais ou de gelatina tamanho 00

Modo de preparo:

Misture bem os ingredientes em pó. Encapsule a mistura em cápsulas 00. Guarde em um pote de vidro hermético.

Como usar:

Tome duas cápsulas a cada 3 ou 4 horas até que a infecção urinária ceda. Se a infecção não melhorar depois de alguns dias, procure atendimento médico. Beba bastante água e suco de cranberry sem açúcar para estimular a cura.

Variação

Quem sofre com infecções urinárias pode se beneficiar dessa fórmula sob forma de tintura, que vai penetrar na corrente sanguínea mais rapidamente. Tome ½ a 1 colher de chá aos primeiros sinais de infecção.

MALVAÍSCO VS. OLMO-VERMELHO

Houve uma época em que o olmo-vermelho foi considerado a mucilagem preferida da América do Norte. Mas, desde que os olmos foram dizimados pela praga do olmo, por questões éticas e ambientais a maioria dos fitoterapeutas e consumidores conscientes prefere utilizar o malvaísco. Como ele é perene e de rápido crescimento e o olmo-vermelho cresce lentamente e está ameaçado de extinção, faz mais sentido substituí-lo pelo malvaísco sempre que possível.

Talco de malvaísco

O malvaísco rende um talco excelente, totalmente natural, seguro e eficaz para tratar e prevenir assaduras.

- » 1 parte de malvaísco em pó (raiz)
- » 1 parte de araruta em pó
- » 1 parte de amido de milho
- » 1 a 2 gotas de óleo essencial de lavanda

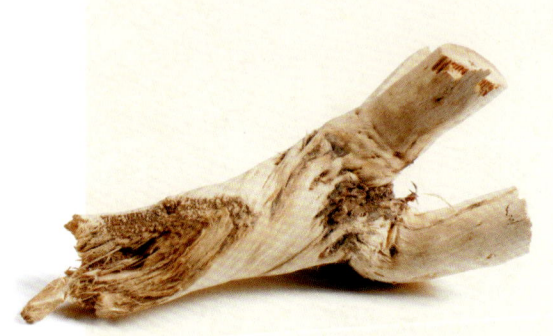

Modo de preparo:

Misture os pós em uma tigela grande (você pode usar um batedor de arame). Adicione 1 ou 2 gotas de óleo essencial de lavanda e bata bem. Cubra com um pano de algodão grosso e deixe a mistura descansando durante a noite em um ambiente seco; isso permite que o óleo e o pó sequem bem. Agite mais uma vez e conserve em um recipiente de talco para facilitar a aplicação.

Como usar:

Polvilhe o talco no bumbum do bebê para absorver o excesso de umidade.

Tônico para a saúde da bexiga

Este tônico tem efeito calmante e curativo para irritações crônicas na bexiga com baixo nível de gravidade.

- » 1 parte de malvaísco (raiz)
- » 1 parte de morugem (topo)
- » 1 parte de dente-de-leão (folhas)
- » 1 parte de urtiga (folhas)

Modo de preparo:

Prepare uma infusão das ervas, seguindo as instruções da página 29.

Como usar:

Beba 2 a 3 xícaras diariamente.

Milefólio / *Achillea millefolium*

Ostentando a cabeça repleta de lindas flores brancas por cima de um caule de folhas rendadas (o nome da espécie significa "mil folhas"), o milefólio é, como muitas ervas medicinais, uma planta de beira de estrada, comumente encontrada na maioria das regiões de clima temperado no mundo. Onde quer que nasça, o milefólio torna-se parte do folclore e da medicina das culturas nativas. Talvez seja uma das plantas medicinais mais utilizadas no mundo!

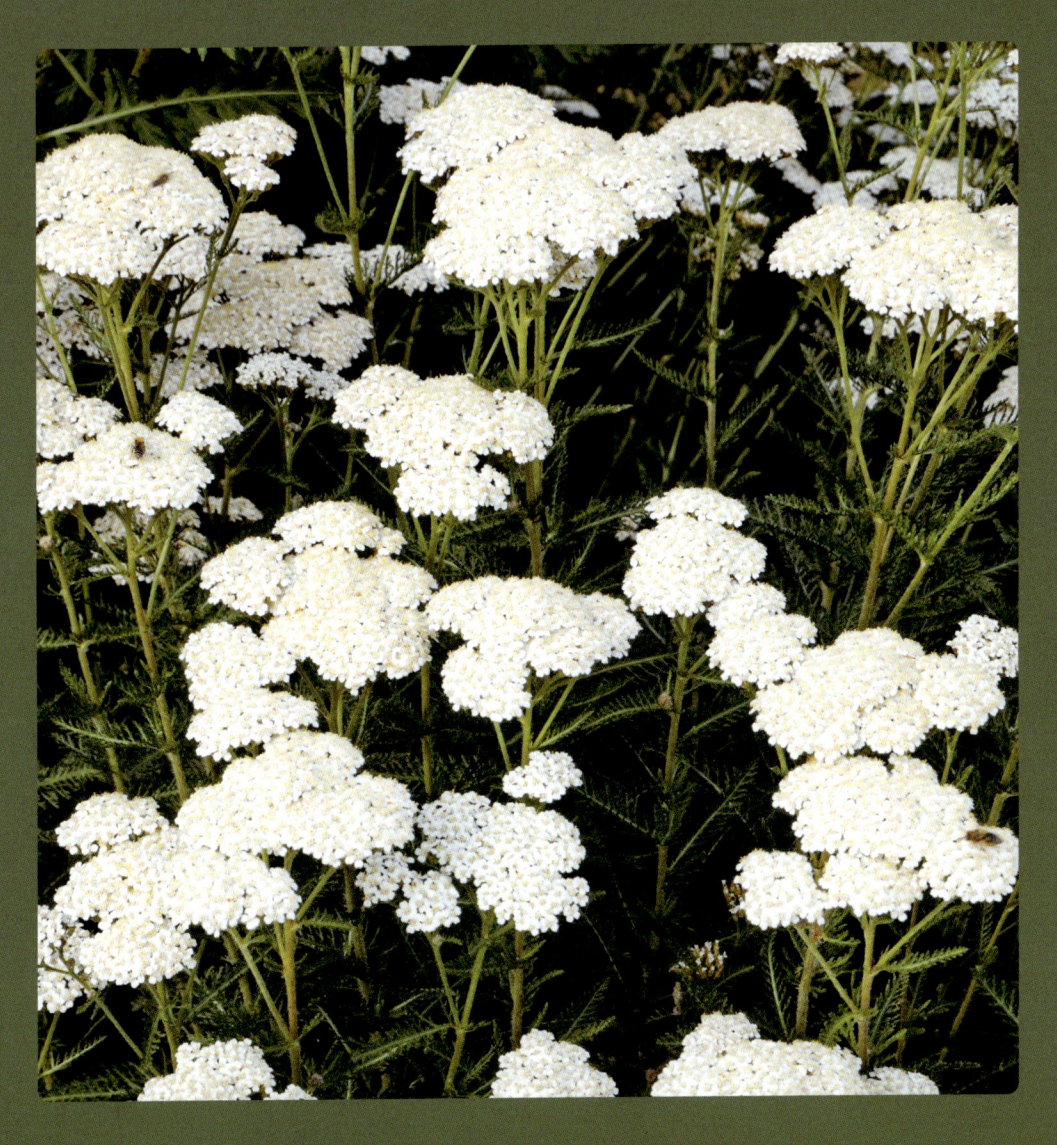

CULTIVO DO MILEFÓLIO

O milefólio cresce livre e feliz na natureza, tal como no jardim. Perene, germina facilmente a partir da semente quando esta já está bem assentada. Desenvolve-se bem na maioria dos tipos de solo com boa drenagem e pH entre 4 e 7. Prefere sol direto, mas se adapta a várias situações: sol total ou meia-sombra, tempo frio ou quente, úmido ou seco. Para fins medicinais, procure o milefólio-branco silvestre (*Achillea millefolium*) ou variedades nativas cor-de-rosa. Os híbridos coloridos são criados para decoração, e não para uso medicinal. Embora possa ser colhido durante a estação em que cresceu, o milefólio apresenta uma concentração de óleos medicinais mais rica quando está em flor.

USOS MEDICINAIS

Com propriedades antissépticas, anti-inflamatórias e adstringentes, o milefólio é muito utilizado para curar feridas, contusões e torções. Numa visita do fitoterapeuta Matthew Wood à minha casa, uma aluna escorregou e torceu o tornozelo gravemente. Quando o tornozelo começou a inchar e ficou roxo, Matthew simplesmente pegou um punhado de flores frescas de milefólio, misturou com flores de sabugueiro e aplicou o cataplasma fresco direto no inchaço. Poucos minutos depois, diante de nossos olhos, o inchaço cedeu, e a moça relatou que a dor diminuíra consideravelmente.

Como a hortelã, o milefólio é anfótero, ou seja, age de acordo com as necessidades do corpo. Serve como estimulante ou como sedativo. Estimula ciclos menstruais atrasados ou ausentes e ajuda a aliviar e relaxar a tensão uterina e as cólicas menstruais. Ao mesmo tempo, funciona muito bem para reduzir o sangramento intenso durante a menstruação. Por ser relaxante uterino e hemostático, também ajuda muito em partos; atualmente muitas doulas levam tintura de milefólio aos partos que atendem.

O milefólio costuma ser misturado com bolsa-de-pastor, outro antisséptico poderoso, para ser utilizado como medida de primeiros socorros para estancar sangramentos excessivos, seja de cortes, feridas profundas ou até no

Partes usadas
Folhas e flores.

Componentes-chave
Linalol, pineno, tujona, cânfora, azuleno, camazuleno, proazuleno, betacaroteno, vitamina C, vitamina E e flavonoides.

Toxicidade/Contraindicações
Geralmente o milefólio é considerado seguro e não tóxico. Por causa da sua ação estimulante dos músculos uterinos e embora seja usado para facilitar trabalhos de parto e estancar sangramentos excessivos, deve ser evitado na gravidez, principalmente nos estágios iniciais. Além disso, o milefólio pode causar reações alérgicas em algumas pessoas. Interrompa o uso se surgirem coceira nos olhos e/ou erupções cutâneas.

nariz. Quando Micki, minha jardineira, cortou uma pontinha do mindinho usando a máquina de cortar grama, jorrou sangue. Por sorte, nosso jardim é repleto de pés de milefólio. Micki pegou várias folhas, macerou ali mesmo, fez um cataplasma e aplicou na ferida. Em pouco tempo o sangramento diminuiu, e alguns minutos depois cessou completamente.

O milefólio é rico em óleos voláteis, especificamente camazuleno, cânfora e linalol, que estimulam o fluxo do sangue para a superfície da pele e ajudam na eliminação via poros. Isso ajuda a explicar sua longeva reputação de diaforética, ou seja, de promover a transpiração e ajudar a baixar a febre expulsando o calor e resfriando o corpo naturalmente. Já usei milefólio no banho e consegui baixar febres altas em 20 minutos. (A vantagem extra do banho de ervas é que ajuda a prevenir a desidratação, problema comum causado por febres altas.)

O milefólio tem propriedades antiespasmódicas, sendo usado para aliviar cólicas de menstruação e do estômago. Também pode ser misturado com o gengibre para ser aplicado topicamente como cataplasma. Além disso, sua folha é amarga demais! As ervas que possuem esse sabor estimulam a função hepática e ajudam na digestão, incentivando a secreção de enzimas digestivas. Não é novidade que antigamente o milefólio era conhecido como um "cura-tudo". Extremamente valiosa, é uma das plantas medicinais mais versáteis que se pode ter no jardim.

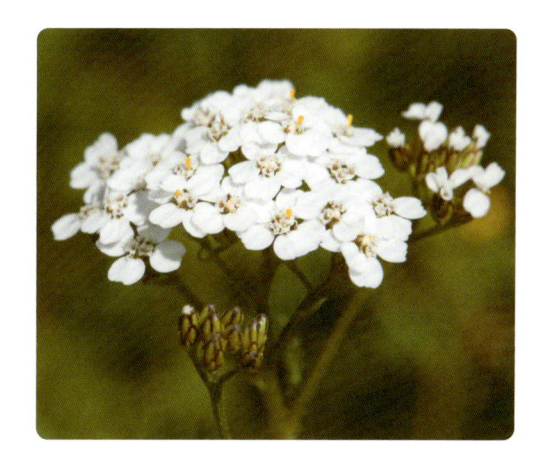

As flores e as folhas do pé de milefólio são medicinais.

Tintura para primeiros socorros

Use esta tintura para atenuar cólicas estomacais e indigestão, estancar sangramentos e ajudar a reduzir hematomas.

Modo de preparo:
Prepare uma tintura com as folhas e flores de milefólio, seguindo as instruções da página 40.

Como usar:
Para uso externo, molhe uma toalha de algodão na tintura e aplique diretamente na área afetada como cataplasma. Para uso interno, tome ¼ a ½ colher de chá da tintura três ou quatro vezes ao dia.

Talco estanca-sangramento

Recomendo ter sempre milefólio em pó para hemorragias nasais e cortes, inclusive aqueles feios que parecem nunca parar de sangrar.

Modo de preparo:
Junte folhas e flores frescas de milefólio e coloque-as para secar (confira as instruções na página 19). Pulverize as ervas secas, transformando-as em pó, e guarde-as num frasco ou numa lata.

Como usar:
Polvilhe uma pequena quantidade do talco direto em feridas para retardar o sangramento. Para estancar sangramentos nasais, polvilhe uma pequena quantidade de pó no interior da narina sangrando. O pó retarda ou interrompe o fluxo de sangue em questão de minutos. Você também pode fazer uso interno do milefólio em pó para ajudar a parar o fluxo de sangue. Misture ¼ a ½ colher de chá do milefólio em pó (ou tintura de milefólio, se tiver) em um pouquinho de água e beba.

Chá baixa-febre

Esta receita se baseia em uma famosa e antiga fórmula cigana que existe há séculos. Não tem como ser melhor, de tão boa.

» 1 parte de milefólio (folhas e flores)
» 1 parte de sabugueiro (flores)
» 1 parte de hortelã

Modo de preparo:
Prepare uma infusão forte usando as ervas, seguindo as instruções da página 29.

Como usar:
Beba ½ xícara a cada 30 minutos para estimular a liberação de suor. Assim que o suor começar, reduza a quantidade de chá para ½ xícara a cada hora e continue até a febre ceder.

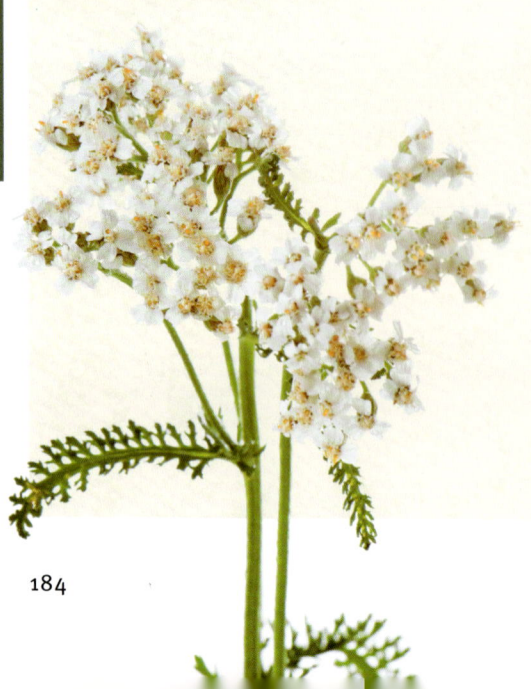

Pomada de milefólio

Essa pomada é excelente para veias e capilares distendidos, pois aperta e firma os vasos sanguíneos e libera congestões sanguíneas. Portanto, é boa para tratar hemorroidas, varizes e contusões. Caso use casca de hamamélis, saiba que ela é um excelente adstringente e ajuda a firmar e tonificar os tecidos.

- » 2 partes de milefólio fresco, mas seco também serve (flores e folhas)
- » 1 parte de confrei (folhas)
- » 1 parte de casca de hamamélis triturada (opcional)
- » Azeite de oliva
- » Cera de abelha ralada

Modo de preparo:
Faça uma infusão das ervas com o óleo, seguindo as instruções da página 35. Misture a cera de abelha com o óleo, seguindo as instruções da página 38 para transformar a mistura em pomada.

Como usar:
Aplique na área afetada várias vezes ao dia.

Linimento de milefólio para varizes

Com um conjunto completo de ervas adstringentes, firmantes e tonificantes, este linimento é uma ótima opção para tratar varizes e contusões.

- » 1 parte de milefólio (flores e folhas)
- » ½ parte de framboesa (folhas)
- » ⅛ de parte de pimenta-de-caiena em flocos
- » Vinagre de maçã (não pasteurizado)

Modo de preparo:
Coloque as ervas em um pote de vidro de boca larga. Adicione vinagre até atingir 5 cm acima delas. Tampe o pote e deixe descansar em um local quente por duas a três semanas. Coe e envase.

Como usar:
Com o linimento, massageie suavemente as pernas na direção do coração, esfregando bem. Faça apenas movimentos ascendentes longos e constantes. Se as veias estiverem muito estendidas, molhe um pano no linimento e use como compressa direto nelas. Também ajuda a tratar hematomas, mas não é recomendado para hemorroidas.

Morugem /Stellaria media

Stellaria, gênero ao qual pertence a morugem, significa "estrela", uma referência às minúsculas flores brancas em formato de estrela dessa planta. E a morugem é mesmo estelar no reino das ervas. Pode ser encontrada no mundo inteiro, em quase qualquer lugar de solo úmido e cultivado, ou seja: é uma "erva daninha" que aparece sempre em jardins e quintais. Não tente impedir que ela cresça nem arranque tudo.

É uma das melhores ervas daninhas que se pode ter no jardim. De raiz rasa, ela forma uma cobertura viva para as outras plantas. Na hora de colher verduras para salada e ervas para remédios, a morugem estará sempre pronta para ser usada.

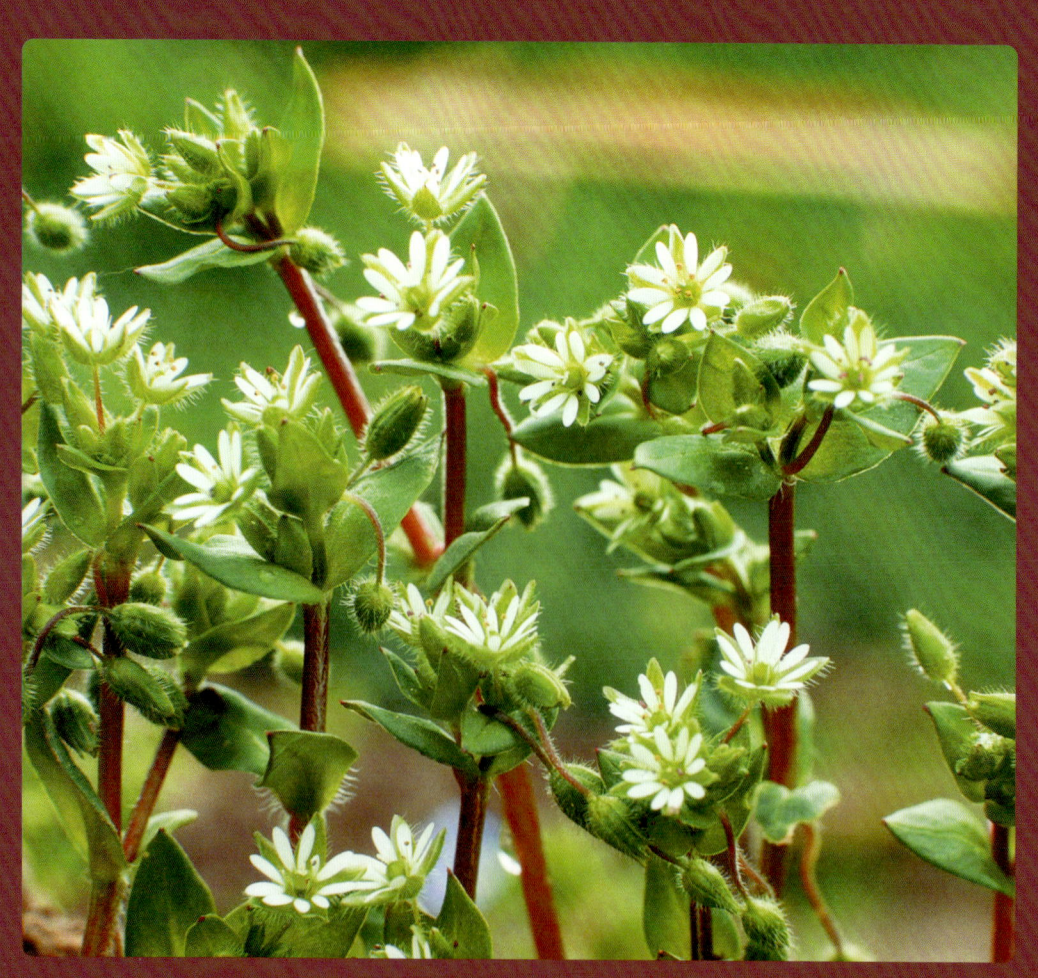

CULTIVO DA MORUGEM

Na verdade, a maioria das pessoas quer descobrir como se livrar da morugem, e não como cultivá-la. Ela é uma daquelas plantas que aparecem nos jardins e quintais, com ou sem convite. Mas não se deixe enganar: ela é bem pequena, parece delicada, mas é mais poderosa do que parece. Desenvolve-se bem em solo fértil, rebrota fácil e prefere locais ensolarados mas frescos, embora também cresça bem sob sombra parcial. Se por acaso você não achou morugem no seu canteiro e quer incluí-la na "horta de ervas daninhas medicinais", plante as sementes diretamente na terra sob sol pleno ou meia-sombra, regue bastante e observe as mudinhas brotarem. Mas tome cuidado, pois a morugem pode se tornar um *pouco* invasiva. Você pode consumi-la regularmente na comida, em sucos e em fitoterápicos.

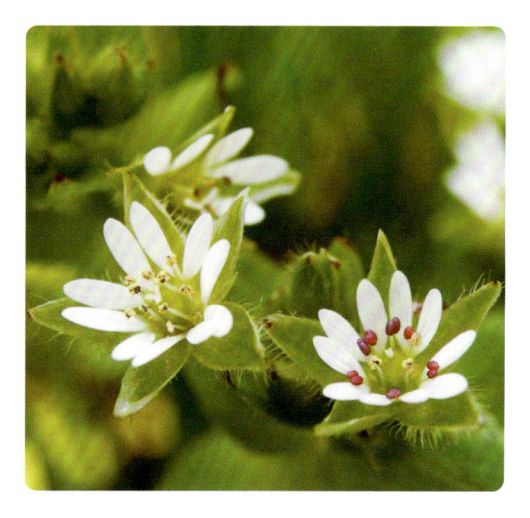

Stellaria media, o nome botânico da morugem, significa "estrelinha", uma referência ao formato das pequenas flores brancas da planta.

Parte usada
Parte aérea.

Componentes-chave
Vitamina C, cálcio, potássio, fósforo, ferro, zinco, cumarinas, saponinas.

Toxicidade/Contraindicações
Perfeitamente segura, sem efeitos tóxicos conhecidos.

USOS MEDICINAIS

Não se deixe enganar pela aparência frágil da morugem. Ela é uma daquelas plantas de sabor suave que disfarçam a força com a delicadeza. Conhecida por sua ação emoliente, medicinal e demulcente, é ótima para tratar irritações cutâneas, inflamações oculares, distúrbios renais e hepáticos.

Produz um excelente cataplasma para vermelhidões doloridas e irritadas e outros problemas de pele. Sob forma de pomada, a morugem tem propriedades calmantes e cicatrizantes para a pele, sendo um dos remédios mais eficazes para aliviar coceira. É muito usada para tratar erupções cutâneas, eczema e irritações causadas por urtiga, assaduras e outras irritações de pele de lactentes e crianças.

Por ter ação suave e calmante, a morugem é reconhecida como um bom remédio para irritação e coceira nos olhos. Usada como cataplasma, refresca e acalma as delicadas mucosas dos olhos.

Os brotos frescos e macios da morugem são ricos em nutrientes. Ficam uma delícia em saladas ou batidos com suco de abacaxi. Devido ao seu alto valor nutritivo e à leve ação diurética e estimulante do metabolismo, a morugem costuma ser usada em fórmulas de emagrecimento.

Ela não seca nem se conserva bem, então, para preservar as folhas frescas para uso futuro, o ideal é congelá-las ou usá-las em tinturas e pomadas.

Cataplasma de morugem

Alivia irritações e coceiras.

Modo de preparo:
Amasse um punhado de morugem fresca até formar uma pasta ou bata no liquidificador com um pouco de água (apenas 1 colher de sopa ou 2 por xícara da erva fresca) até formar uma pasta espessa.

Como usar:
Espalhe a pasta num pano e/ou aplique diretamente na pele. Deixe agir por 30 minutos. Repita o processo com a erva fresca sempre que necessário, até que a coceira e a irritação cedam.

Bálsamo supercalmante de morugem

Esta pomada é útil para acalmar irritações, pele seca e erupções cutâneas. Use a erva fresca sempre que puder, mas seque-a ainda fresca (consulte a página 19) após a colheita para remover qualquer resquício de umidade extra.

- » Morugem (topos)
- » Óleo
- » Cera de abelha

Modo de preparo:
Fazer uma infusão de óleo e morugem, seguindo as instruções da página 35. Use o óleo e a cera de abelha para fazer a pomada, seguindo as instruções da página 38.

Como usar:
Aplique de acordo com a necessidade.

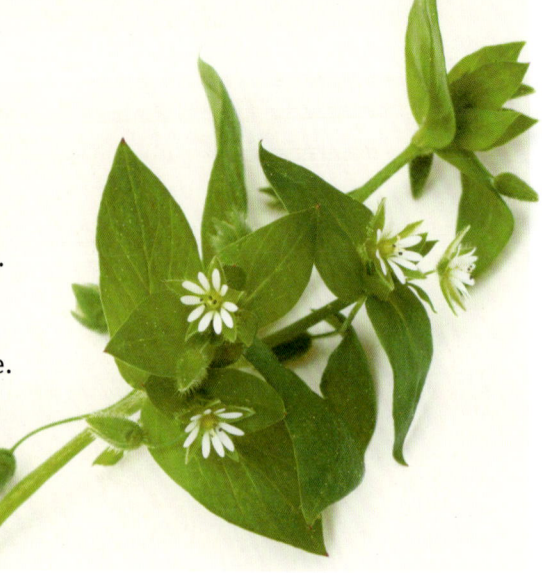

Sabugueiro / *Sambucus nigra*

As bagas e flores de sabugueiro são muito usadas na Europa como remédios para gripes e resfriados. No inverno europeu, encontra-se uma gama de produtos derivados de sabugueiro nas farmácias. Essas lindas e grandes árvores arbustivas desempenharam um papel importante na saúde e no bem-estar de várias comunidades ao longo da História. No Velho Mundo havia a tradição de se plantar um sabugueiro no canto dos jardins e hortas para servir de protetor desses espaços. Até mesmo o nome do sabugueiro em inglês, *elder*, que significa "ancião", indica a sua importância nos canteiros. História à parte, até os dias de hoje as flores e bagas do sabugueiro são consideradas excelentes remédios e alimentos, e podem ser encontradas em matas silvestres na maior parte das regiões temperadas da América do Norte. Nós não somos os únicos que valorizamos os brotos tenros e macios do sabugueiro; veados, alces e outros animais de pastoreio também os adoram. No verão, mais de 35 espécies de pássaros nativos norte-americanos se esbaldam com as bagas maduras da árvore. Plante um sabugueiro num cantinho do jardim e você terá um maravilhoso ponto de encontro de passarinhos.

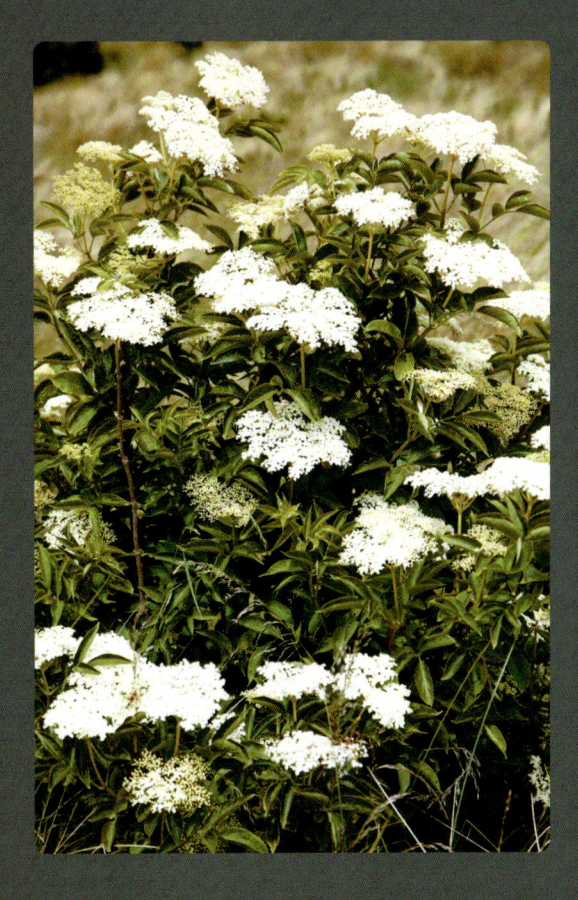

CULTIVO DO SABUGUEIRO

Árvore arbustiva e perene que pode atingir mais de 9 metros, o sabugueiro cresce fácil e rapidamente nas condições certas. Prefere solo fértil e úmido na meia-sombra, e não sol direto.

Na natureza, é muito encontrado nas margens de córregos e nos limites de fazendas e sítios, onde a água é abundante e o solo, fértil. Dizem que é resistente às regiões de frio intenso; eu mesma tenho um pé em Vermont graças à grande quantidade de neve protetora que cai aqui no inverno. Pode ser cultivado a partir de sementes, mas assim é mais difícil; plantar a partir de estacas é a maneira mais fácil de propagar a espécie. Plante o sabugueiro em terreno espaçoso, para que consiga crescer bem, ou nos limites do jardim ou canteiro. Nas condições corretas, ele pode ficar enorme!

USOS MEDICINAIS

As lindas flores rendadas do sabugueiro têm efeito diaforético, ou seja, induzem a transpiração, o que ajuda a baixar a febre. As bagas têm propriedades imunológicas e muitas vezes são combinadas com equinácea em remédios imunoestimulantes para resfriados. As bagas também têm propriedades antivirais potentes, sendo boas para tratamento de viroses, gripes e infecções por herpes. Também são usadas para infecções no trato respiratório superior.

As bagas de sabugueiro rendem um excelente xarope (confira a receita na página 193) e o melhor licor da sua vida. Também dão ótimas compotas, geleias e tortas. As flores também são comestíveis e deliciosas. Adoro comê-las fritas. Mergulho os raminhos maiores e abertos em uma massa fina, como se fossem tempurá, frito em imersão, servindo com geleia de sabugueiro. Poucas coisas são tão boas!

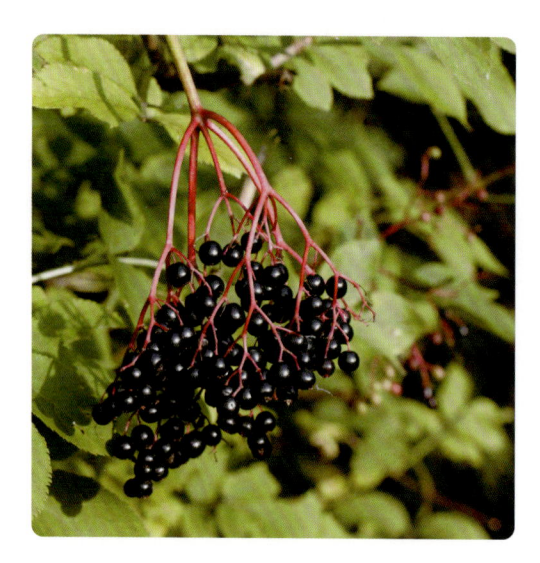

No verão, as bagas de sabugueiro pendem como joias brilhantes. Deixe um pouco para os pássaros e animais silvestres se esbaldarem!

Partes usadas
Flores e bagas.

Componentes-chave
Vitamina C, vitamina A, bioflavonoides, flavonoides, compostos fenólicos, betacaroteno, ferro, potássio e fitoesteróis.

Toxicidade/Contraindicações
Não coma as bagas cruas (não cozidas) em grande quantidade. O consumo em excesso pode causar distúrbios digestivos e diarreia em algumas pessoas.

Chá tônico nutritivo de sabugueiro

Use as deliciosas bagas de sabugueiro para fazer esse chá rico em antioxidantes, ótimo para a saúde do coração. É tão gostoso que você vai querer beber todo dia.

- » 2 partes de sabugueiro seco (bagas)
- » 2 partes de rosa-mosqueta seca
- » 1 parte de mirtilo seco
- » 1 parte de espinheiros-brancos secos
- » Mel (opcional)
- » Suco de limão (opcional)

Modo de preparo:

Misture as bagas e a rosa-mosqueta. Prepare uma infusão usando 1 colher de sopa da mistura para cada xícara de água, seguindo as instruções da página 29. Se quiser, adicione mel e um pouco de suco de limão.

Como usar:

Beba ½ a 1 xícara uma ou duas vezes ao dia para nutrir o corpo e fortalecer a saúde do coração.

Tintura nutritiva para o coração

A mesma mistura de bagas usada na receita anterior – combinada com flor de tília, excelente para a saúde do coração, e bagas, folhas e flores de espinheiro-branco – rende uma tintura deliciosa e nutritiva, ideal para a saúde cardiovascular. Pode ser usada de forma segura e eficaz junto com a medicação para o coração, pois é um tônico, não um remédio; funciona graças aos seus componentes nutricionais, fortalecendo o coração e o sistema circulatório.

- » 2 partes de sabugueiro seco (bagas)
- » 2 partes de tília (flores)
- » 2 partes de rosa-mosqueta seca
- » 1 parte de mirtilo seco
- » 1 parte de espinheiro-branco seco (bagas, folhas e flores)
- » Álcool 40% ou vinagre de maçã não pasteurizado

Modo de preparo:

Siga as instruções da página 40.

Como usar:

Tome ¼ a ½ colher de chá duas ou três vezes ao dia por cinco dias. Faça uma pausa de dois dias e repita o ciclo durante várias semanas ou até meses.

Remédio cigano para resfriados

Esta combinação de ervas faz o corpo transpirar, o que ajuda a baixar a febre. Também pode ser usada para tratar alergias, rinites e nariz entupido.

- » 1 parte de sabugueiro (flores)
- » 1 parte de hortelã-pimenta
- » 1 parte de milefólio (flores e folhas)

Modo de preparo:

Prepare uma infusão com as ervas, seguindo as instruções da página 29. Deixe descansando por 45 minutos, para deixar a bebida bem concentrada.

Como usar:

Beba ao longo do dia, conforme necessário.

Chá tônico para o aparelho urinário

Este chá é um tônico maravilhoso para o aparelho urinário. Pode ser uma boa opção para quem costuma ter muitas infecções na bexiga.

- » 2 partes de sabugueiro (flores)
- » 1 parte de morugem (topo)
- » 1 parte de dente-de-leão (folhas)

Modo de preparo:

Prepare uma infusão das ervas seguindo as instruções da página 29.

Como usar:

Beba ½ a 1 xícara uma ou duas vezes ao dia para tonificar e nutrir o sistema urinário.

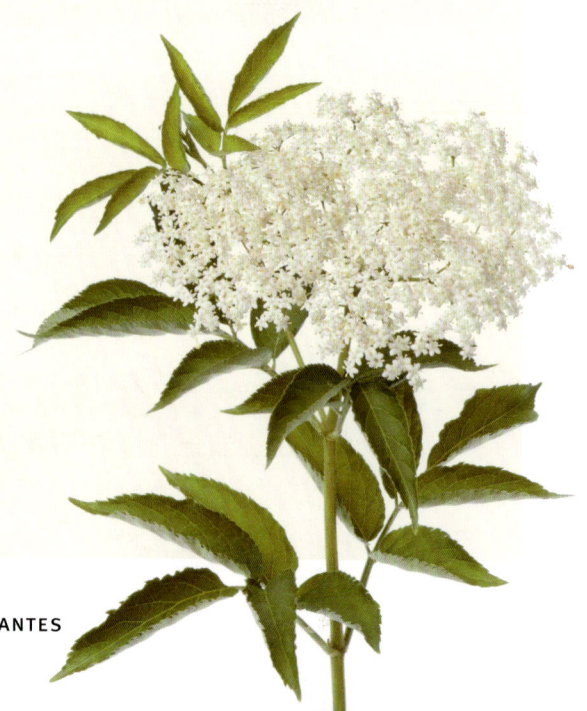

Xarope de sabugueiro

Esta deve ser uma das melhores receitas de xarope de sabugueiro do planeta e foi gentilmente ensinada por meus amigos Nancy e Michael Phillips, autores de The Herbalist's Way. Como se não bastasse ser delicioso, o xarope de sabugueiro ainda é útil para prevenir gripes e resfriados ou acelerar a recuperação.

- 1 kg de sabugueiro fresco e maduro (bagas)
- 7 g de gengibre fresco ralado na hora
- ½ colher de chá de cravo-da-índia em pó
- Mel

Modo de preparo:

Misture as frutinhas com ¼ de xícara de água em uma panela grande. Leve ao fogo e deixe cozinhar até amolecerem. Coe a polpa e reserve o líquido. Descarte o bagaço na composteira e devolva o líquido para a panela.

Adicione o gengibre e o cravo-da-índia e deixe ferver em fogo baixo, sem tampar, até o líquido se reduzir a cerca de metade do volume original. Coloque o suco em um copo medidor e anote a quantidade, depois devolva para a panela. Acrescente a mesma quantidade de mel e misture até deixar bem homogêneo. Deixe esfriar antes de envasar. Conserve na geladeira e use em até 12 semanas.

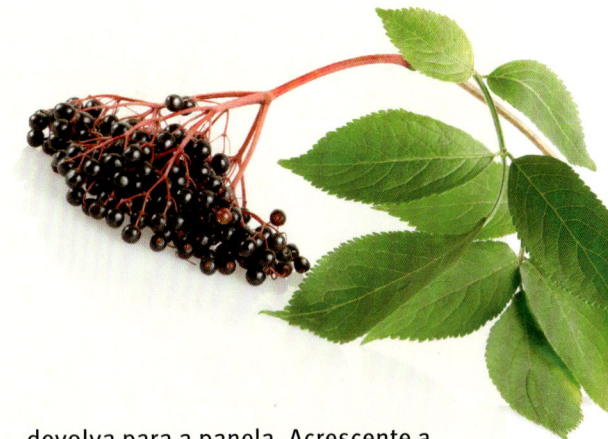

Como usar:

Para tratar ou combater resfriados ou gripes, tome 1 a 2 colheres de sopa várias vezes ao longo do dia.

Variação

Eu já fiz essa receita usando as bagas secas e deu certo. Não fica tão saboroso, mas continua sendo eficaz. Use 2 kg de bagas secas para cada 2 litros de água. Ferva em fogo baixo com a panela entreaberta para o vapor escapar, até a água reduzir pela metade. Coe, adicione o gengibre e o cravo e continue como indicado acima.

As flores de sabugueiro acrescentam propriedades diaforéticas ao xarope, ou seja, ajudam a transpirar e diminuir a febre. Depois de cozinhar o suco com o gengibre e o cravo-da-índia, reduza o fogo e adicione ½ xícara de flores secas de sabugueiro ao suco quente, tampe e deixe descansar por 20 minutos. Em seguida, coe as flores da calda e adicione o mel.

Tanchagem / *Plantago major, P. lanceolata*

Suspeito que a tanchagem ocupe o segundo lugar, logo atrás do dente-de-leão, na categoria de "erva daninha mais comum e mais útil". Cresce em todos os lugares: em gramados e terrenos baldios, em rachaduras das calçadas, em estradas e passagens, na praia, nos prados, nos quintais, em matas. Poucas plantas são tão confiáveis quanto a tanchagem.

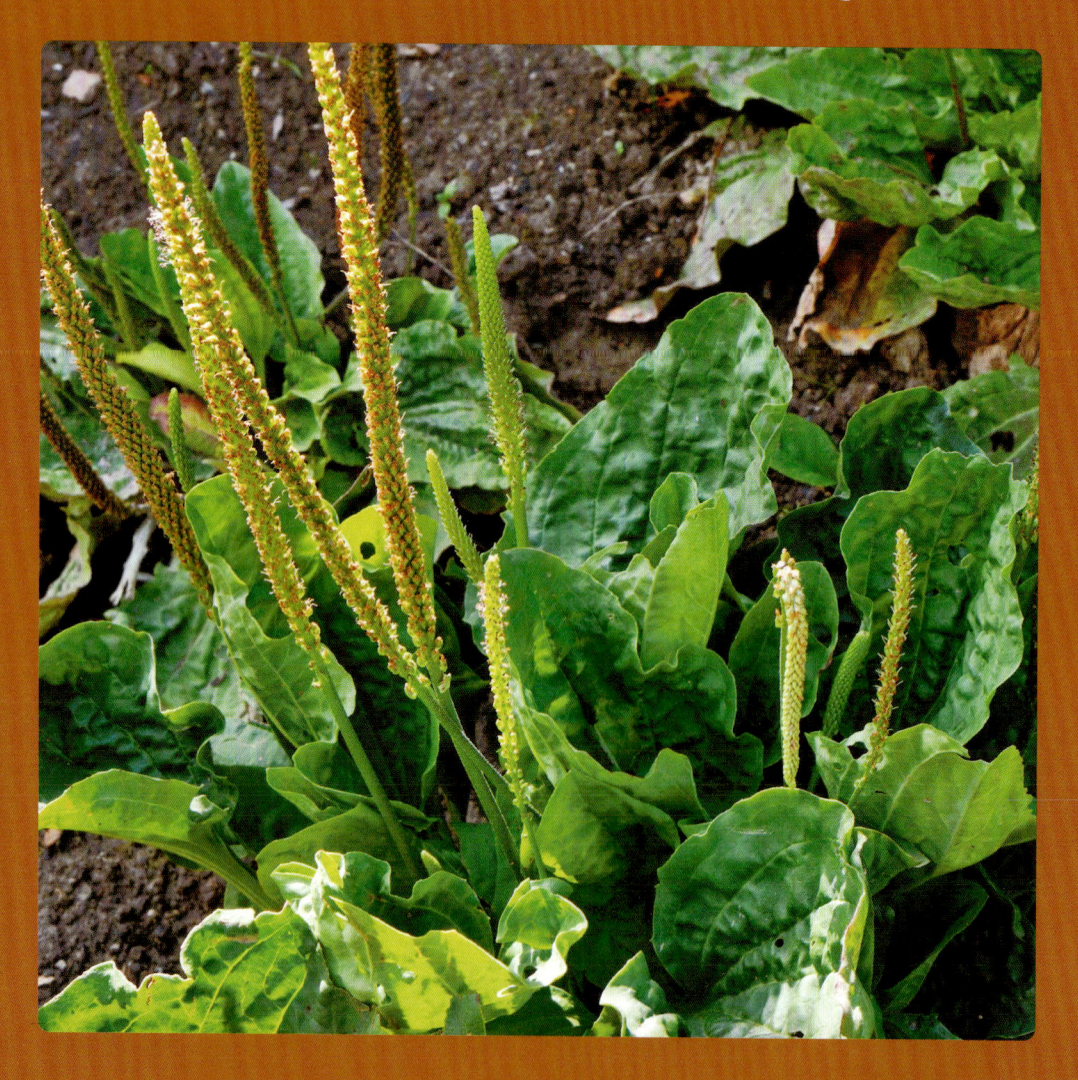

CULTIVO DA TANCHAGEM

Eu não sei por que alguém se daria ao trabalho de plantar tanchagem, quando provavelmente já existem pés dessa planta crescendo na rua – quem sabe até no quintal ou na própria horta. Se você não tiver um estoque de tanchagem crescendo no seu canteiro, faça o seguinte: are a terra – de preferência sob sol direto –, regue pouco e espere que a tanchagem vai brotar! Ela não recusa convite para aparecer no jardim. Se tiver pressa, pegue sementes maduras no canteiro do vizinho e espalhe na terra recém-cultivada do seu jardim. No ano seguinte, você terá um canteiro próprio dessa "supererva" de causar inveja na vizinhança.

USOS MEDICINAIS

A tanchagem tem a capacidade de sugar toxinas do organismo. Usada há muitos anos como antídoto para sepse, é considerada uma erva "alterativa", pois seus nutrientes estimulam o fígado e fortalecem e purificam o sangue. É usada para todos os tipos de problemas hepáticos, inclusive digestão e absorção deficitárias, hepatite, icterícia, erupções cutâneas e eventos eruptivos (excesso de calor no corpo).

A tanchagem é a erva suprema para a produção de cataplasmas. Picadas e amassadas, suas folhas podem ser colocadas diretamente nas áreas afetadas. Você também pode usá-la para fazer um chá bem forte, molhar uma toalhinha nele e passar direto na área afetada. Sob forma de cataplasma, a tanchagem é um excelente remédio para picadas e ferroadas de insetos, furúnculos, distúrbios da pele e infecções graves.

Essa erva tem excelentes propriedades sugadoras, ou seja, consegue puxar farpas difíceis de retirar. Deixe a área da farpa coberta com uma compressa de chá de tanchagem bem quente por 20 a 30 minutos. O efeito do chá pode ser potencializado com uma colher de sopa de sal marinho. Aplique uma papa das folhas de tanchagem e amarre um pano em volta. Troque o cataplasma duas ou três vezes por dia, se possível, e repita o ciclo até que a farpa chegue à superfície num ângulo em que possa ser retirada.

A tanchagem também tem propriedades hemostáticas, ou seja, ajuda a estancar sangramentos. Prepare uma papa com as folhas e passe diretamente na ferida, até o sangramento diminuir ou parar. Como chá ou tintura, a tanchagem pode ser usada para estancar fluxos menstruais intensos. Embora também possa ser usada sozinha para parar o

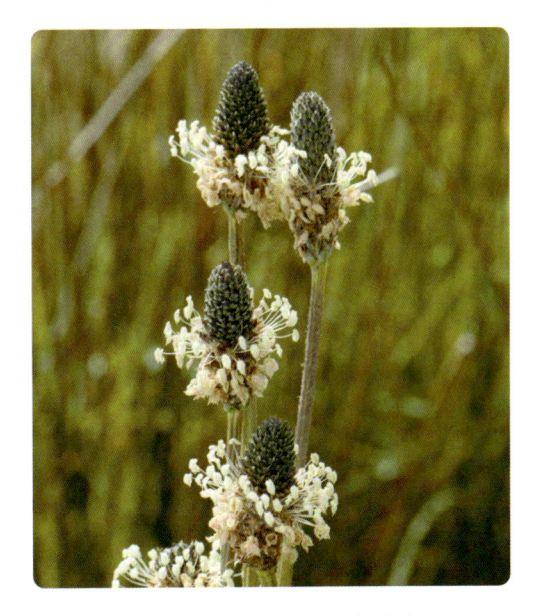

Embora considerada uma erva daninha inferior, a tanchagem comum fica muito bonita quando floresce.

sangramento, é mais eficaz quando misturada com milefólio e urtiga (ou bolsa-de-pastor). É um excelente remédio para feridas e diminui o tempo de recuperação.

A tanchagem é rica em nutrientes, contendo proteínas, amido e muitas vitaminas, servindo inclusive como um ótimo alimento para emergências. Quanto mais velha a tanchagem, maiores o amargor e a viscosidade, mas mesmo assim ela continua sendo um ótimo ingrediente para receitas à base de PANCs.

As sementes de tanchagem, que se formam na ponta de um caule comprido e fininho, são ricas em mucilagem e têm efeito levemente laxante. Uma das variedades de tanchagem, *P. psyllium*, é cultivada para obtenção de suas sementes grandes e abundantes, utilizadas como laxantes formadores de massa. A semente de *psyllium* é o principal ingrediente de conhecidas fórmulas de suplementos de fibras.

Essa planta tão comum, nutritiva, segura, eficaz e ainda por cima de fácil acesso é um verdadeiro presente para a humanidade. Se tivesse um nome chique, fosse uma flor exótica e não nascesse em qualquer canto, a tanchagem seria rotulada de superalimento, suas virtudes seriam exaltadas e ela custaria muito, muito caro.

Partes usadas
Sementes, raiz e folhas.

Componentes-chave
Mucilagem, ácidos graxos, proteínas, amido, vitaminas do complexo B, vitamina C, vitamina K, alantoína, compostos amargos.

Toxicidade/Contraindicações
Perfeitamente segura; não há reações conhecidas nem efeitos colaterais nocivos.

Cataplasma de tanchagem

Cataplasmas são usados para tratar infecções ou puxar objetos estranhos (como farpas) do corpo. Muitas ervas são usadas em cataplasmas, e a melhor de todas para esse fim é a tanchagem.

Modo de preparo:
Amasse ou pique as folhas de tanchagem.

Como usar:
Coloque a papa de ervas direto na pele e amarre um pano em volta para mantê-la no lugar. Se preferir, enrole as ervas em um tecido bem fino e coloque na pele. Deixe agir por 30 a 45 minutos, mudando o tecido conforme necessário. As ervas podem ficar pretas e muito quentes. Descarte as ervas e reaplique um novo cataplasma.

Suco verde de tanchagem

O suco verde caiu no gosto popular – e por isso o preço foi às alturas! Então por que não usar as folhinhas nutritivas que nascem nos jardins e quintais, que são de fácil acesso e gratuitas? Rico em nutrientes, esse suco é nota 10 em energia e sabor.

- 2 a 3 xícaras de suco de abacaxi natural ou industrializado (sem açúcar)
- Um punhado de folhas de tanchagem (e/ou outras ervas nutritivas, como flor de trevo-vermelho, folha de framboesa, flor e folha de brunela, folha de hortelã)
- 1 banana descascada

Modo de preparo:
Bata todos os ingredientes no liquidificador. Ajuste o sabor a gosto.

Como usar:
Beba um copo desse suco nutritivo todos os dias.

Pomada de tanchagem

Essa é a melhor pomada que existe para machucados, boa para praticamente qualquer tipo de infecção e irritação da pele. Seu preparo é uma ótima atividade para envolver as crianças. Você pode usar a criatividade, adicionando diferentes combinações de ervas e óleos essenciais. Outras boas opções são milefólio, trevo-vermelho, folha de bardana, brunela (Prunella vulgaris) e hortelã. São mil e uma possibilidades.

Modo de preparo:
Faça uma pomada com as folhas de tanchagem, seguindo as instruções da página 38.

Como usar:
Aplique uma pequena quantidade na área afetada. Repita algumas vezes ao longo do dia até o problema cessar.

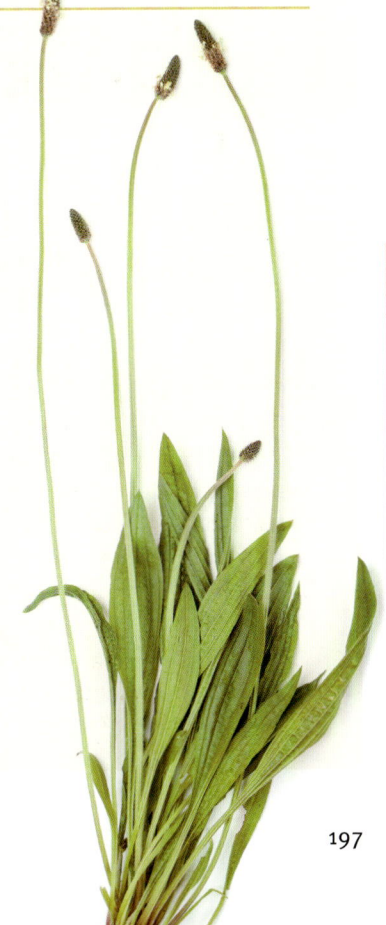

TANCHAGEM

Trevo-vermelho
/ *Trifolium pratense*

O trevo-vermelho tem um fã-clube altamente eclético. Os agricultores o utilizam como uma forragem barata e de rápido crescimento para o gado e como fixador de nitrogênio no solo. As vacas adoram. As abelhas se fartam, e com ele seguem fabricando o mel mais usado do mundo. Os ambientalistas o apreciam por ajudar a prevenir a erosão em estradas. Os jardineiros gostam de usá-lo como cobertura do solo. E os fitoterapeutas o consideram um remédio confiável e eficaz.

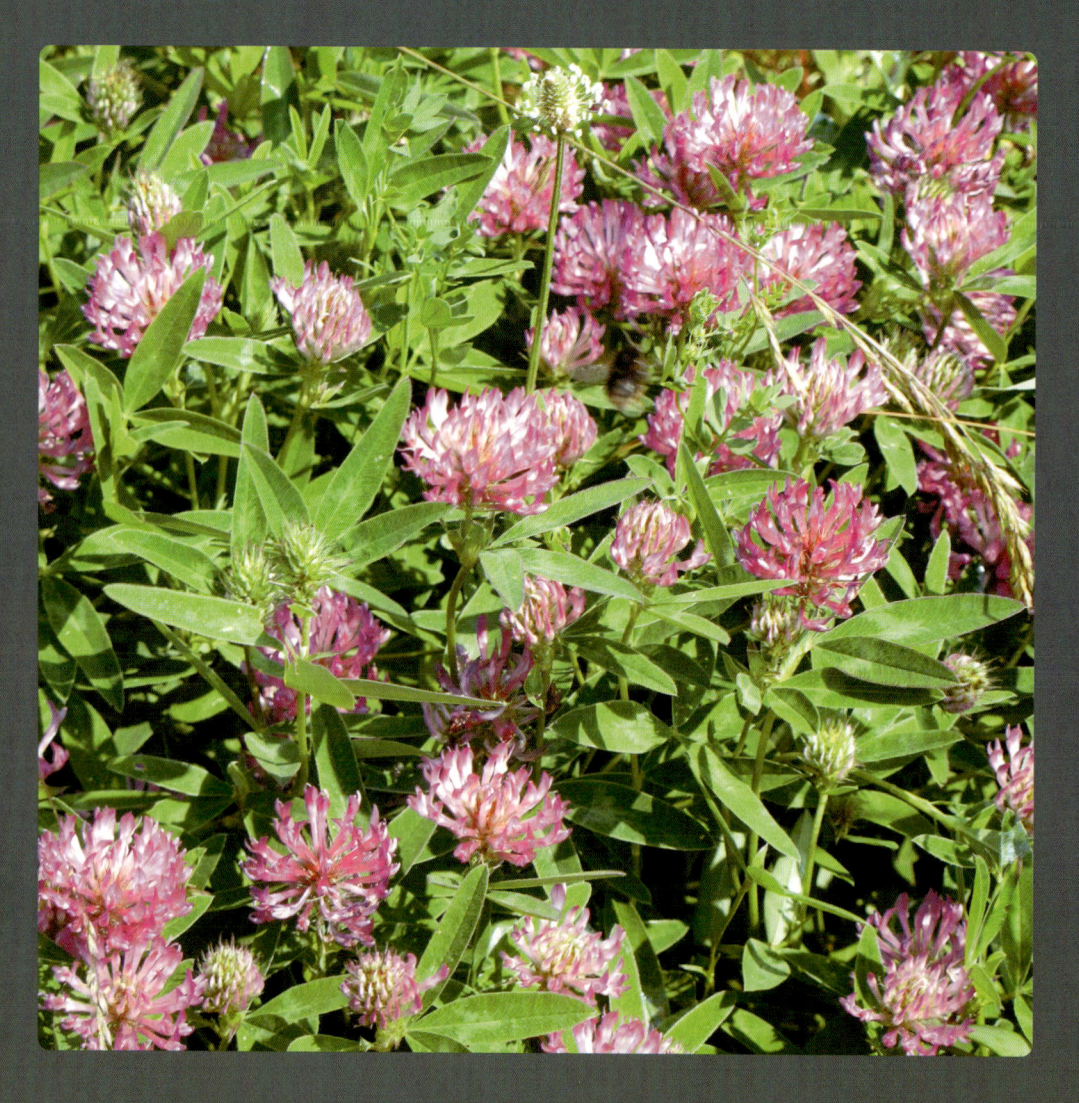

CULTIVO DO TREVO-VERMELHO

Perene e resistente, o trevo-vermelho é de semeadura fácil e crescimento rápido. Desenvolve-se bem em zonas frias e temperadas e prefere sol direto em solos argilosos e de boa drenagem. No entanto, como a maioria das ervas descritas neste livro, o trevo-vermelho não é exigente e consegue sobreviver em várias situações de cultivo. É uma leguminosa e, como todos os integrantes da família Leguminosae, lança raízes profundas na terra e fixa o nitrogênio no solo. Embora costume ser considerada uma planta dos campos e prados, o trevo-vermelho fica lindo no jardim e fornece néctar para abelhas e outros insetos polinizadores. Pode ser plantado em touceiras pequenas em meio a outras ervas de baixo crescimento ou num cantinho reservado do canteiro, onde o trevo-vermelho vai se sentir em casa. Você também pode deixar qualquer mato crescer por duas a três semanas: ao fim desse período, você descobrirá que várias plantas medicinais já estavam ali esse tempo todo!

As belas flores cor-de-rosa do trevo-vermelho florescem durante todo o verão e podem ser colhidas assim que abrem. Use-as frescas ou secas. Eu gosto de passear pelo jardim e ir pegando as flores para beliscar. São sempre deliciosas.

USOS MEDICINAIS

O trevo-vermelho possui uma rica variedade de nutrientes importantes para todo o corpo. Rica em betacaroteno, cálcio, vitamina C, todo o espectro de vitaminas do complexo B e sais minerais essenciais, como magnésio, manganês, zinco, cobre e selênio, essa pequena flor silvestre talvez seja um dos melhores suplementos de vitaminas e minerais da natureza.

Usado há tempos como purificador do sangue e do sistema linfático, o trevo-vermelho é muito aproveitado em fórmulas para tratar problemas de pele, como eczema e psoríase, seja para uso interno ou externo, em forma de loção, e é uma excelente escolha para tratar congestões linfáticas. Segue sendo a minha erva predileta para tratar problemas respiratórios de crianças. Também restaura a vitalidade e a saúde de pacientes em recuperação de infecções respiratórias.

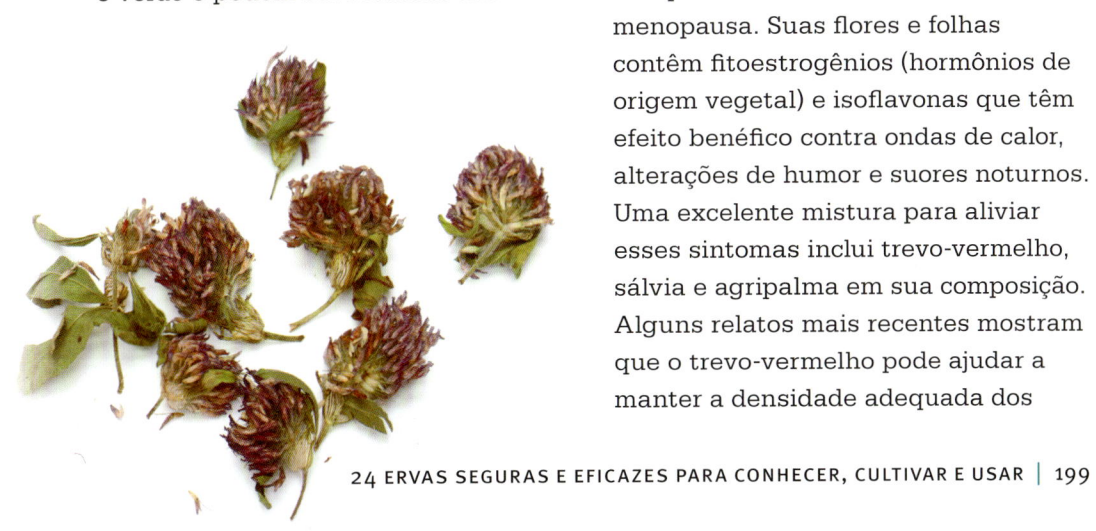

O trevo-vermelho também é um queridinho de mulheres na menopausa. Suas flores e folhas contêm fitoestrogênios (hormônios de origem vegetal) e isoflavonas que têm efeito benéfico contra ondas de calor, alterações de humor e suores noturnos. Uma excelente mistura para aliviar esses sintomas inclui trevo-vermelho, sálvia e agripalma em sua composição. Alguns relatos mais recentes mostram que o trevo-vermelho pode ajudar a manter a densidade adequada dos ossos. Embora ainda não se tenha compreendido o papel das isoflavonas no organismo, sabe-se que elas se ligam aos receptores de estrogênio, impedindo o acúmulo de estrogênio ou de suas formas menos saudáveis, como o estradiol. Acredita-se que o excesso de estrogênio no organismo seja uma das causas de câncer e alguns transtornos da menopausa.

Embora o trevo-vermelho seja completamente ignorado pela Food and Drug Administration, agência reguladora de alimentos e medicamentos dos Estados Unidos, sob a alegação de "não haver motivo para atribuir à planta algum valor medicinal", estudos realizados pelo National Cancer Institute indicam que ele possui pelo menos quatro importantes substâncias antitumorais. Se ele não for especificamente a cura para o câncer, pelo menos há evidências suficientes de que ele deve ser usado como remédio preventivo, oferecido em chás mistos para pessoas com predisposição a essa doença.

Como se não bastasse, o trevo-vermelho também é uma delícia, como qualquer abelha pode confirmar! Rende um excelente chá tonificante, delicioso puro ou misturado com outras ervas revigorantes como hortelã-pimenta, hortelã, folha de violeta, etc. (confira a receita na página 201). Também funciona maravilhosamente como alimento – uso as flores frescas, que têm sabor de mel, em saladas, sucos e sopas de legumes.

Embora as folhas também sejam usadas para fins medicinais, são as flores que levam o troféu. Elas estão no auge quando apresentam uma cor rosa ou vermelha brilhante. Não pegue as flores amarronzadas. A propósito, fica a dica: ao comprar ervas secas, fuja das flores amarronzadas.

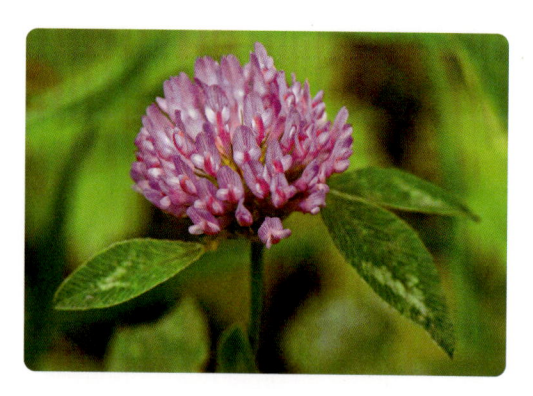

Saborosas e refinadas, as flores do trevo-vermelho são adoradas por abelhas, pássaros, animais e fitoterapeutas!

Partes usadas
Topos floridos e folhas (embora a folha não seja tão potente).

Componentes-chave
Polissacarídeos, isoflavonas, salicilatos, cumarinas, glicosídeos cianogênicos, proteínas, betacaroteno, vitaminas do complexo B, vitamina C, ferro e silício.

Toxicidade/Contraindicações
Por ter propriedades anticoagulantes, o trevo-vermelho não deve ser usado por pacientes que usam medicamentos para o coração ou que tenham qualquer tipo de problema de afinamento do sangue. Interrompa o consumo de trevo-vermelho por duas semanas antes e depois de cirurgias.

Chá vitaminado de trevo-vermelho

Este chá traz algumas ervas que também são superalimentos, ou seja, ricas em vitaminas e sais minerais.

- » 3 partes de trevo-vermelho (folhas e flores)
- » 2 partes de aveia leitosa (aveia recém-amadurecida)
- » 2 partes de hortelã-pimenta ou hortelã
- » 1 parte de urtiga (folhas)
- » 1 parte de violeta (folhas)
- » Mel (opcional)

Modo de preparo:

Prepare uma infusão com as ervas, seguindo as instruções da página 29. Deixe descansar por 15 a 20 minutos. Se quiser, adoce com mel.

Como usar:

Beba 2 a 3 xícaras por dia.

Fórmula para menopausa

Esta fórmula encantadora ajuda a regular as ondas de calor e alivia um pouco os desconfortos da menopausa. Experimente e perceba a diferença.

- » 2 partes de trevo-vermelho (flores)
- » 1 parte de erva-cidreira
- » 1 parte de agripalma (folhas)
- » 1 parte de sálvia

Modo de preparo:

Prepare uma infusão com as ervas, seguindo as instruções da página 29; ou prepare uma tintura, seguindo as instruções da página 40.

Como usar:

Beba três ou quatro xícaras de chá por dia, ou tome ¼ a ½ colher de chá de tintura por dia por cinco ou seis dias. Interrompa o uso por dois dias e reinicie o ciclo conforme necessário.

Fórmula floral para congestão linfática

Se você tende a ter gânglios inchados ou alterações fibrocísticas da mama, ou se já teve câncer de mama, experimente esta fórmula para uso constante.

- » 2 partes de trevo-vermelho (flores)
- » 1 parte de calêndula (flores)
- » 1 parte de violeta (folhas)

Modo de preparo:

Prepare uma infusão com as ervas, seguindo as instruções da página 29; ou use-o para fazer uma tintura, seguindo as instruções da página 40.

Como usar:

Beba 2 a 3 xícaras de chá por dia ou tome ¼ a ½ colher de chá de tintura por dia. Use por três semanas, interrompa por duas semanas e repita o ciclo de acordo com a necessidade.

Xarope de trevo-vermelho e violeta

Remedinho doce e delicioso para congestão linfática.

- » 1 parte de trevo-vermelho (flores)
- » 1 parte de calêndula (flores)
- » 1 parte de violeta (folhas e flores, se possível)

Modo de preparo:

Prepare um xarope com as ervas, seguindo as instruções da página 33.

Como usar:

O truque é não exagerar nessa delícia! Tome ½ a 1 colher de chá por dia ou de acordo com a necessidade.

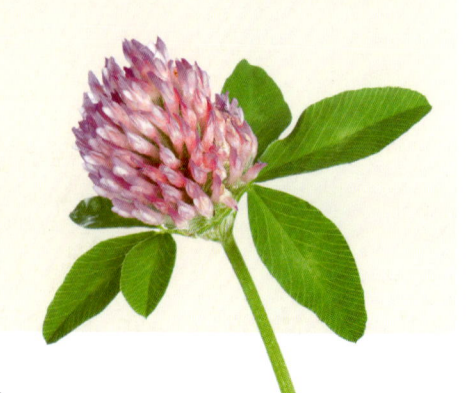

Urtiga / *Urtica dioica, U. urens*

O conhecido fitoterapeuta Richo Cech resume tudo o que se pode saber sobre a urtiga no excelente livro *Making Plant Medicine* (Fazendo medicina vegetal). Além dos muitos usos medicinais da planta – inclusive em remédios para gota, reumatismo, anemia, fadiga, dificuldades menstruais, problemas de pele e rinite, para citar alguns –, a urtiga também pode ser cozida para virar alimento, ser ingrediente de infusões para chás ou tinturas, virar cerveja e muito mais. Já foi uma das plantas mais importantes na fabricação de tecidos – muitos consideravam os tecidos de urtiga melhores e mais finos que os de algodão ou linho.

Os antigos gregos e romanos cultivaram mais campos de urtiga do que qualquer outro povo, usando-a muito como alimento, remédio e na fabricação de tecidos. Talvez um dos usos mais incomuns da urtiga tenha surgido de uma antiga prática romana, a chamada urtigação, na qual talos de urtiga eram cortados e amarrados, sendo usados para açoitar articulações artríticas ou inchadas. Dizia-se que as feridas resultantes do açoitamento com urtiga melhoravam a circulação nas áreas afetadas, aliviando as dores. A urticação pode ser um método antiquado e bárbaro, mas é usado até hoje. E, mesmo sendo a primeira a admitir que esse método não é para todos, é fato que ele pode ser tão eficaz quanto vários tratamentos alopáticos modernos para dor artrítica, mas sem todos os efeitos colaterais que os acompanham.

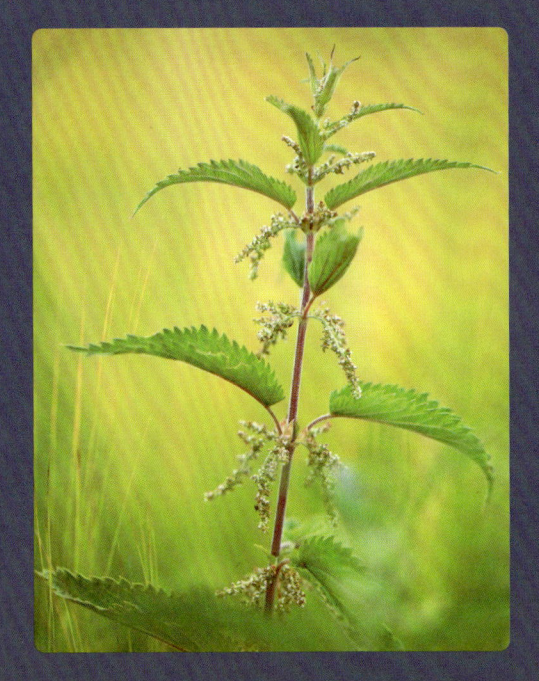

Por falar em efeitos colaterais, eu me lembrei de uma palestra do fitoterapeuta David Hoffmann no VI Congresso Internacional sobre Ervas, realizado em Boston. Após duas fascinantes horas citando as contraindicações e os possíveis efeitos colaterais do uso concomitante de plantas medicinais com medicação alopática, Hoffmann concluiu, de forma arrebatadora: "Na dúvida, use a urtiga." Incrivelmente generosa (menos quando causa reação pinicante) e incrivelmente benéfica: essa é a urtiga.

CULTIVO DA URTIGA

A urtiga nasce naturalmente em toda a extensão dos Estados Unidos e do Canadá. Propaga-se facilmente graças aos estolhos – ou caules rastejantes – que, na primavera ou no outono, você pode retirar de pés já bem desenvolvidos. O urtigueiro gosta de solos férteis, ricos, úmidos, à meia-sombra e próximos das margens dos riachos. Simule essas condições no seu jardim que o urtigueiro vai crescer feliz. Além disso, lembre-se de que as urtigas "mordem", então plante onde não haja risco de roçar nelas e com espaço para que se espalhem (fique de olho, pois elas se espalham muito rápido).

Tome bastante cuidado com picada de urtiga, pois dói muito. Esse efeito é causado pelas saliências aciculares nas hastes e partes inferiores das folhas, que contêm ácido fórmico. Essa é a mesma substância química que provoca a dor em picadas de abelhas e formigas. O ácido fórmico é destruído por aquecimento, secagem ou esmagamento das folhas. Tenha cuidado e use luvas para colher e

> ### Partes usadas
> Principalmente as folhas, mas também a raiz (tônico para a próstata) e sementes (tônico geral e para melhorar a resistência e a energia).
>
> ### Componentes-chave
> Cálcio, ferro, proteínas, potássio, ácido fórmico, acetilcolina, enxofre, betacaroteno, vitamina K e flavonoides.
>
> ### Toxicidade/Contraindicações
> Apesar da picada, que pode deixar placas grandes e doloridas na pele, a urtiga é uma planta medicinal comestível e segura.

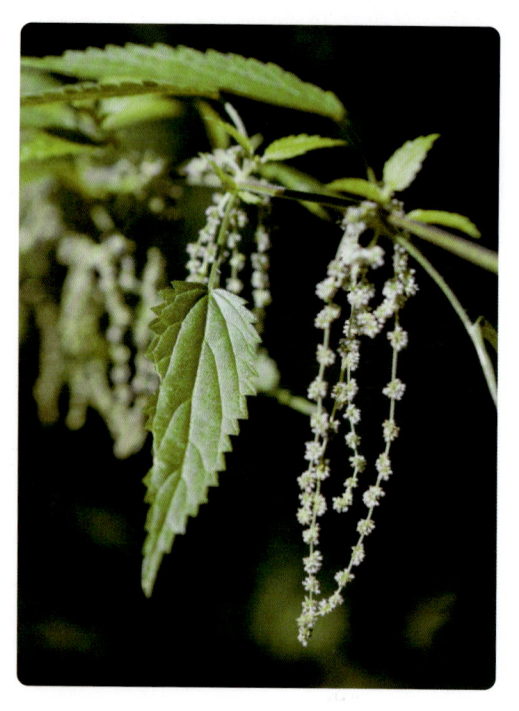

Colha as folhas da urtiga antes que ela atinja esse estágio de floração.

manusear a urtiga fresca. (Na verdade eu até conheço quem colha com as mãos desprotegidas, justamente para ter os benefícios da urticação. Prepare-se para a picada!)

USOS MEDICINAIS

Rica em várias vitaminas e vários sais minerais, principalmente ferro e cálcio, a urtiga é uma excelente erva tônica, boa para as dores de crescimento de crianças pequenas e para pessoas mais velhas, com as conhecidas "juntas enferrujadas". Por ter propriedades anti-histamínicas, é ótima para alergias e rinite. Suas qualidades nutritivas e os efeitos benéficos para o fígado fazem da urtiga um excelente tônico para o sistema reprodutor de homens e mulheres. É muito usada para tratar TPM e outras dificuldades menstruais, problemas de fertilidade e menopausa. As sementes de urtiga também são usadas para prevenção e cura de problemas na próstata. Tenho o hábito de tomar o chá de urtiga para fortalecer e recarregar minhas energias quando me sinto cansada e sobrecarregada. É um dos meus remédios preferidos, apesar da picada desagradável – ou graças a ela e sua interessante complexidade. Eu adoro.

O melhor de tudo é que a urtiga é fácil de ingerir como remédio. Seu chá é maravilhosamente nutritivo, e, na minha modesta opinião, a urtiga cozida no vapor e consumida como verdura é deliciosa. Colha o topo das urtigas ainda jovens – não se esqueça de usar luvas para proteger as mãos – e cozinhe-as no vapor cuidadosamente, para que não sobre nenhuma agulhinha crua nas folhas. Regue generosamente com azeite de oliva e suco de limão e finalize com queijo feta triturado.

Tintura para a próstata

Todos os homens com mais de 50 anos deveriam consumir ervas tônicas e alimentos para nutrir e proteger a próstata. A urtiga, em especial a raiz e a semente, é conhecida pelos benefícios para a próstata. Uma dose diária acompanhada de um punhado de sementes de abóbora é um excelente hábito para a saúde.

» 2 partes de urtiga (raiz)
» 1 parte de urtiga (folhas)
» 1 parte de urtiga (semente)
» Álcool 40%

Modo de preparo:
Prepare uma tintura com as ervas e o álcool seguindo as instruções da página 40.

Como usar:
Como prevenção e para a boa saúde da próstata, tome ½ a 1 colher de chá duas ou três vezes ao dia por três meses. Interrompa o uso por duas a três semanas, depois repita o ciclo. Para obter ainda mais benefícios, adicione uma parte de bagas de sabal (palmeira-de-serra).

Chá fortalecedor de ossos e articulações

Com alto teor de cálcio, esta fórmula é ótima para jovens que estão passando por estirões de crescimento e para pessoas mais velhas com dores nas articulações.

- 2 partes de urtiga (folhas)
- 1 parte de aveia leitosa (aveia começando a amadurecer)
- ½ parte de cavalinha (folhas)
- Uma pitada de estévia (opcional)

Modo de preparo:
Prepare uma infusão com as ervas, seguindo as instruções da página 29. Se quiser, adoce com estévia.

Como usar:
Beba 2 a 4 xícaras de chá ao dia durante três a quatro semanas.

Pesto de urtiga

Para cada receita de pesto existe um cozinheiro na Itália! Veja outra para adicionar à coleção.

- Vários punhados de urtiga recém-colhida
- 1 a 2 xícaras de azeite de oliva
- ½ xícara de pinoli picado, nozes ou castanha-de-caju
- 2 a 3 dentes de alho
- ¼ de xícara de queijo parmesão ralado

Modo de preparo:
Junte o azeite de oliva, as nozes e o alho no liquidificador ou processador de alimentos e bata até ficar cremoso. Adicione as urtigas (sim, cruas, sem cozinhar!), um punhado de cada vez, e misture bem até formar uma pasta cremosa. Como medida de segurança, processe bem o pesto até que os espinhos pinicantes da urtiga formem um purê bem liso. Acrescente o queijo parmesão e mexa bem.

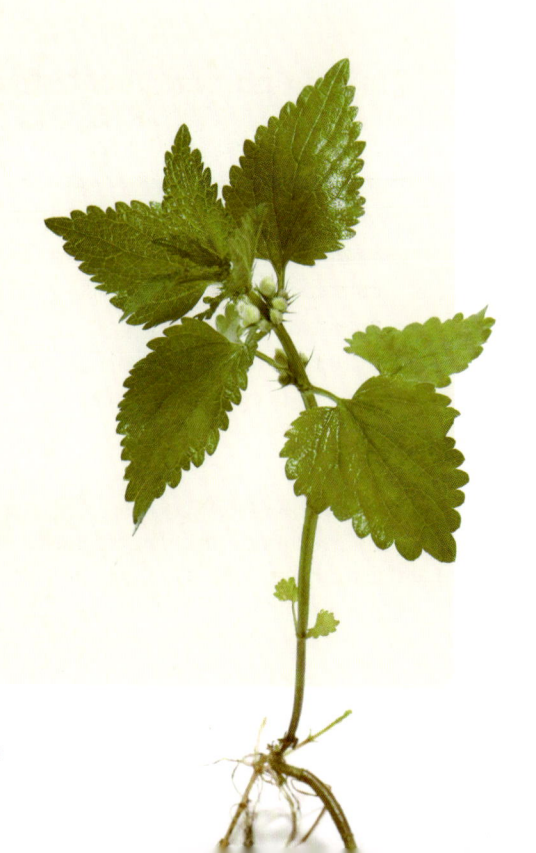

Sopa-creme de batata com urtiga

Um remédio perfeito para quem está se recuperando de doenças, essa sopa nutritiva e de fácil digestão é tudo o que os fitoterapeutas desejam.

- » Vários punhados grandes de urtiga (folhas)
- » 1 colher de sopa de azeite de oliva
- » 1 cebola grande picada
- » 2 a 3 batatas médias, cortadas em cubinhos
- » 1 litro de caldo (de ervas, legumes ou galinha)
- » Queijo parmesão ralado
- » Sal e pimenta-do-reino preta moída na hora

Modo de preparo:

Em uma panela grande, esquente o azeite em fogo médio. Adicione a cebola e refogue até ela dourar e murchar (cerca de 10 minutos). Adicione as batatas e refogue até amolecerem um pouco (de 8 a 10 minutos). Adicione o caldo, deixe levantar fervura, reduza a chama e deixe ferver até as batatas ficarem quase cozidas (10 minutos). Em seguida, adicione as folhas de urtiga na panela. Tampe e deixe cozinhar por 15 a 20 minutos, até as folhas e as batatas cozinharem. Bata a sopa no liquidificador ou mixer. Tempere a gosto com queijo parmesão, sal e pimenta.

Chá tônico para gestantes

Um chá delicioso e nutritivo, rico em vitaminas e sais minerais essenciais, para beber durante a gravidez.

- » 1 parte de aveia leitosa (aveia começando a amadurecer)
- » 1 parte de erva-cidreira
- » 1 parte de urtiga (folhas)
- » 1 parte de framboesa (folhas)

Modo de preparo:

Prepare uma infusão com as ervas, seguindo as instruções da página 29.

Como usar:

Beba 2 a 4 xícaras diariamente ou sempre que quiser, durante a gravidez.

Valeriana /Valeriana officinalis

Esta é mais uma bela erva que os primeiros colonos europeus levaram para os Estados Unidos. Eles plantavam essa resistente flor de jardim, também chamada de baldriana, para se lembrarem da terra natal e terem um valioso remédio para reduzir a dor e controlar o estresse – e não tenho dúvida de que rolou muita febre e muito estresse naquele período. A valeriana ainda é considerada um dos mais seguros e potentes fitoterápicos para os nervos, e também pode ser usada para insônia, ansiedade e alívio de dores musculares. Seu nome deriva da palavra latina *valere*, que significa "estar bem" ou "estar forte".

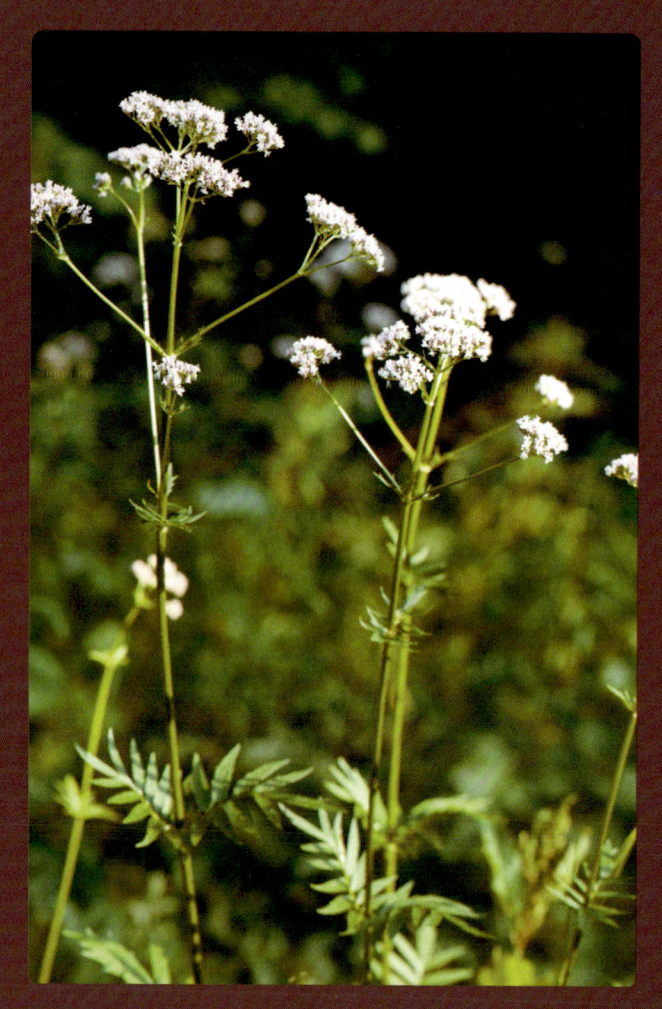

CULTIVO DA VALERIANA

Outra planta perene fácil de cultivar, a valeriana se dá bem em várias condições de solo e temperaturas, mas prefere meia-sombra a sol direto e solo úmido e fértil – embora também se desenvolva bem nessas condições. É uma planta alta (90 cm a 150 cm) e bonita, com flores brancas rendadas em cachos, que desabrocham durante o verão. Se receber proteção adequada durante o inverno, se tornará resistente nas zonas mais frias. Germina tão fácil a partir de sementes que até os jardineiros de primeira viagem não devem ter problemas para conseguir cultivá-la. Mantenha o solo da valeriana bem regado, pois ela adora terra molhada. Assim que está bem assentada, ela se autossemeia de forma fácil e generosa. Inclusive, eu vivo encontrando pés de valeriana em todas as partes do meu jardim.

USOS MEDICINAIS

A valeriana é um remédio indicado principalmente para estresse, tensão, insônia e transtornos do sistema nervoso. Estudos mostram que ela funciona enfraquecendo as atividades do sistema nervoso central e relaxando os músculos lisos do útero, do cólon e dos brônquios. A maioria dessas pesquisas se concentrou nos óleos voláteis encontrados nas raízes. Foi descoberto que dois compostos, o ácido valerênico e o valerenal, agem induzindo o sono e aumentando indiretamente os níveis de ácido gama-aminobutírico, neurotransmissor que reduz as atividades do sistema nervoso. Especula-se que a valeriana funcione em parte graças a suas ligações com receptores do sistema nervoso central – não sei ao certo se quero saber como funciona, basta saber que dá certo. É boa como tonificante do sistema nervoso a longo prazo e como remédio para problemas nervosos agudos, como dores de cabeça e de outros tipos.

A valeriana também é benéfica para o coração, sendo especialmente recomendada para casos de arritmia e quadros de ansiedade que afetam o coração. Muitas vezes é misturada com bagas de espinheiro-branco para tratar essas enfermidades.

A valeriana sempre foi um dos meus tônicos preferidos para os nervos e para relaxamento muscular. É a erva

Parte usada
Raiz.

Componentes-chave
Ácido isovalerênico, ácido valerênico, ácido cafeico, taninos, sesquiterpenos, glicosídeos, óleos essenciais, cálcio, magnésio, vitaminas do complexo B.

Toxicidade/Contraindicações
Geralmente é considerada segura. No entanto, nem todos se adaptam a ela, e para algumas pessoas pode ter efeito irritante e estimulante, o contrário dos comumente esperados.

Evite doses altas de valeriana por tempo prolongado. Prefira doses modestas por duas a três semanas e faça uma pausa de uma semana antes de reiniciar o ciclo.

que uso quando não consigo dormir. Quando acordo no meio da noite e não consigo pegar no sono novamente, pego a tintura de valeriana, tomo umas gotinhas e volto a dormir em poucos minutos. Também gosto de usá-la para aliviar tensão muscular e dor nas costas.

A valeriana provoca relaxamento, mas também irritação. Sua raiz é rica em ácidos isovalerênicos e valerênicos, que lhe conferem as poderosas propriedades que atuam no sistema nervoso. No entanto, algumas pessoas não têm capacidade de processar esses dois ácidos, e é por isso que, em vez de ajudar no relaxamento, a erva acaba aumentando a agitação. Você vai sentir na primeira vez que experimentar. Se você for uma das pessoas para quem a valeriana é contraindicada, não se preocupe. O fato de o seu corpo não conseguir converter os ácidos isovalerênicos e valerênicos não é indicativo de que há algo errado: significa apenas que a valeriana não é para você!

Devido à natureza volátil dos óleos aromáticos da valeriana, em geral se usa a sua raiz mais em infusões e menos em decocções. Não tenha medo de tomar valeriana; ela não causa vício nem vai deixar você sonolento ou grogue. Comece com uma dosagem baixa e aumente até sentir os efeitos relaxantes. Se tomar muita valeriana, você vai começar a se sentir mole – como se seus músculos estivessem *muito* relaxados – ou "pesado". Reduza a dosagem para se sentir relaxado, porém alerta.

A raiz fresca de valeriana tem um odor parecido com o de terra molhada ou violetas. Quanto à raiz seca, o odor remete ao de meias sujas ou vestiário masculino. Dependendo do indivíduo, o cheiro pode ser considerado aconchegante ou repulsivo. Sem dúvida, o sabor é melhor quando a raiz está fresca. Numa coisa os fitoterapeutas não chegaram a um

Fórmula tensão zero

Essa fórmula pode ajudar em casos de espasmos musculares, arritmia cardíaca e ansiedade.

- » 2 partes de valeriana
- » 1 parte de espinheiro-branco (bagas, mas pode incluir folhas e flores)
- » 1 parte de erva-cidreira

Modo de preparo:
Prepare uma infusão com as ervas, seguindo as instruções da página 29, usando 30 g a 60 g de erva por litro de água e deixando descansar por, no mínimo, 45 minutos. Ou você pode usar as ervas para fazer uma tintura com álcool 40%, seguindo as instruções da página 40.

Como usar:
Para o chá, beba 2 a 3 xícaras por dia. Para a tintura, tome ½ a 1 colher de chá três vezes ao dia, ou sempre que precisar.

consenso: em termos medicinais, qual é a mais potente? A valeriana fresca ou a seca? Concluí que é uma questão de gosto pessoal. Independentemente disso, por causa do gosto e do odor incomuns, muitos preferem tomar valeriana em tintura ou em forma de cápsula, e não como chá.

Fórmula relaxante para brônquios

Esta fórmula ajuda a tratar tosses insistentes.

- » 1 parte de valeriana
- » 1 parte de alcaçuz (raiz)
- » ¼ de parte de canela em pau
- » ¼ de parte de gengibre

Modo de preparo:
Prepare uma infusão com as ervas, seguindo as instruções da página 29, usando 30 a 60 g de erva por litro de água e deixando descansar por, no mínimo, 45 minutos ou da noite para o dia. Você também pode usar as ervas para fazer uma tintura com álcool 40%, seguindo as instruções da página 40.

Como usar:
Para o chá, beba 2 a 3 xícaras por dia. Para a tintura, tome ½ a 1 colher de chá três vezes ao dia, ou sempre que precisar.

Tintura do sono profundo

Minha fórmula predileta para insônia.

- » 1 parte de valeriana
- » ½ parte de lúpulo (cone)
- » ¼ de parte de lavanda
- » Álcool 40%

Modo de preparo:
Prepare uma tintura com as ervas e o álcool, seguindo as instruções da página 40.

Como usar:
Tome 1 colher de chá uma hora antes de dormir e mais uma colher de chá quando for se deitar. Se acordar à noite, tome 1 a 2 colheres de chá, de acordo com a necessidade.

Variação
Se você é o tipo de pessoa que não consegue dormir porque a cabeça não para de pensar e a mente rodopia, adicione uma parte de folha de escutelária (*Scutellaria lateriflora*) à fórmula.

Verbasco / *Verbascum thapsus*

De todas as ervas daninhas comuns, o verbasco certamente é a mais notável, com suas majestosas hastes floridas que podem atingir vários metros de altura. Na verdade, ele nem se parece com uma planta daninha, e sim com alguma espécie exótica. Assim como muitas plantas comuns de beira de estrada, o verbasco é historicamente aproveitado como remédio. Eu amo essa planta e sempre fico feliz de vê-la em passeios pelo campo, no meu jardim e em viagens mundo afora.

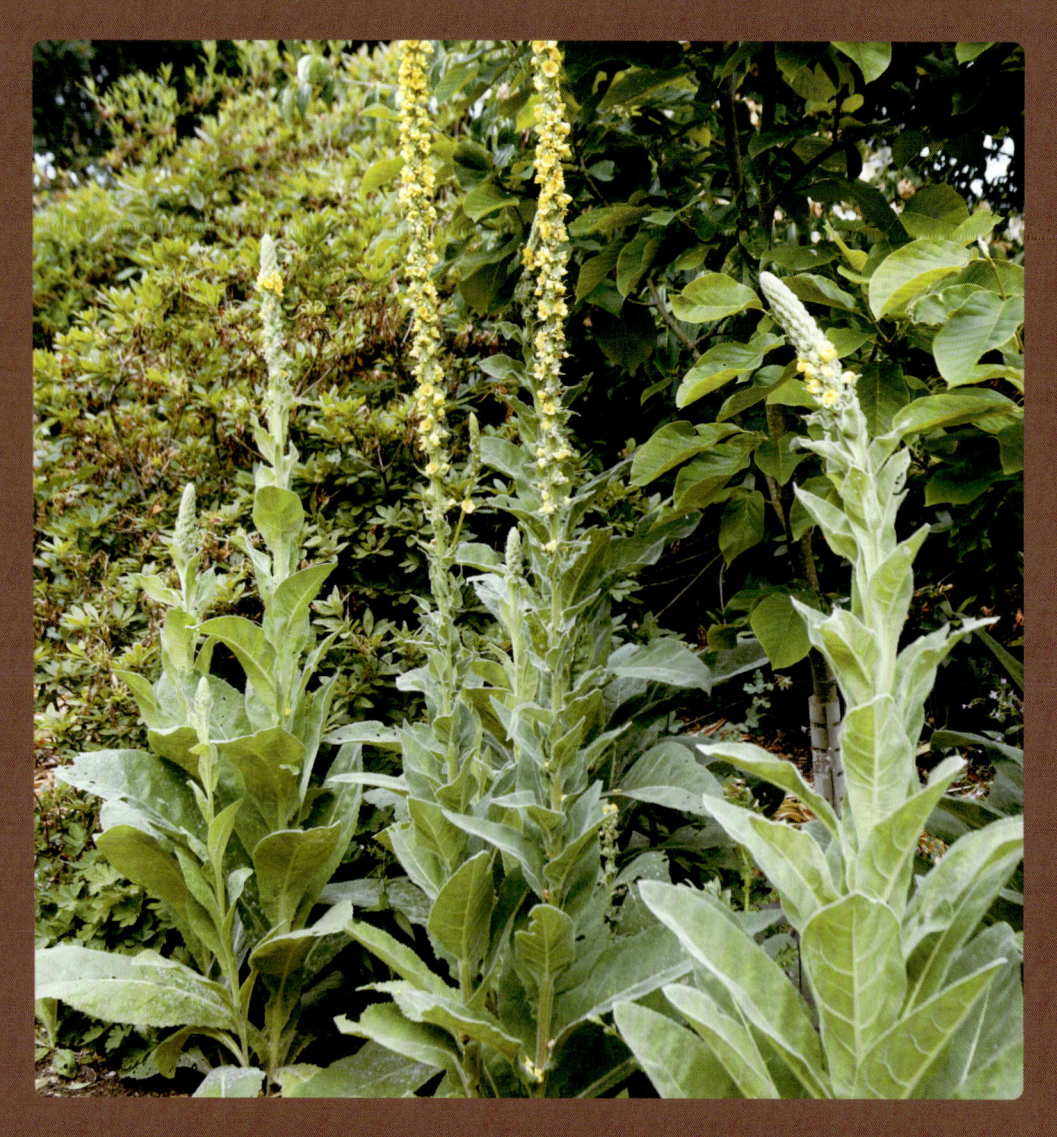

CULTIVO DO VERBASCO

Planta do tipo bienal, no primeiro ano de desenvolvimento o verbasco forma uma roseta de aspecto lanoso e, no segundo, seu alto caule florido cresce mais ainda (pode chegar a 2,10 m), produz sementes, murcha e morre. Uma dica é manter alguns talos de verbasco em pé no jardim – eles servem para abrigar os insetos que servirão de alimento para os pássaros no inverno.

Apesar de crescer em praticamente qualquer tipo de solo e em qualquer condição climática, o verbasco não é comum no Brasil (mas pode crescer bem em regiões litorâneas). E ele certamente não vai reclamar se for viver no luxo e no conforto de jardins bem cuidados. Desenvolve-se maravilhosamente bem sob sol direto, em solo nutritivo e de boa drenagem com pH variando de 5 a 7,5. É fácil plantar o verbasco a partir da semente; uma vez assentado no jardim, ele se semeia com facilidade. O ideal é reservar um espaço amplo e plantá-lo ou na parte de trás ou no centro do jardim, devido à sua presença imponente.

USOS MEDICINAIS

A folha de verbasco tem ação antiespasmódica (relaxa espasmos) e expectorante (ajuda a expelir muco), e graças a isso é muito utilizada como remédio para tosse forte ou alérgica, congestão nasal, resfriados, alergias e outras doenças com estresse das vias respiratórias. A folha pode ser enrolada e fumada com outras ervas medicinais para tratar asma, além de ser um ótimo remédio para desequilíbrios glandulares. Também pode ser misturada com raiz de equinácea e de amor-de-hortelão

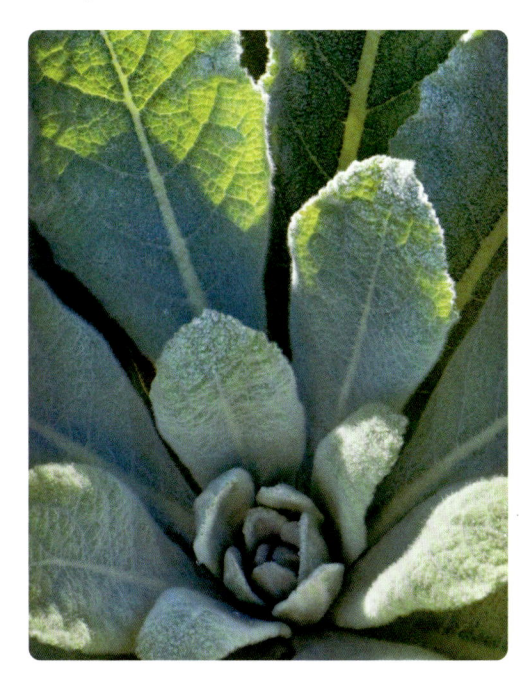

As folhas grandes, macias e felpudas do verbasco crescem a partir de uma roseta central.

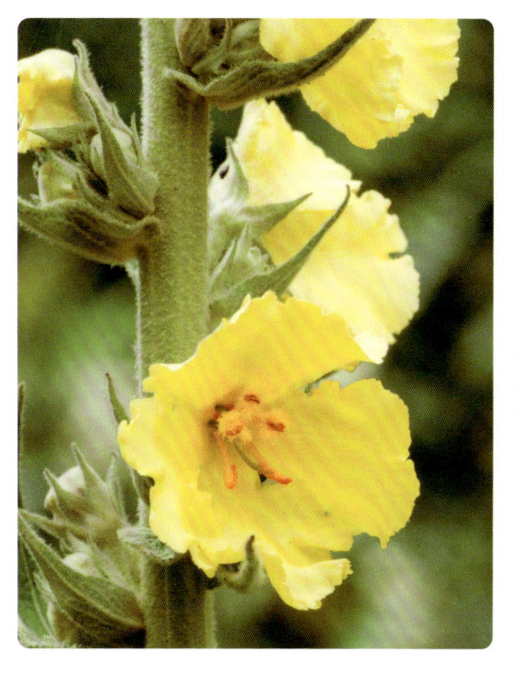

Essas flores de verbasco estão prontas para ser colhidas.

VERBASCO

24 ERVAS SEGURAS E EFICAZES PARA CONHECER, CULTIVAR E USAR

em tônicos para a saúde glandular. A folha de verbasco produz um bom cataplasma para furúnculos, inchaços glandulares, hematomas e picadas de insetos. Pode ser usada em banhos de imersão para aliviar dores reumáticas.

As florzinhas amarelas que sobem pelo caule abrem-se lentamente ao sol e são boas analgésicas, ou seja, aliviam dores, com propriedades antissépticas e anti-infecciosas. O óleo da flor de verbasco é muito utilizado em tratamentos para otites causadas por infecções do trato respiratório superior. Bastam algumas gotinhas do óleo morno em cada orelha para aliviar a dor rapidamente e reverter a infecção em poucos dias.

Partes usadas
Folhas, flores, raiz.

Componentes-chave
Polissacarídeos, flavonoides, esteróis, mucilagem, saponinas.

Toxicidade/Contraindicações
Quando usados externamente, os minúsculos pelos na parte inferior das folhas podem irritar peles sensíveis; para evitar isso, aplique as folhas embrulhadas em gaze ou musselina.

Pomada de verbasco e trevo-vermelho

Aplique esta pomada para tratar congestões e inchaços glandulares.

- 1 parte de verbasco (folhas)
- 1 parte de calêndula
- 1 parte de trevo-vermelho (flores e folhas)
- ½ parte de verbasco (flores)
- Azeite de oliva
- Cera de abelha ralada

Modo de preparo:
Prepare uma infusão de ervas com o azeite seguindo as instruções da página 35. Para transformá-la em uma pomada, adicione a cera de abelha ao óleo, seguindo as instruções da página 38.

Como usar:
Aplique uma pequena quantidade nas áreas afetadas e massageie delicadamente.

Óleo para otite

Para otites moderadas causadas por resfriados, gripes incipientes ou outro tipo de congestão nas vias aéreas superiores, esse óleo, feito com a flor de verbasco, é a melhor opção. Combate infecções e abranda as dores. Se a otite não melhorar em 24 horas ou se piorar, busque atendimento médico.

Modo de preparo:

Retire do pé de verbasco aproximadamente ¼ de xícara de flores assim que elas se abrirem. Como as flores do verbasco abrem lentamente, pode demorar alguns dias para recolhê-las na quantidade suficiente para fazer o óleo. Coloque as flores colhidas em um pote de vidro (500 mL) e cubra com azeite.

Deixe o frasco em um local quente e ensolarado e deixe-o em infusão por duas semanas. Coe e envase. Para preparar um óleo duplamente potente, coe as primeiras flores e repita o processo com flores novas, deixando-as mais duas semanas descansando. Essa medida produz um remédio ainda mais eficaz.

Como usar:

Aqueça o óleo de verbasco em fogo muito baixo, até atingir uma temperatura semelhante à do leite materno. O óleo deve ficar morno, não quente. Na dúvida, teste na sua orelha. Pingue 2 a 3 gotas de óleo morno dentro de cada orelha. Como os canais auditivos são ligados, a infecção pode passar de um lado a outro, por isso sempre trate os dois ouvidos. Repita duas ou três vezes ao dia ou sempre que precisar.

Obs.: *Este óleo não funciona para otite externa e outras infecções causadas por água no ouvido; inclusive pode piorar o quadro. Não use o óleo em caso de infecções graves, quando há risco de perfuração do tímpano.*

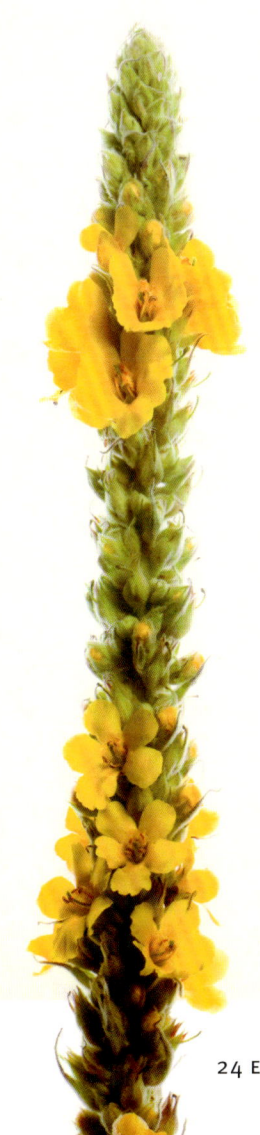

Chá para tosse

Um ótimo remédio para tosse e outras irritações do sistema respiratório.

- » 1 parte de verbasco (folhas)
- » 1 parte de tussilagem (folhas)
- » 1 parte de malvaísco (flores e folhas)

Modo de preparo:
Prepare uma infusão das ervas seguindo as instruções da página 29.

Como usar:
Beba ½ xícara quantas vezes forem necessárias até a tosse ceder.

Tônico para glândulas

Na composição deste tônico temos ervas excelentes para todo o sistema endócrino.

- » 2 partes de verbasco (flores e folhas)
- » 2 partes de hortelã-pimenta ou hortelã
- » 1 parte de calêndula
- » 1 parte de gálio (topo)
- » 1 parte de trevo-vermelho

Modo de preparo:
Prepare a fórmula seguindo as instruções do preparo de chá por infusão (confira na página 29) ou de tintura (consulte a página 40).

Como usar:
Beba ½ xícara de chá diariamente ou tome ¼ a ½ colher de chá de tintura duas ou três vezes ao dia. Continue por cinco dias, faça uma pausa de dois dias e repita o ciclo conforme necessário.

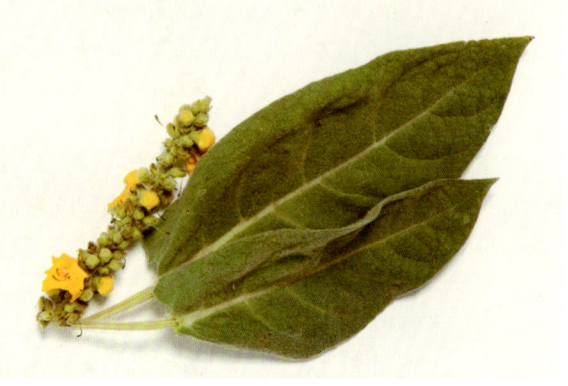

Recursos

FORNECEDORES INDICADOS

Eu geralmente sugiro a compra de ervas e produtos fitoterápicos de fornecedores locais, pois essa é uma forma de apoiar a fitoterapia e fitoterapeutas da sua região. No entanto, se não houver um lugar de confiança perto de você, seguem sugestões que entregam em todo o Brasil:

ERVAS

A Floresta
(31) 3222-1668
https://afloresta.com.br/produtos/ervas/

Relva Verde Alimentos
(43) 3323-5699
https://www.lojarelvaverde.com.br/

Santos Flora
Atacado de ervas a granel, vendas para o Brasil e o exterior.
(11) 3195-0300
https://santosflora.com.br/

Iberica
Atacado de ervas a granel.
(11) 3207-0252
https://ibericacomercio.com/

Sustentec Agricultores Associados
Organização com cerca de 200 produtores que fornecem matérias-primas para extratos a granel. Vendas para o Brasil e o exterior.
(45) 99960-0795
http://www.sustentec.org.br/index/

Herbarium
Único laboratório farmacêutico focado 100% em fitoterapia no Brasil. Fornece fitoterápicos e alguns extratos/óleos de ervas.
0800-723-8383
https://herbarium.com.br/produtos/

CURSOS

"Uso de Plantas Medicinais e Fitoterápicos para Agentes Comunitários de Saúde (ACS)"
Capacitação para o uso seguro das plantas medicinais e fitoterápicas. Curso on-line e gratuito.
Sistema Único de Saúde (AVASUS) – Ministério da Saúde.
Inscrições e informações: https://avasus.ufrn.br/local/avasplugin/cursos/curso.php?id=149

Instituições que fornecem cursos e material de capacitação gratuitos em plantas medicinais (consultar diretamente oferecimento, calendário e conteúdo de cursos):

Horto Didático – Universidade Federal de Santa Catarina (UFSC)
https://hortodidatico.ufsc.br/
hortodidatico.ccs@contato.ufsc.br

PlantaCiência – Projeto de extensão da Faculdade de Farmácia da Universidade Federal do Rio de Janeiro (UFRJ)
https://www.plantaciencia.com/
plantaciencia@gmail.com

Centro Especializado em Plantas Aromáticas, Medicinais e Tóxicas – Universidade Federal de Minas Gerais (UFMG)
https://www.ufmg.br/mhnjb/ceplamt/
contato.dataplamt@gmail.com

CBPM: Coleção Botânica de Plantas Medicinais – Instituto de Tecnologia em Fármacos (Fiocruz)
Palestras sobre determinação botânica de plantas medicinais e acesso seguro e uso racional de plantas medicinais e fitoterápico (mediante solicitação/agendamento). Disponibilização do maior banco de dados e levantamento sobre plantas medicinais e cadeia produtiva de ervas medicinais no Brasil.
http://cbpm.fiocruz.br/index?services
cbpm@fiocruz.br

Créditos das fotografias

Nas páginas com muitas imagens, a indicação está numerada entre parênteses, da esquerda para a direita e de cima para baixo.

Fotografia de interiores por © Jason Houston: pp. 3, 4, 6, 7, 9, 13, 14, 18, 20, 22–4 9, 52, 55, 58, 61, 67–69, 77, 78, 82, 83, 90, 98, 101 (11 e 14), 113, 114, 119, 123–125, 131, 142, 148, 155, 156, 159, 164, 172, 176, 199 e 204.

Fotografias adicionais de:
© Elena Schweitzer/iStockphoto.com: p. 5 (abaixo).
© Floortje/iStockphoto.com: pp. 5 (acima) e 94.
© Bojidar Beremski/iStockphoto.com: p. 11 (abaixo).
© fotolinchen/iStockphoto.com: p. 11 (acima).
© Anna Yu/iStockphoto.com: p. 15.
© Luceluceluce/Dreamstime.com: pp. 16 e 86.
© Helena Lovinicic/iStockphoto.com: pp. 51 (6), 64-65.
© Creative99/iStockphoto.com: pp. 51 (1) e 80.
© AGStockUSA/Alamy: pp. 51 (2) e 53.
© GAP Photos/Graham Strong: pp. 51 (3) e 70.
© GAP Photos/Lynn Keddie: pp. 51 (4), 81 e 95.
© Matthew Ragen/iStockphoto.com: pp. 51 (5) e 87.
© bokehcambodia/Alamy: pp. 51 (7) e 75.
© GAP Photos/Thomas Alamy: pp. 51 (8), 91, 101 (18) e 151.
© Denis Pogostin/iStockphoto.com: pp. 51 (9) e 56.
© Konrad Kaminski/iStockphoto.com: p. 84.
© Aji Jayachandran/Dreamstime.com: p. 85.
© eli_asenova/iStockphoto.com: p. 88.
© Bob Sylvan/iStockphoto.com: p. 57.
© YinYang/iStockphoto.com: p. 62.
© Nigel Cattlin/Alamy: pp. 76 e 162.
© Elyrae/iStockphoto.com: p. 96.
© Mark Gillow/iStockphoto.com: p. 97.
© Dinodia Photo Library/Botanica/Getty Images: p. 71.
© Tim Bowden/iStockphoto.com: p. 73.
© Sylwia Kachel/iStockphoto.com: p. 74.
© Galina Ermolaeva/iStockphoto.com: pp. 101 (1) e 145.
© Zorani/iStockphoto.com: pp. 101 (2), 135 e 137.
© Jolanta Dabrowska/iStockphoto.com: pp. 101 (3), 143 e 208.
© GAP Photos/Howard Rice: pp. 101 (4) e 102.
© Tim Gainey/Alamy: pp. 101 (5) e 108.
© Rewat Wannasuk/Dreamstime.com: pp. 101 (6) e 111.
© BasieB/iStockphoto.com: pp. 101 (7 e 12), 121 e 198.
© GAP Photos/Dave Bevan: pp. 101 (8), 189 e 212.
© GAP Photos/Keith Burdett: pp. 101 (9) e 213 (direita).
© Vasiliki Varvaki/iStockphoto.com: pp. 101 (10) e 126.
© Garden World Images/age fotostock: pp. 101 (13) e 166.
© Gary K. Smith/Alamy: pp. 101 (15) e 118.
© Bob Gibbons/Alamy: pp. 101 (16) e 177.
© Arco Images GmbH/Alamy: pp. 101 (17) e 186.
© Arterra Picture Library/Alamy: pp. 101 (19) e 194.
© Uros Petrovic/iStockphoto.com: pp. 101 (20) e 140.
© GAP Photos/Juliette Wade: pp. 101 (21) e 161.
© John Glover/Alamy: pp. 101 (22) e 170.
© GAP Photos/Pat Tuson: pp. 101 (23) e 181.
© Sasha Fox Walters/iStockphoto.com: pp. 101 (24) e 130.
© Alberto Pomares/iStockphoto.com: p. 112.
© Andris Tkacenko/iStockphoto.com: p. 115.
© Maximilian Weiner/Alamy: p. 116.
© TOHRU MINOWA/a. coleção RF/Getty Images: p. 117.
© Lew Robertson/Botanica/Getty Images: p. 120.
© Maksim Tkacenko/iStockphoto.com: p. 122.
© Andreas Herpens/iStockphoto.com: p. 127 (acima).
© AntiMartina/iStockphoto.com: pp. 127 (abaixo) e 134.
© Elena Eliseeva/iStockphoto.com: p. 129.
© Moehlig Naturphoto/Alamy: p. 187.
© Bildagenturonline/Alamy: p. 188.
© dk/Alamy: p. 132.
© Wally Eberhart/Getty Images: pp. 138-139.
© Robert Whiteway/iStockphoto.com: p. 190.
© Frans Rombout/iStockphoto.com: p. 192.
© Andersastphoto/Dreamstime.com: p. 193.
© 2009 Steven Foster: p. 157.
© Peter Kindersley/Getty Images: pp. 158 e 197.
© Medic Image/Getty Images: p. 160.
© Imbali Images/Alamy: p. 153 (acima).
© Anton Ignatenco/iStockphoto.com: p. 153 (abaixo).
© Image Broker/Alamy: p. 171.
© Mashuk/iStockphoto.com: p. 174.
© blickwinkel/Alamy: p. 103.
© Peter Anderson/Getty Images: pp. 106 e 216.
© Bon Appetit/Alamy: pp. 163 e 180.
© GAP Photos/Marg Cousens: p. 213 (esquerda).
© Niall Benvie/Alamy: p. 215.
© Magdalena Kucova/iStockphoto.com: p. 203.
© Andrei Nikolaevich Rybachuk/iStockphoto.com: p. 206.
© Westend61 GmbH/Alamy: p. 107.
© Kathryn8/iStockphoto.com: p. 109.
© Lezh/iStockphoto.com: p. 169.
© GAP Photos/Jason Smalley: p. 195.
© John Pavel/iStockphoto.com: p. 200.
© Givaga/iStockphoto.com: p. 202.
© GAP Photos/Fiona Lee: p. 146.
© Kal Stiepel/Getty Images: p. 147.
© Michael Rosenfeld/Getty Images: p. 150.
© dirkr/iStockphoto.com: p. 209.
© Sergey Chushkin/iStockphoto.com: p. 211.
© M & J Bloomfield/Alamy: p. 183.
© nadezzzdo9791/iStockphoto.com: p. 184.

Índice

As entradas em **negrito** indicam tabelas.

A

açúcar como conservante, 32-33
adoçantes, 33
agripalma, 199, 201
Água carmelita, 143
alcaçuz, 16, 43, 102-106, 142, 211
   Balinhas para garganta, 106
   Laxante suave de alcaçuz, 104
   Pastilhas de alcaçuz com gengibre, 105
   Tônico suprarrenal, 105
   Xarope de alcaçuz para tosse, 106
álcool como solvente, 39-41
alecrim, 9, 16-17, 53-55
   Chá de alecrim e tomilho-limão, 55
   em outras fórmulas, 59, 61, 86, 94
   famoso hidratante facial da Rosemary, O, 125
   Tônico cerebral, 55
alfarroba em pó, 43, 79, 106, 154
algas marinhas granuladas, 94
alho, 16-17, 32, 52, 56-63
   Alho em conserva, 58
   Azeite de alho, 61
   Azeite de nirá, 62
   em outras fórmulas, 83, 86, 94, 206
   Óleo de alho para dor de ouvido, 63, 148
   Vinagre de fogo, 60
   Vinagre dos quatro ladrões, 59
amaranto, 84
ançarinha-branca, 83
argila, 160, 169
arquivos e registros de receitas, 26-27
aveia, 16, 107-110, 142
   aveia leitosa, 108, 150, 153, 201, 206-207
   Banho de aveia para pele seca e rachada, 109
   Mingau de aveia para o coração, 110
   Mingau de aveia restaurador, 110
azeite de oliva, 34-35, 37, 61-63, 83

B

babosa, 111-115
   Gel de babosa e confrei para artrite, 115
   gel de babosa, 114, 125
   Loção para irritações de pele, 115
balas/pastilhas, ervas, 24, 42-43, 46-47
   Balinhas de gengibre, 79
   Balinhas para garganta, 106
   como fazer, 43
   Pastilhas de alcaçuz com gengibre, 105
   Pastilhas do coração, 154
Banho antiestresse, 129
banho-maria, 24, 35, 63, 176
bardana, 16, 116-120, 123
   Chá de *root beer*, 119
   em outras fórmulas, 115, 132, 197
   Gobo (raiz de bardana) no vapor, 120
   Tintura resfriante para o fígado, 120
beldroega, 133

C

cacau, 134
   em pó, 43, 79, 105, 154
   manteiga de, 125
calêndula, 15-17, 121-125
   em outras fórmulas, 149, 202, 214, 216
   famoso hidratante facial da Rosemary, O, 125
   Óleo de calêndula, 123
   Pomada de calêndula, 124
calmantes para os olhos, 158, 187
   compressas de camomila para os olhos, 129
   Compressas de lavanda para os olhos, 173
   solução de hidraste, 159
camomila, 15-17, 126-129, 141-142, 168, 179
   Banho antiestresse, 129
   Chá calmante de camomila, 128
   Chá de camomila para olheiras, 129
   em outras fórmulas, 82, 143-144, 164-165, 168-169
canela, 64-69
   Chá de canela e gengibre para dificuldades menstruais, 66
   Chai de canela e especiarias, 69
   em outras fórmulas, 72, 79, 105, 119-120, 134, 154, 165, 211
   Leite rejuvenescedor de canela e ashwagandha, 66
   Mel de canela, 67
   Sais de canela para banho, 68
   Tintura de canela para estabilizar glicose no sangue, 67
cápsulas, 12, 46-47, 89
   Cápsulas para infecção urinária, 179
   Cápsulas para resfriado, 89
cardamomo, 68-69, 99, 154
carvalho-venenoso e hera-venenosa, 112
   Loção para irritações de pele, 115
   Pasta de argila e hidraste, 160
casca de, 28, 30
   canela, 64-66
   cerejeira, 106
   hamamélis, 185
   olmo-vermelho, 159, 179
cataplasmas, 44-45, 66, 81, 99, 123, 172, 214
   Cataplasma de manjericão, 84
   Cataplasma de morugem, 188
   Cataplasma de tanchagem, 196
   Cataplasma quente de gengibre, 79
   problemas de pele, 118, 158, 179, 187
   sangramento, 182
Cech, Richo, 203
centella asiática, 55, 166
cera de abelha, 24, 37-38
Chá calmante de camomila, 128
Chá calmante de lavanda e erva-cidreira, 174
Chá de *root beer*, 119
Chá tônico nutritivo de sabugueiro, 191
Chá tônico para gestantes, 207

Chá tônico para o aparelho urinário, 192
Chá tônico rejuvenescedor, 168
Chá vitaminado de trevo-vermelho, 201
chicória, 133
Christopher, dr., 88-89
coco
    leite de, 72, 74
    óleo de, 37, 125
coentro, 83, 94
colheita de ervas, 18
cólica, 99, 126
    Chá calmante de camomila, 128
    Remédio para cólica, 143
cominho, 74
composto, 15, 33, 41, 97, 110, 193
compressas, 44-45, 185
cones de lúpulo, 168, 211
cravo-da-índia, 59, 69, 99, 134, 193
cultivo de ervas em vasos, 17
cúrcuma, 17, 70-74
    Golden milk, 72
    Mix medicinal de curry, 74
    Pasta de cúrcuma para infecções de pele, 73
curcumina, 71

D
Dawson, Adele, 142
decocções, como fazer, 28-30
dente-de-leão, 16-17, 94, 130-134
    Chá de dente-de-leão e chicória, 133
    folhas, 83, 180, 192
    Horta vrasta para a saúde do fígado e dos rins, 133
    Mocha de dente-de-leão, 134
    raiz, 18, 52, 104, 118-120
    Tintura de dente-de-leão e bardana para o fígado, 132
depressão sazonal
    Tintura de erva-de-são-joão para depressão sazonal, 150
desidratador, 19, 21, 43, 79
dosagem e duração, 13, **41**, 46-48, **48**, 52

E
equinácea, 11, 16-17, 135-139, 158
Linimento do dr. Kloss, 139
pó de raiz, 89, 106, 179
Spray de equinácea para dor de garganta, 137
Tintura de equinácea "comum", 139
Tintura de equinácea, 138
tintura, 46-47, 93
equipamentos e insumos, 24
erva-cidreira, 16-17, 92, 108, 128, 140-144
    Água carmelita, 143
    Banho de erva-cidreira, 144
    Chá calmante de lavanda e erva-cidreira, 174
    em outras fórmulas, 82, 129, 150, 153, 164-165, 201, 207, 210
    Glicerita de erva-cidreira, 144
    Remédio para cólica, 143
erva-de-são-joão, 11, 16-17, 142, 145-150
    Chá iluminador de erva-de-são-joão, 150
    em outras fórmulas, 153
    Linimento de erva-de-são-joão, 149
    Óleo de erva-de-são-joão, 148
    Pomada de erva-de-são-joão, 149
    Tintura de erva-de-são-joão para depressão sazonal, 150
erva-dos-gatos, 162, 164
ervas congeladas, 21
ervas culinárias, 9, 15, 56, 76, 84, 99, 142
ervas de jardim, 15
ervas frescas *vs.* ervas secas, 19, 37
escalda-pés, 84, 90
espinheiro-branco, bagas, folhas, flores, 142, 151-155, 191, 209
    Chá para depressão sazonal, 153
    em outras fórmulas, 110, 150, 210
    Mix de especiarias para o coração, 154
    Pastilhas do coração, 154
    Tintura de espinheiro-branco, 155
estévia, 117, 119, 150, 153, 163-165, 206
Evelyn, John, 141

F
famoso hidratante facial da Rosemary, O, 125
flores de tília, 154, 191
flores
    colheita, 18
    maceração, 28-29
folhas de cavalinha, 206
folhas de chaparral em pó, 158
folhas de confrei, 149, 185
    Gel de babosa e confrei para artrite, 115
folhas de endro, 15, 99, 143, 169
folhas de ginkgo biloba, 55, 166
folhas de tussilagem, 216
folhas de violeta, 201-202
folhas ou flores de framboesa, 185, 197, 207
Fomentação/fricção medicamentosa, 45
Fórmula para menopausa, 201
Fórmula relaxante para brônquios, 211
Fórmula tensão zero, 210
fórmulas antifebre
    Chá baixa-febre, 47, 184
    Fórmula antitérmica para crianças, 164
    Refresco de gengibre e limão, 77
    Xarope de sabugueiro, 193
fórmulas de banho, 44-45
    Banho antiestresse, 129
    Banho de aveia para pele seca e rachada, 109
    Banho de erva-cidreira, 144
    Sais de canela para banho, 68
fórmulas digestivas
    Água carmelita, 143
    Chá digestivo, 169
fórmulas infantis
    Fórmula antitérmica para crianças, 164
    Glicerita calmante para estresse infantil, 165
    Glicerita de erva-cidreira, 144
    Óleo de alho para dor de ouvido, 63
    para hiperatividade, 108, 142
    quantidades de dosagem, 46, 48, **48**

fórmulas linfáticas
   chá de calêndula, trevo-vermelho, bardana, 123
   Fórmula floral para congestão linfática, 202
   Xarope de trevo-vermelho e violeta, 202
fórmulas para alívio do estresse
   Banho antiestresse, 129
   Chá calmante de camomila, 128
   Chá de descanso noturno, 164
   Chá de manjericão para dor de cabeça e estresse, 84
   Chá iluminador de erva-de-são-joão, 150
   Fórmula tensão zero, 210
   Glicerita calmante para estresse infantil, 165
   Pôr do sol no Emerald Valley, 165
   Tintura de canela para estabilizar glicose no sangue, 67
fórmulas para alívio menstrual
   Cataplasma quente de gengibre, 79
   Chá de canela e gengibre para dificuldades menstruais, 66
   Refresco de gengibre e limão, 77
   Xarope de gengibre, 78
fórmulas para artrite
   Gel de babosa e confrei para artrite, 115
   Golden milk, 72
fórmulas para as vias urinárias
   Cápsulas para infecção urinária, 179
   Chá tônico para o aparelho urinário, 192
   Tônico para a saúde da bexiga, 180
fórmulas para desconforto estomacal
   Balinhas de gengibre, 79
   Cataplasma quente de gengibre, 79
   Chá de canela e gengibre para dificuldades menstruais, 66
   Remédio para cólica, 143
   Xarope de gengibre, 78

fórmulas para dor de cabeça
   Chá de manjericão para dor de cabeça e estresse, 84
   Tintura de lavanda e matricária para enxaquecas, 175
   Tintura para dor de cabeça, 168
fórmulas para dor de garganta
   Balinhas para garganta, 106
   Gargarejo para dor de garganta, 93
   Spray de equinácea para dor de garganta, 137
   Spray de sálvia para boca e garganta, 93
fórmulas para dor de ouvido
   Óleo de alho para dor de ouvido, 63
   Óleo para otite, 215
fórmulas para dormir
   Compressas de lavanda para os olhos, 173
   Leite rejuvenescedor de canela e ashwagandha, 66
   Tintura do sono profundo, 211
fórmulas para irritação/infecção de pele
   Bálsamo supercalmante de morugem, 188
   Banho de aveia para pele seca e rachada, 109
   famoso hidratante facial da Rosemary, O, 125
   Óleo de calêndula, 123
   Pasta de cúrcuma para infecções de pele, 73
   Pomada de calêndula, 124
   Pomada de hidraste, 158
fórmulas para o fígado
   Horta vrasta para a saúde do fígado e dos rins, 133
   Tintura de dente-de-leão e bardana para o fígado, 132
   Tintura resfriante para o fígado, 120
fórmulas para o sistema imunológico
   Golden milk, 72
   Tintura de equinácea, 138
fórmulas para saúde do coração
   Mingau de aveia para o coração, 110

   Mix de especiarias para o coração, 154
   Pastilhas do coração, 154

G

gálio, 216
Gargarejo para dor de garganta, 93
gaze ou musselina, 24, 35, 37, 63, 67, 214
gengibre, 17, 29, 52, 75, 79, 90, 163-165, 181-183, 208-211
   Balinhas de gengibre, 79
   Cataplasma quente de gengibre, 79
   Chá de canela e gengibre para dificuldades menstruais, 66
   em outras fórmulas, 60, 68-69, 74, 99, 105, 119, 154, 165, 193, 211
   Refresco de gengibre e limão, 77
   Xarope de gengibre, 78
ginseng siberiano, 105, 110
glicerina vegetal, 33, 39, 41-42
glicerita, 142
   Glicerita calmante para estresse infantil, 165
   Glicerita de erva-cidreira, 144
Gobo (raiz de bardana) no vapor, 120
Golden milk, 72
gripe. *Ver* resfriado

H

hamamélis, 174, 185
Hartung, Tammi, 15
hibisco, 165
hidraste, 29, 156-160
   em outras fórmulas, 73, 89, 93, 106, 139, 179
   Pasta de argila e hidraste, 160
   Pomada de hidraste, 158
   Solução para infecções oculares, 159
Hoffmann, David, 204
Horta vrasta para a saúde do fígado e dos rins, 133
hortelã, 9, 16-17, 18, 33, 84, 99, 161-165, 200-201
   Chá de descanso noturno, 164
   Chá gelado de hortelã, 163
   em outras fórmulas, 33, 114-115, 150, 201, 216

Fórmula antitérmica para crianças, 164
Glicerita calmante para estresse infantil, 165
Pôr do sol no Emerald Valley, 165
hortelã-pimenta, 9, 16-17, 123, 166-169, 200
　Chá baixa-febre, 47
　Chá digestivo, 169
　Chá tônico rejuvenescedor, 168
　folhas, 55, 184, 192, 201, 216
　óleo essencial, 33, 43, 60, 93, 106, 115, 137, 160
　Pó dental de hortelã-pimenta, 169
　Tintura para dor de cabeça, 168

I
identificação dos produtos, 26
idosos, 33, 109, 113, 136, 206
infusões lunares, 31
infusões solares
　chá, 31
　óleos, 34, 36
infusões
　como fazer, 28-29
　solar e lunar, 31

J
jardim em forma de escada ou roda de carroça, 16

K
Kloss, dr. Jethro, 139

L
lavanda, 9, 16-17, 142, 170-176
　Chá calmante de lavanda e erva-cidreira, 174
　Compressas de lavanda para os olhos, 173
　em outras fórmulas, 59, 82, 109, 144, 211
　Óleo de lavanda calmante para massagem, 176
　óleo essencial, 124-125, 180
　Spray antisséptico e calmante de lavanda, 174
　Tintura de lavanda e matricária para enxaquecas, 175

laxantes, 112-113, 196
　Laxante suave de alcaçuz, 104
Lee, dr. Paul, 95
leite de amêndoa, 66, 72, 134
Levy, Juliette de Bairacli, 36, 44
linimentos, 42, 112
　Linimento de erva-de-são-joão, 149
　Linimento de milefólio para varizes, 185
　Linimento do dr. Kloss, 139, 160

M
malvaísco, 16, 71, 123, 177-180
　Cápsulas para infecção urinária, 179
　em outras fórmulas, 89, 106, 159, 216
　Talco de malvaísco, 180
　Tônico para a saúde da bexiga, 180
manjericão, 9, 15-17, 21, 80-86
　Cataplasma de manjericão, 84
　Chá de manjericão para dor de cabeça e estresse, 84
　manjericão-doce, 80-86
　manjericão-santo, 85-86, 168
　Pesto medicinal de manjericão, 82-83
　Tintura de manjericão-santo, 85
　Vinagre de manjericão-santo para longevidade, 86
manjerona, 84, 99
matricária, 168, 172, 175
medicina fitoterápica caseira, 14-21
　colheita de ervas, 18
　cultivo de ervas em vasos, 17
　ervas congeladas, 21
　saúde da terra, 15
　secagem de ervas de alta qualidade, 19-21
Mel, 33, 43
　Mel de canela, 67
　Mel de tomilho, 98
　Xarope de mel e cebola, 32
método simplificado para medidas, 25, **25**

milefólio, 9, 15-17, 181-185, 196-197
　Chá baixa-febre, 47, 184
　em outras fórmulas, 115, 192
　Linimento de milefólio para varizes, 185
　Pomada de milefólio, 185
　Talco estanca-sangramento, 184
　Tintura para primeiros socorros, 183
Mingau de aveia restaurador, 110
Mix antioxidante, 94
Mix medicinal de curry, 74
moedor de café, 24
morugem, 16-17, 123, 186-188
　Bálsamo supercalmante de morugem, 188
　Cataplasma de morugem, 188
　em outras fórmulas, 84, 94, 180, 192

N
noz-moscada, 134, 143

O
óleo de amêndoa, 72, 123, 172, 176
Óleo de lavanda calmante para massagem, 176
óleo de melaleuca, 73, 172
óleo de semente de damasco, 123, 172
óleo de semente de uva, 123, 125, 172, 176
óleo essencial de eucalipto, 73
óleo essencial de gualtéria, 43, 90, 115, 149
óleos essenciais, 19, 33, 43-44, 57, 64, 80-82. *Ver também* ervas pelo nome, óleos para massagem
óleos medicinais, 24, 34-35
　Azeite de alho, 61
　Azeite de nirá, 62
　de infusão solar, 36
　método de banho-maria, 35
　Óleo de alho para dor de ouvido, 63
　Óleo de calêndula, 123
　Óleo de erva-de-são-joão, 148
óleos para massagem, 34, 172
　Óleo de lavanda calmante para massagem, 176

óleos vegetais, 34-38
orégano, 61, 84, 99
Ossos e articulações doloridos
    Chá fortalecedor de ossos e articulações, 206

P

papoula, 175
pastas, 45, 179
    Pasta de argila e hidraste, 160
    Pasta de cúrcuma para infecções de pele, 73
pesto
    Pesto de sálvia, 94
    Pesto de urtiga, 206
    Pesto medicinal de manjericão, 82-83
pétalas de rosa, 68, 128-129, 144, 164
Phillips, Nancy, 149
picadas de insetos, 45, 81, 112
    Cataplasma de manjericão, 84
    Pasta de argila e hidraste, 160
pimenta-de-caiena, 16-17, 87-90
    Cápsulas para resfriado, 89
    em outras fórmulas, 60, 86, 93, 139, 185
    Pomada de pimenta para ossos doloridos, 90
plantas de companhia, 15, 127
pó de ashwagandha, 66, 72
pó de folhas de uva-de-urso, 179
pó de resina de goma de mirra, 139, 158
Pó dental de hortelã-pimenta, 169
pomadas, 19, 24, 37-38, 118, 122
    Bálsamo supercalmante de morugem, 188
    como fazer, 38
    Pomada de calêndula, 124
    Pomada de erva-de-são-joão, 149
    Pomada de hidraste, 158
    Pomada de milefólio, 185
    Pomada de pimenta para ossos doloridos, 90
    Pomada de tanchagem, 197
    Pomada de verbasco e trevo-vermelho, 214

preparo do chá
    calêndula, trevo-vermelho, bardana, 123
    Chá baixa-febre, 184
    Chá calmante de camomila, 128
    Chá calmante de lavanda e erva-cidreira, 174
    Chá de alecrim e tomilho-limão, 55
    Chá de canela e gengibre para dificuldades menstruais, 66
    Chá de dente-de-leão e chicória, 133
    Chá de descanso noturno, 164
    Chá de manjericão para dor de cabeça e estresse, 82
    Chá de *root beer*, 119
    Chá digestivo, 169
    Chá fortalecedor de ossos e articulações, 206
    Chá gelado de hortelã, 163
    Chá iluminador de erva-de-são-joão, 150
    Chá para depressão sazonal, 153
    Chá para tosse, 216
    Chá tônico nutritivo de sabugueiro, 191
    Chá tônico para gestantes, 207
    Chá tônico para o aparelho urinário, 192
    Chá tônico rejuvenescedor, 168
    Chá vitaminado de trevo-vermelho, 201
    Chai de canela e especiarias, 69
    chás medicinais *vs.* chás comuns, 27, 27-31
    decocções, 28, 30
    Fórmula antitérmica para crianças, 164
    Fórmula floral para congestão linfática, 202
    Fórmula relaxante para brônquios, 211
    Fórmula tensão zero, 210
    gengibre, limão, mel, 75
    infusões, 28-29
    Pôr do sol no Emerald Valley, 165
    Remédio cigano para resfriados, 192
primeiros socorros, 88, 148, 173, 182

    Talco estanca-sangramento, 184
    Tintura para primeiros socorros, 183
problemas de saúde agudos, 46-47
problemas de saúde crônicos, 10-11, 39, 46-47
propriedades antissépticas, 182
    Talco estanca-sangramento, 184

R

rábano, 9, 50, 60, 99
raiz de angélica, 143
raiz de língua-de-vaca, 104
raiz de salsaparrilha, 119
raiz-de-ouro, 105, 110
raízes
    colheita, 18
    fervura, 28, 30
ralador, 24
Refresco de gengibre e limão, 77
Remédio cigano para resfriados, 192
repolho, 9, 103
resfriados, gripes, fórmulas para tosse. *Ver também* dor de ouvido, febre, dor de garganta
    Cápsulas para resfriado, 89
    Chá para tosse, 216
    Fórmula relaxante para brônquios, 211
    Mel de tomilho, 98
    Refresco de gengibre e limão, 77
    Remédio cigano para resfriados, 192
    Sais de canela para banho, 68
    Tintura de equinácea, 138
    Vinagre de fogo, 60
    Xarope de alcaçuz para tosse, 106
    Xarope de gengibre, 78
    Xarope de mel e cebola, 32
    Xarope de sabugueiro, 193
    Xarope de tomilho, 97
rosa-mosqueta, 191

S

sabugueiro, 110, 164, 182, 184, 189-193
    Chá baixa-febre, 47
    Chá tônico nutritivo de sabugueiro, 191

Chá tônico para o aparelho urinário, 192
Remédio cigano para resfriados, 192
Tintura nutritiva para o coração, 191
Xarope de sabugueiro, 193
Sais de canela para banho, 68
salsinha, 15, 52, 94, 99
sálvia, 9, 16-17, 91-94, 199
   em outras fórmulas, 59, 84, 86, 201
   Gargarejo para dor de garganta, 93
   Mix antioxidante, 94
   Pesto de sálvia, 94
   Spray de sálvia para boca e garganta, 93
sangramento, 195-196
   cataplasma de milefólio, 182-183
   Talco estanca-sangramento, 184
   Tintura para primeiros socorros, 183
saúde da terra, 15
secagem de ervas de alta qualidade, 19-21
secagem de ervas frescas, 37, 40, 188
semente de coentro, 69, 74, 143
solventes para tinturas, 39
Sopa-creme de batata com urtiga, 207
Sprays, 54, 92
   Spray antisséptico e calmante de lavanda, 174
   Spray de equinácea para dor de garganta, 137
   Spray de sálvia para boca e garganta, 93
substituto do café
   Chá de dente-de-leão e chicória, 133
   Mocha de dente-de-leão, 134

T
talco, 180
tanchagem, 16-17, 194-197
   Cataplasma de tanchagem, 196
   em outras fórmulas, 82, 84, 94, 115
   Pomada de tanchagem, 197
   Suco verde de tanchagem, 197

tinturas, 24, 39-42, 46-47
   como fazer, 40
   Glicerita calmante para estresse infantil, 165
   Glicerita de erva-cidreira, 144
   Tintura de canela para estabilizar glicose no sangue, 67
   Tintura de dente-de-leão e bardana para o fígado, 132
   Tintura de equinácea "comum", 139
   Tintura de equinácea, 138
   Tintura de erva-de-são-joão para depressão sazonal, 150
   Tintura de espinheiro-branco, 155
   Tintura de lavanda e matricária para enxaquecas, 175
   Tintura de manjericão-santo, 85
   Tintura do sono profundo, 211
   Tintura nutritiva para o coração, 191
   Tintura para a próstata, 205
   Tintura para dor de cabeça, 168
   Tintura para primeiros socorros, 183
   Tintura resfriante para o fígado, 120
   Tônico cerebral, 55
   Tônico suprarrenal, 105
tomilho, 9, 15-17, 95-98
   Chá de alecrim e tomilho-limão, 55
   em outras fórmulas, 59, 61, 84, 86, 94
   Mel de tomilho, 98
   tomilho-limão, 55, 96
   Xarope de tomilho, 97
Tônico cerebral, 55
Tônico para a saúde da bexiga, 180
Tônico para glândulas, 216
Tônico suprarrenal, 105
trevo-vermelho, 16-17, 123, 198-202
   Chá vitaminado de trevo-vermelho, 201
   em outras fórmulas, 197, 216
   Fórmula floral para congestão linfática, 202

   Fórmula para menopausa, 201
   Pomada de verbasco e trevo-vermelho, 214
   Xarope de trevo-vermelho e violeta, 202

U
urtiga, 17, 84, 108, 121, 133, 196, 203-207
   Chá fortalecedor de ossos e articulações, 206
   Chá tônico para gestantes, 207
   em outras fórmulas, 18, 94, 180, 201
   Pesto de urtiga, 206
   Sopa-creme de batata com urtiga, 207
   Tintura para a próstata, 205

V
valeriana, 15-17, 123, 208-211
   Fórmula relaxante para brônquios, 211
   Fórmula tensão zero, 210
   maceração, 29
   Tintura do sono profundo, 211
varizes, 185
verbasco, 16, 106, 212-216
   Chá para tosse, 216
   Óleo para otite, 215
   Pomada de verbasco e trevo-vermelho, 214
   Tônico para glândulas, 216
vinagres
   como solventes, 39, 42
   Vinagre de fogo, 60
   Vinagre de manjericão-santo para longevidade, 86
   Vinagre dos quatro ladrões, 59

W
Wood, Matthew, 182

X
xaropes, 24, 32, 46-47, 104
   como fazer, 33
   Xarope de alcaçuz para tosse, 106
   Xarope de gengibre, 78
   Xarope de mel e cebola, 32
   Xarope de sabugueiro, 193
   Xarope de tomilho, 97
   Xarope de trevo-vermelho e violeta, 202